佐藤公治・本田慎一郎・菊谷浩至 著

# 臨床のなかの対話力

リハビリテーションのことばをさがす

協同医書出版社

思想を欠いたことばは、なによりも死んだことばである。
……だがまた、ことばに体現されない思想には地獄の影が残されたままである。

レフ・ヴィゴツキー*

*『思考と言語』英語版より（佐藤公治・訳）

# 目次

**◉本書の構成について**

私たちは対話する存在です。人や環境と対話しながら人間は成長し、創造し、喜怒哀楽のなかで生きていきます。リハビリテーション治療において、それはなおさらのこと、真実になります。もっと言えば、この真実が軽視されればリハビリテーションは十分な成果を達成することができません。セラピストが臨床をするうえで、この「対話」に対する理解は欠かすことができないのです。ですから本書は、人間に備わったこの「対話によって成長し、創造し、生きていく力」を理解するためにつくられました。

この本の第1部の前半は、「対話」の意味やその潜在力について理解するための学術的な成果を提供するために書かれました。文中でも触れられていますが、人間が互いに対話によって成長し、支え合って社会を創り出し、そのなかで幸福を求めて生きていくというその原理を学術として発言することが反体制の烙印を押される命がけの行為だったソ連のスターリンによる粛清時代、そんな時代にヴィゴツキーによって生み出された思想が、こうして今日まで多くの人々によって発展させられてきました。本書を執筆した私たちは、このヴィゴツキーから始まる「対話」の理論が臨床を実践するセラピストの基礎知識として定着することを願っています。そのためにはきっと、それについての丁寧な解説書があればいいのでしょう。

でも私たちは、それだけではまだ十分ではないと思いました。本に書かれていることは、それを読むという作業がなければ人の心のなかには存在できません。ですから私たちは、まず自分たちが「対話」の学術的な意味を解釈するだけにとどまらず、それを読むことによって私たちの心のなかに生まれてくる意味を自分たち自身の、ことばに関わる経験をもとに語り合うという方法を選びました。書かれていることの意味について語る声は、書かれたことばや論理を越えて、それがさし示すもの、まだことばにはなりきれていないもの、そしてそもそもことばを越えているものの存在をも含めたより広大な人間の精神のことを私たちに教えてくれるのではないかと思ったのです。ことばの役割は、その意味することを伝えることであると同時に、それが意味するであろうものをさがしていく、そしてその道筋のなかでそれを語る声の持ち主が自分にとってのそれぞれの意味、自分にとってのそれぞれに新しいことばを発見していくことにあるのであろうと、私たちはそう思いました。対話の理論が私たちの経験の何につながっているのかを自分で確かめることから始めよう、まず自分たちが読み、そして対話するところまで進んでいくことが、学術を自分のこれからの経験の糧にするための方法であろう…つまりは、テキストに私たち自身のそれぞれの肉声を与えることができるのだろうと思ったのです。

ですから本書の構成は、まず冒頭に学術的なテキストを置き、それについて対話することでその意味を自分のなかに開いていくという形になっています。ヴィゴツキーに始まる対話の理論を出発点に、教育心理学、リハビリテーション治療、詩作というように、ことばを使ってことばを越えた人間の精神の仕組みへと日々の仕事のなかで向き合おうと努めている私たち自身の経験が語られていきます。

そしてこの一連の対話の結びとして、今度はこの本を読んでくれているあなたへの語りかけを置きました。本の形としては、残念ながらこれが物理的な限界です。でも、これが私たちとあなたとの対話の始まりになることを心から願っています。

# 第1部

# 臨床としての対話

## 対話の理論、対話の臨床

理論

# 「対話」の意味を確かめる

この第1部の前半を占めるテキストでは、まず人間の活動というものを、「対話」とそれによって生まれる相互的な関わりとして論じたヴィゴツキー、そしてバフチンの研究を手がかりに考えてみます。この「対話」という人間にとってとても根源的なテーマは、リハビリテーションの臨床で常に必ず生まれる患者とセラピストとの関わりのありかたに密接するものです。このテキストの要点を先に述べておきますと、ヴィゴツキーは発達と学習の問題を協同的な関係として論じています。彼の「発達の最近接領域論」はまさに協同的な学びを具体的に論じたものですが、彼がここで何を言いたかったのか、その意味するものを改めて考えてみます。バフチンは言語の本当の姿は日常の話しことばと対話活動にあるとして、具体的な人間のことばを使った世界で起きていることを明らかにしようとしました。バフチンの研究からリハビリテーションにおける対話を考えるためのヒントを探っていくことが狙いです。

身体・運動的活動の回復をめざすリハビリテーションでは、身体図式や身体イメージは重要な視点です。そのことに深く関わるものにメルロ＝ポンティが身体の問題を現象学の立場から論じた考察があります。彼の仕事からは、身体が人間の活動と認識の中心にあることを改めて確認できます。さらにまた、ルリヤはヴィゴツキーと共同研究などを行った心理学者ですが、同時に彼は神経心理学、リハビリテーションの研究者として活躍した人でもあります。彼は失語症の問題などに取り組みましたが、彼の認知リハビリテーションの考えは今日でも参考にされています。特に、彼はベルンシュタイン、アノーキンの理論を継承しながら「機能的再編成」の考えを発展させました。さらに、ヴィゴツキーとルリヤはともに日常の生活のなかで生きている人間の具体の姿をとらえることに意を注ぎました。理論と実践を架橋していくことを心懸けながら研究をしました。

ともあれ、この第1部前半のテキストの内容は、けっしてリハビリテーションの現場に直結するようなものばかりではなく、あくまでも心理学の立場から書かれたものです。ですからこのテキストを素材にして、第1部の締めくくりとして心理学者とリハビリテーション臨床家による対話を収録しました。

では、まずは対話というものの性質を理解するための理論を、正しく理解することから始めましょう。

## 1 一つの驚き、「ファントム」が消えた

「ファントム」とは日本語では「幽霊・お化け・幻・幻影」といった意味です。ですから、「ファントム」が消えても一向におかしくはないのです。でも、ここで使っている「ファントム」はもう少し限定した意味のもので、医学用語の「幻影肢（phantom limb）」のことです。医学、リハビリテーションの世界では誰もが知っているものです。切断された肢体がかつてあった身体の一部として実在しているかのように思ってしまう実感的な幻覚です。それは時には痛みや痒みを伴うことも多いと言われています。ここで問題にしたいのは、この「ファントム」「幻影肢」をめぐる研究が何度も消えては現れることをくり返してきたことです。

## ◉「幻影肢」からみえてくること

### 「幻影肢」研究の顛末から

著名な脳神経学者のオリヴァー・サックス（Sacks, O）が書いた「暗点―科学史における忘却と無視」（1995）というエッセイがあります。このエッセイは、アメリカの書評誌である『ニューヨーク・レビュー・オブ・ブックス』の編集部が企画した連続講演会に登場した5人の著名人が語ったことを元につくられた『消された科学史』に収録されています。この本に収録されている他のエッセイ、たとえばスティーブン・グールド（Gould, SJ）、ジョナサン・ミラー（Miller, J）といった人たちのエッセイも、講演会で話されたものということもあって分かりやすく、また示唆に富むものばかりです。この本では、科学におけるいくつかの重要な研究が注目されることなく忘れ去られてしまったことが議論されています。そうしたものの一つでサックスがとりあげているのが「幻影肢」です。

実は、「幻影肢」の問題にサックスが改めて注目するきっかけになったことには実に興味深い事情があります。このことは後でふれることにしますが、「幻影肢」はリハビリテーションの問題としてもとても大切なことなのです。サックスが述べている「幻影肢」の研究の顛末についてみていきましょう。

今日、「幻影肢」はリハビリテーションの関係者にはよく知られていることですし、ヴィラヤヌル・ラマチャンドラン（Ramachandran, VS）とサンドラ・ブレクスリー（Blakeslee, S）の共著『脳のなかの幽霊』（1998）では、いくつかの章で「幻影肢」について詳しく書かれています。ラマチャンドラン自身は幻視と視覚についての神経科学を専門にしている研究者です。サックスはこの本の序文も書いていて、そこでは「幻影肢」がどのようにして研究されてきたのかということが紹介されています。

サックスが「暗点―科学史における忘却と無視」で説明していることに戻りますが、アメリカの神経学者のサイラス・ウィアー・ミッチェル（Weir Mitchell, S）が１８６４年に南北戦争で負傷した兵士にみられた「幻影肢」を「感覚的ゴースト」と名づけて報告書を出したのが最初だ、ということです。ウィア・ミッチェルは大きな手術を受けたために四肢を失ったように感じ、疎外感を感じるといった「負の幻影」を持ってしまったと書いています。ウィア・ミッチェルが症例として報告したことは少し関心を呼んだようですが、その後は忘れられてしまいました。ちなみに、ウイア・ミッチェルは安静療法を開発した人物のようです。フロイトは１８８７年（フロイト31歳の時）にウィア・ミッチェルの『ある種の形態の神経衰弱とヒステリーの治療』についての書評を書いています（フロイト全集1の編注より）。それから50年以上経って、１９１７年に、フランスの神経学者で原始反射の一つである「バビンスキー反射」の名前で知られているジョゼフ・バビンスキー（Babinski, J）が、戦争で四肢に損傷を受けた人の神経病的トラウマとして論文を独自に発表しています。バビンスキーの研究では、損傷によって四肢の身体図式に異常をきたして、自分の半身麻痺に気づかない疾病失認や、自分の身体そのものをリアルに感じなくなってしまった事例が扱われています。

この後、さらに時間が進んで第二次世界大戦でドイツ軍との戦いで多くの犠牲者が出たロシア兵のリハビリテーションについて、二人の心理学者、アレクセイ・N・レオンチェフ（Leont'ev, AN）とアレクサンドル・ザポロジェッツ（Zaporozhets, AV）が事例研究をまとめています。この本は１９６０年に『手の働きのリハビリテーション（Rehabilitation of hand function）』として英語訳が出て、今日でも入手できます。この本には、１９４５年前後までに行われた左手を失った兵士たちへの機能回復訓練の様子などが詳細にまとめられています。全部で10章から成っていますが、このなかの第3

章の後半で「幻影肢」がとりあげられており、この現象についてはマーク・レベディンスキー（Lebedinskii, MS）の研究があると紹介されていますが、ウィア・ミッチェルやバビンスキーの研究については書かれていません。それは、レオンチェフらの本が、主に機能回復訓練を中心にしたロシアのリハビリテーションの実践の様子をまとめるという性格が強かったことによるのかもしれませんが、ウィア・ミッチェルやバビンスキーの研究はここで途絶えてしまっています。第二次世界大戦で犠牲になったロシア兵を前にして当時のロシアの心理学者たちはルリヤも含めてレオンチェフ、ザポロジェツはリハビリテーションに一時期、積極的に関与していたことが事情としてあるようです。

そして、さらに残念なことなのですが、レオンチェフらの書いた本は心理学者やリハビリテーションの専門家にも直接の影響は与えなかったようです。その後、彼ら自身も「幻影肢」について直接ふれることはありませんでした。レオンチェフとザポロジェツはヴィゴツキー、ルリヤとともにモスクワ大学の実験心理学研究所で一緒に研究をした心理学者で、心理学の分野では多くの優れた研究を残しています。彼らは人間の心理や意識の問題を行為や活動として考えていくというロシアの心理学の基本にあるものを確立していきました。

**サックス『左足をとりもどすまで』**

サックスが「幻影肢」の研究に興味を持ち始めたのには、彼が「幻影肢」と似たような身体像の異常を経験したという事情があります。彼は１９７４年の８月、ノルウェイの山中をトレッキングしている時に滑落事故に遭い、左足の大腿四頭筋腱断絶の重傷を負ってしまいます。彼はノルウェイの地元の病院で診察を受けてから、ロンドンの病院に運ばれて、本格的な手術と治療を受けます。そこで、彼は手術で傷は治ったものの、しばらくの間、左足を自分の足のように感じられなくなるという経験をします。足の怪我と同時に神経の障害を受けてしまい、左足の身体イメージがしばらく失われてしまったのです。この自分に降りかかった経験と回復までの過程を脳神経科学者であるサックスは患者の立場になって如実に語っています。これが事故からおよそ10年後に書かれた『左足をとりもどすまで』（1984）です。

彼は左足の運動機能が奪われただけでなく、自分の左足がまったく自分のものとは感じられなくなってしまい、自分の足がまるで無機的な物体となってしまっているかのようになっているという不可解な体験をします。この体験というのは、『左足をとりもどすまで』の本文にあるように19世紀にアントンという医者が「アントン症候群」と言い、またその後、バビンスキーが「病態失認（疾病失認）」と称したものと同じものでした。彼は自分の身体がある程度自由になってきて、入院していた病院で自分と似たような症状の患者たちと話をするようになります。そこで、大勢の患者が多かれ少なかれ手足の「疎外感」を経験していることを知ります。そこで、サックスは自分の左足が回復し、退院をすると、いったい自分が感じた身体の喪失感についてどんな研究があったのかを調べ始めます。これが先に「幻影肢」研究の顛末として彼が述べていたことです。

ここで注意をしておきたいのは、サックスが経験したことは正確には「幻影肢」ではないのです。サックスが『左足をとりもどすまで』で書いているように、四肢そのものは間違いなく存在しており、自分の手足が自由にならないことによって自己の身体を認識できなくなった状態です。たとえば、ペッツルが自己の身体像に喪失感を持ってしまう症候群に対して使った「ペッツル症候群」では、時には自分の手足を朝食と一緒に運んでくれと頼むような患者もいたということですが（邦訳91ページ）、サックスが体験したこともそれと同じものでした。彼が体験した身体の状態というのはまさに「ペッツル症候群」でした。彼は自分の大学などの講義で、あたかも自分がアントン・バビンスキー・ペッツル・サックス博士としてこの症候群の興味深い症例について説明しているようだと想像したそうです。

この本には、サックスが回復期の患者たちと一緒に朝食をとりながら会話を楽しんでいる時に一人の患者と話したこととして、サックス自身の身に降りかかった「病態失認（疾病失認）」、つまり「ペッツル症候群」と、「幻影肢」との違いが具体的な逸話で紹介されています。この患者は糖尿病のために下肢切断をし、まさにファントム（幻影肢）にひどく悩まされていると打ち明けています。この患者はサックスの足のギブスを見てこう言ったのです。「この先生は足があるが感覚がない。足だっていう気がしないそうだ。私は感覚があっても足がないっていうのに。足については、私たち二人で一人前ってところですな。私の感覚と先生の足をたせばちょうどいい」。この話を聴いた周りの人たち皆が笑ったというのです（邦訳208ページ）。

この逸話にあるように、厳密には「病態失認（疾病失認）」と「幻影肢」とは違いがあります。ですが、自己の「身体図式」が壊れてしまったという点では2つは共通しています。つまり、サックスのことばを使えば、二人が抱えていた問題は「陽性のファントム」と「陰性のファントム」だということです。

### ◉「幻影肢」は哲学・精神病理では忘れられることなく研究されていた

実は、「幻影肢」の研究としては、サックス自身が「暗点─科学史における忘却と無視」で述べているもの以外にもいくつかの研究があります。古くは哲学者のルネ・デカルト（Descartes, R）にまで遡ることができます。

ここでは「幻影肢」がどのように研究をされてきたのか、また「幻影肢」の問題から何がみえてくるのかを考えてみます。「幻影肢」は人間精神と身体の関係を考えていくうえで大切な問題です。ここで最も重視したいのはモーリス・メルロ＝ポンティ（Merleau-Ponty, M）の「幻影肢」論です。

### メルロ＝ポンティの「幻影肢」論の前にあったもの

ここではメルロ＝ポンティの「幻影肢」論をみていきますが、それ以前にどのような形で「幻影肢」が論じられてきたのかを簡単に整理してみます。ここで参考になるのが、河野哲也の『メルロ＝ポンティの意味論』（2000）の第4章「身体図式と習慣」、廣瀬浩司の『身体の幻影と道具の生成』（2001）、澤田哲生の『メルロ＝ポンティと病理の現象学』（2012）です。

はじめに、意外というか当然と言うべきなのでしょうか、デカルトも「幻影肢」に注目していたのです。デカルトは精神と身体を分離したいわゆる「心身二元論」を唱え、人間の精神や知性は身体に依存しないで存在するという「唯心論」の立場に立っていました。ですから彼にとっては、「幻影肢」という身体から離れた感覚を持つという現象は自分の主張にはふさわしいものだったのです。デカルトは『省察』（1641）の「省察六」で、次のようなことを書いています。私は脚や腕を切断した人々から、なくした部分に痛みを感じるような気がするという話をきいたことがあった。そこで、デカルトは自分の場合も身体のある部分に苦痛をおぼえたとしても、その当の部分が苦痛を与えてはいないことになると言います（邦訳295ページ）。つまり、デカルトは痛みとして感じるものは脳で感じられるという中枢説を唱えるのです。デカルトにとっては「幻影肢」の現象は自説にとっては格好の材料でした。デカルトはこの同じ『省察』にある「省察二」で、有名な蜜蝋の話をします。蜜蝋はそれが新しい時には花の香が残り、色や形もそれと分かるものですが、それに火をつけて蝋燭として使うと、香は消え、色も変わり、形が崩れてしまいます。だが、それでも私たちはこれを使う前の蜜蝋として認識をするわけです。私たちは物体の存在を感覚によって直接知るのではなくて、自分の知識を使って認識している。つまり、形や状態が変わろうと蜜蝋は蜜蝋として認識しているというのです。

彼にとっては、「幻影肢」は脳が幻の痛みとして感じるもので、それは身体とは明確に境界線を引くことができるものでした。デカルトは『哲学の原理』（1644）でも一人の少女の「幻影肢」をとりあげています。この本の第4部の終わりに近い第196節のなかで、彼は身体の部位で受けた苦痛の感覚が脳のなかで心としてそれを感じていることを説明する例として使っています。この少女は手を重病に冒され、腕の壊疽を防ぐために肘まで切断されました。彼女には腕をなくしたことを知らずにすむように包帯が当てられていましたが、それでも切り取られた手や指などに痛みを感じると訴えたというのです。デカルトの説明はこれだけですが、彼にとっては身体の個々の部位で起きること（ここでは、痛み）を感じるのは、身体部位によっているのではなくて、脳のなかで起きているということを主張する証拠としてはこれで十分だったのです（邦訳293ページ）。ですから、この節のタイトルは「心は、脳のなかに存するかぎりにおいてしか感覚しないということ」です。

その後、19世紀末になって、神経科医のジャン＝マルタン・シャルコー（Charcot, JM）が幻影肢患者の治療を行っています。この患者は、澤田（2012）の紹介によると、左腕を事故で切断した男性で、「幻影肢」によって痛みを感じる場所が損傷した場所だけでなく、複数の身体部位であったり、夢のなかにも幻影肢が出てくるといったように、必ずしも意志を伴った行動や動作に付随したものではないといった特徴がありました。たとえば、この患者は列車の車掌をしていたのですが、列車のなかで切符の検札をしている夢を見ている時には、失った左手で切符をつかんでいるのです。シャルコーはこの患者に対して痛みを和らげる効果として「アセトアニリド」をあげていますが、なぜ、「幻影肢」が現れるのかということについては十分な説明をしないまま、生理学的な問題へと話題を移してしまっています。結局、シャルコーは「幻影肢」の原因については説明しなかったのです。

この後、「幻影肢」研究は、ジャン・レルミット（Lhermitte, J）やポール・シルダー（Schilder, P）が「幻影肢」患者が持つ「身体イメージ」や「身体図式」という視点から「幻影肢」の発生の原因を論じることになります。メルロ＝ポンティが参考にしたのも、レルミットやシルダーの研究です。

### メルロ＝ポンティの「幻影肢」への注目

メルロ＝ポンティは『知覚の現象学』（1945）の第1部、身体論の前半部分で、かなりの分量を割いて「幻影肢」を議論し、独自の「幻影肢」論を展開しています。メルロ＝ポンティは自己の考えを述べていく前に、レルミットの考えを詳しく紹介しています。ちなみに「幻影肢」で痛みを感じる原因として失った身体部位からくるという「末梢説」と、大脳中枢で痛みを感じているという「中枢説」の2つがありますが、レルミットは「末梢説」では説明できないと言います。その根拠というのは、コカイン麻酔を施しても「幻影肢」はなくならないという事実があるからです。このように、レルミットは「中枢説」の立場に立つのですが、彼は次のような例を出して説明しています。負傷した時の状況やそこで感じた情動を思い出させると「幻影肢」が起きたり、逆に時間の経過のなかで手足が切断されていることを受け入れてくると「幻影肢」が小さくなっているというのです。そして、「幻影肢」によって痛みを感じるのは成人が圧倒的に多く、幼児期に手足を切断した場合には「幻影肢」が少ない（澤田、１４３ページ）ことから、「幻影肢」の発生は自分の身体として確かにあった頃の「記憶」と、現在の失った四肢の状態とが共存できていないために生じてくる「心的なもの」に原因があるとしています。

それでは、メルロ＝ポンティはレルミットの考えをどう受け継ぎ、また独自の説明へとどう変えていったのでしょうか。レルミットは「幻影肢」はかつて自分の身体にあった「身体図式」の「想い出」という記憶が更新されないままでいることが原因になっているとしました。メルロ＝ポンティは、「幻影肢」はそれまで自分の身体としてあったものが今はないこと、その現在の身体の状況をとらえなおしていくことができないためだと言います。「幻影肢」というのは、手足が切断された時の経験やそのイメージから直接生まれているのではなくて、自分の意志とは関係なく不慮の事故などで手足を失ってしまったという身体的状況、そして手でものを掴むこともできなくなっているという今の状況を受け入れることができないためだと考えます。この抑圧されてしまった状態を解消しないままになっているということです。このように、彼は身体に注目しながら、自己の身体を軸にした世界との関わり方を論じています。身体こそが自己の毎日の生活のありようを形づくっているのであり、どのように活動しているかというその様相、その身体のありようが「自分の習慣的志向を喚び起こす」（同上邦訳１４８ページ）というのです。これは彼の「身体論」の中心になっている考え方でもあります。

メルロ＝ポンティが「幻影肢」の生じる原因をどのように説明しているかということに戻ると、彼は、かつて自分で手足を自由に動かしていた経験によってつくられてきた「習慣的身体」と、今はその四肢の一部がないという「現勢的身体」の２つの層のギャップを埋めることができないでいることが「幻影肢」とそれによって生じる「痛み」の本質にあることだと言うのです。それまで自分にあった「習慣的身体」の層が現れて「現勢的身体」につきまとってしまっていること、それを乗り越えて、今ある自分の身体の状態、「現勢的身体」で世界と関わりながら「身体的自己」を自分のものにしていくことが「幻影肢」を解消していくことだと言います。

メルロ＝ポンティの「幻影肢」と「身体的自己」の議論は、その後の『眼と精神』（1964）、そして『見えるものと見えないもの』の「私－他者、不十分な定式」（1959）でもくり返し議論されています。そこではシルダーの「身体図式」の考えが使われています。シルダーは「身体図式」、あるいは「身体イメージ」の形成とその異常を問題にしたことで知られていますが、彼は「幻影肢」からくる痛みがなくなるのは自分の新しい身体像、ないしは「身体図式」をつくっていくことだと説明します。過去の切断という不幸な出来事と一緒になっていた「身体図式」を更新して新しいものにした時、幻影と心身の痛みは消えるというのです。シルダーの『身体図式』（1923）はいわゆる「身体図式障害」を広く論じたものとしてリハビリテーションの分野でも紹介されることがあります。

メルロ＝ポンティの身体論をごく簡単に述べれば、世界のなかにある自己というものを論じていくうえで不可欠なものとしての自己の身体像と「身体図式」を持つということです。ここでは、シルダーの「身体図式」論を参考にしています。シルダーは自己の「身体図式」の形成には視覚的経験が大切な役割を果たしていると言います。私たちは自分の身体を直接見ることはできません。それを鏡に映して見えるものとしての身体を持ったり、活動を通して自己の身体図式、さらには身体的自己を形成していきます。

メルロ＝ポンティは、シルダーが鏡という外部に投射された身体像が身体的感覚として直接感じられるものだと指摘していることに注目します（『眼と精神』邦訳267ページ）。鏡であれ、他者から見られるものであれ、「見えないもの」を「見える」ようにする投影というなかでは、写ったものという受動と、それを見て、自己の身体像として感じる能動という2つの活動が起きているのです。この受動—能動の活動、これをメルロ＝ポンティは「可逆的」「両義的」活動としていますが、このなかで身体が図式化されるということなのです。「幻影肢」による「痛み」からの解放は、新しく「身体的自己」とその基礎にある「身体図式」をつくっていくことだというメルロ＝ポンティの主張は一貫しています。

そして、外部と内部のまさにカップリングの過程のなかでつくられる「身体図式」は、身体の回復のためのリハビリテーションにおける学習過程のことでもあります。リハビリテーションの訓練に励む患者にとっても、外部対象であるさまざまな訓練課題や道具は自己の身体の動きを投射する対象であり、またそこから自己の身体像を形成しなおしていくための「鏡」でもあるのです。それは私たちが鏡に映っているものから自己の身体像を確認していることと同じです。患者はセラピストと道具を介した会話のなかで自己の身体に能動的に関わることで、自己の身体像とその抱えている課題を明確にしていくことができます。それが学習のための具体的目標の設定であり、学習のための動機を明確にしていくことでもあります。

メルロ＝ポンティの『知覚の現象学』を通して私たちが「幻影肢」の議論や身体論から学べることは、人間は身体を使って自分の周りにある環境世界と関わりながら、生き、またそれを通して身体的自己というものをつくっているということです。彼は、私たちの身体は世界のなかで生き、そこで存在していることを実感していくための仲立ち、つまり媒質として働いていると言うのです。このような彼の「世界内存在」としての「自己」とそこで「働く身体」という考えは、現象学の基礎をつくったフッサールの中期からの議論、そしてハイデガーの「世界内存在」の考えを下敷きにして発展させたものです。ここでは、これ以上の詳しい議論は止めて、詳しいことは後の「**4**」で述べることにします。

### ◉理論と実践の良き関係をめざして
### サックスの問題提起：理論的意味を持たない研究は忘れられる

『左足をとりもどすまで』では、サックスが自分を襲った事故から患者の立場になったことで気づかされたことをみてきました。サックスの「暗点—科学史における忘却と無視」に戻って、彼が問題として提起していることを確認してみましょう。彼が言うように、「幻影肢」については過去にいくつか観察や報告があったのに、それらに気づかずに別の研究者がそれを新しいことのように研究し、報告することが続いてしまったのはどうしてなのかということです。実際、サックスが「幻影肢」の研究を調べ始め、図書館に足を運んだにもかかわらず3年間は収穫ゼロだったのです。その後、偶然、ウィア・ミッチェルの報告書を見つけたということでした。

ここで、サックスは2つの重要な指摘をします。一つは、人というのは予想しなかったことや、些細なことには注目しないで済ませてしまう傾向があるということです。サックスはその具体例の一つとして、私たちにはお馴染みのゲシュタルト心理学のヴォルフガング・ケーラー(Köhler, W)が言っていることをとりあげています。ケーラーが1913年に書いた「気づかれなかった感覚と判断の誤りについて」という論文です。ここでケーラーは次のように指摘をしていました。「科学のどの分野にもそれぞれ、すぐには使えなかったり、いまひとつそぐわないものを即座にしまい込んでしまう屋根裏部屋のようなものがある。・・・われわれはつねに、価値ある素材の山を未使用のまま野積みにしており、「それが原因で」科学の進歩を自ら妨げている」（以上は、サックスの「暗点―科学史における忘却と無視」からの引用。邦訳169ページ）。ケーラーが「判断の誤り」と言っているのは視覚的錯覚のことで、人間の視覚には錯視などといった間違った判断などするわけがないと信じてしまった時には、錯視という重要な現象そのものを見失ってしまったということなのです。大切なことは、今までの常識にとらわれることなく大事な現象に注意を向け、そして些細なことを大事にするという姿勢を持つということです。

サックスが指摘していることでもう一つの大事なことは、現象をうまく説明していくことが可能になる概念や説明のカテゴリー、つまり理論を用意しておくということです。新しい現象をうまく説明していけるような理論がないと、大事な発見も闇のなかに葬られてしまうのです。サックスはただ現象をとらえ、「了解する」だけでは不十分だと言います。そこにはしっかりとした理論による説明が必要になるのです。もちろん、うまく現象と合わないような理論をやみくもに持ち出してしまい、理論や概念で無理に説明をしようとすると、理論ではうまく説明できないものは無視され、消されてしまうということが起きます。サックスはこのエッセイで、科学史のなかで重要な発見が忘れられ、無視されてきたことの多くを実例でもって語っているのです。そこから見えてくるのは、私たちが理論をどう使っていくか、それに向き合う態度が重要だということです。

ここには理論に対して過剰な一般化をしてしまう私たちの姿勢の問題があります。心理学者のレフ・セミョノヴィッチ・ヴィゴツキー（Vygotsky, LS：1896-1934）は「心理学の危機の歴史的意味」（1927）という論文で、理論による一般化は個々の現象が持っている大切なものを時には一つにまとめてしまい、結局は他の大事なものを無視してしまうことがあると警告をしています。たとえば、条件反射学はイヌの唾液分泌の研究を超えて、心理学のあらゆる現象、夢も、思考も作業も、創造も反射で説明してしまったのです。精神分析学も本来は人間の無意識の世界における力動的なものを問題にしていたものが、心理学の枠を超えて形而上学的な原理にまでなってしまい、トーテミズムのような宗教の発生や性欲にまつわるあらゆる現象を論じてしまったことがあります。

たしかに、学問や知識というのは、理論で個別の事象を全体としてまとめあげて説明していくことによって「一般性」をつくりあげていくことを基本にしてはいます。ですが、本来は理論というものは、トータルな説明をめざしていく時にも個々の事象の個別性を担保に入れた「理念（イデア）」でなければならないのです。そこでは、ルリヤとサックスがともに求めた個別科学と一般科学とは相互補完的な関係として位置づけるべきだという主張が重要な意味を持ってくるわけです。

### ◉理論は実践のなかで意味を持つ：ルリヤとサックスのロマン主義科学

リハビリテーションの世界では誰でも知っている人物がサックスですが、彼は神経科学の先輩でもあるルリヤのことを複数の著書でふれています（たとえば、『妻を帽子とまちがえた男』『音楽嗜好症』など）。この章のはじめでもとりあげたサックスの『左足をとりもどすまで』でも1973年から1977年にルリヤが亡くなるまでの間、親しく手紙のやりとりをし、「人間的な医学」をめざしていくという自分の目標の実現のために多くの援助と励ましを受けてきたと献辞で述べています。そして、サックスは1990年に「ルリヤとロマン主義科学（Luria and "romantic science"）」というエッセイを書きます。これと同じものは2014年に出された『文化的・

歴史的心理学ハンドブック（The Cambridge handbook of cultural-historical psychology）』にも再掲されています。サックスのこのエッセイはルリヤ自身が1977年に書いた「ロマン主義科学（Romantic science）」を紹介しながらルリヤの研究の意義を述べたものです。ルリヤのこの論文は論文集『精神の形成』（The Making of mind: A personal account of Soviet psychology）のなかに収められています。ここで、ルリヤの「ロマン主義科学」について、そのポイントをまとめてみましょう。「ロマン主義科学」には、ルリヤが研究者として一貫して持ってきた姿勢がよく表れています。

ルリヤはこの論文の最初で、ドイツの生理学者・生物学者のマックス・フェルヴォン（Verworn, M）が、科学者には科学に向き合う姿勢として、古典的研究とロマン主義的研究の2つがあると指摘していたことをとりあげています。これは科学に対する一般的な態度でもありますし、同時にそれは研究者個人の特徴でもあると言っています。

ルリヤは、この研究に対する2つの態度を次のように対比しながら述べています（174ページ）。古典的研究者は、一つの現象について、それらを構成しているものを成分（パーツ）に分けて見る人たちです。この人たちは重要と思われる要素やそれらが組み合わさったものをまずはバラバラにして分析し、最後にそこから抽象的な一般法則を定式化することをします。ここから出された法則というのは、実際に現場で起きている現象をうまくとらえることはできないのです。このようなアプローチでは、詳細な内容が詰まっている現実の生きた姿を抽象的な形で還元してしまっているからです。ゲーテが「理論が灰色として見るようにさせているが、実際に生きている樹々というのはいつも緑なのだ」と言っていたことを想い出させてくれるというわけです。理論が生きている本当の姿を見失ってしまっていることをゲーテは『ファウスト』で指摘していました。

これに対して、ロマン主義科学者の態度、研究の仕方というのはそれとはまったく対照的です。この人たちは古典的研究の人たちが主に持っていた単純な要素に還元して説明するような方法をとりません。科学におけるロマン主義をめざす場合は、生きている現実の姿を要素に分割してしまうことや具体的な出来事が持っている豊かな内容を抽象的なモデルでもって表現してしまうとか、現実が持っているものを見失ってしまうことをしませんでした。

もちろん、ロマン主義科学も欠点がないわけではありません。ロマン主義科学には論理性が欠けていることや、古典主義科学の特徴である一つひとつ推論を積み重ねること、そして確実な定式化と普遍的な法則をつくりあげていくことは不足しています。ロマン主義科学者はしばしば論理的に一歩一歩分析をしていくことを避けてしまうことがありますし、時には芸術的なものに偏ったり、直観に頼ってしまうことがあるのも事実です（175ページ）。

ルリヤは研究者として早い時期から心理学の法則定立的な方法なのか、それとも特性記述的な方法をとるべきなのかという2つの姿勢の間に葛藤を抱いてきたと述懐しています。この相容れることのない接近方法は、心理学では高次精神機能について説明的で生理学的心理学か、それとも記述的で現象学的心理学のいずれかをとるのかという重大な選択を迫るものでした（同上ページ）。そんなことがあって、ルリヤは同僚であり、少し年長者であったヴィゴツキーの研究に惹かれることになります。ヴィゴツキーは研究方法としてこのように相対立してしまっていることこそが心理学における「危機」であり、それを解決していかなければならないと主張していたのですが、ここからルリヤはこの2つの姿勢に折り合いをつけていく方向をめざすことを学んだのです。もっとも、ルリヤ自身のなかにも2つの研究の仕方を統合していこうとする発想はすでにあったのです。たとえば、ルリヤはジークムント・フロイト（Freud, S）の精神分析学とイワン・パブロフ（Pavlov, IP）流の行動分析とを統合するような試みをめざしていたのです。

あるいは、ルリヤは早くから2つの心理学を結びつける方法として人間学的な「記述的心理学（descriptive psychology）」をとりいれることをめざしていたとも言っています。彼は実験的で一般化を求める心理学と、記述的で個別化を求める心理学とを結びつけようとしたのです。彼は2つの心理学を現実の人間の人生の諸環境に適用することによって、実践のなかでそれらを結合するという特殊な方法を提案しますが、それが結果として「ロマン主義科学」という彼の「物語」を完結させていくことになります。このあたりのルリヤのロマン主義科学の背景にあることについては、サックスがエッセイ「ルリヤとロマン主義科学」（1990）で詳しく述べています（185ページ以降）。

このエッセイの結びで、サックスはルリヤについて次のように語っています。「人間についての正しい研究は人間についてである」。正しく物語を書くこと、生きている姿を正しく構成すること、全体の人間の生活の本質とその意味を表していくこと、それらすべては満ち足りており、豊かで、かつ複雑ななかで営まれているが、これがすべての人間科学や心理学の最終的な目標でなければならないのです。ウイリアム・ジェイムズはすでに１８９０年代にこのことをみてとっていたのです。だが、その達成は夢物語でしかなかった。・・・だが、私たちには特権が与えられています。というのは、この世紀になってフロイトとルリヤがつくりあげてきた大きな「想像を絶するような研究の姿」を見ているからです。「これは始まりにすぎない」とルリヤはいつも語っていたのです。「私は初学者に過ぎない」と。ルリヤはこの始まりにたどりつくことに全生涯を捧げてきたのです。彼はかつて「ロマン主義科学をつくりあげ、また再創造することが自分の人生で望んでいくことだ」と語ってくれました（１９７３年7月19日の個人的私信）。「ルリヤは間違いなく自分の人生で切望していたことを成し遂げたし、事実、新しい科学、それは世界の新しい科学、そして最初にしてたぶん、あらゆるものの古典になるようなものをつくりあげました」（１９３ページ）。

近年においてのロマン主義科学の代表選手はサックスです。彼は長いこと患者たちに深く関わりながら研究を深めてきました。まさに、ルリヤのアプローチを強く思い出させるものです。サックスは、異常な脳と行動とが関係している問題に重要な貢献をし、それらは、精神についてのより強力な理論を発達させていくことを可能にするものでした。サックスによれば、ロマン主義科学の核心というのは、分析的な科学と個人個人のケースの総合的な伝記を補完する形で扱う点であり、小説家の夢と科学者の夢の結合なのです。

重要なことは、ルリヤとサックスがともにセラピストであり、彼らは患者を人間として研究し、彼らの障害を実践的に改善することを通して、彼らの理論の基礎的前提の正しさを実証しようと試みたということです。

## ◉ルリヤの経歴と研究、その概要

### ルリヤの経歴

ルリヤの研究の姿勢を理解していくためには、彼がどのような研究を歩んできたのか、その歩みをみていく必要があります。ルリヤの経歴などについては、ルリヤの論文集の『精神の形成』（The Making of mind）で、エピローグとしてマイケル・コール（Cole, M）がまとめている（A Portrait of Luria）ものと、エルコノン・ゴールドバーグ（Goldberg, E）が編集した『現代の神経心理学とルリヤの遺産（Contemporary of neuropsychology and the legacy of Luria)』（1990）で、ゴールドバーグが序章としてルリヤへの献辞を書いているなかでルリヤの経歴を述べている（Introduction：Tribute to Alexandr Romanovich Luria（1902-1977））こと、そして同書のなかの第1章で、コールが「ルリヤ：文化心理学者（Alexandr Romanovich Luria：Cultural psychologist）」としてルリヤの研究をまとめているものがあります。これらからルリヤのたどってきた研究とその特徴が分かります。ちなみに、ルリヤの経歴を書いたコールは今日、欧米におけるヴィゴツキー研究の中心人物で、ルリヤの中央アジアにおける研究を引き継ぐ形で心理学に文化的視点を導入した文化心理学の推進者です。コールがモスクワに留学した時の指導教授がルリヤでした。ゴールドバーグはルリヤが指導した学生でした。ゴールドバーグはルリヤが存命中の1974年に米国に亡命し、現在はニューヨーク大学医学部の神経学臨床教授をしています。彼については啓蒙書で邦訳もある『脳を支配する前頭葉』（2001）で知られています。ルリヤ、そしてゴールドバーグはともに前頭葉と高次脳機能障害を中心にした研究を行っており、ルリヤの「体系的力動的局在論」や「機能系の再編成」の考え方はゴールドバーグが引き継いでいるところもあります。なお、ルリヤの日本語表記ですが、他書では「ルリア」としているものもありますが、ここでは「ルリヤ」で統一します。

アレクサンドル・ロマノヴィチ・ルリヤ（Luria, AR：1902-1977）は1902年にロシア東部のカザンで、ユダヤ系の家庭で生まれています。父親は消化器系の医者でした。彼は1921年にカザン大学の社会科学部を卒業しています。大学入学前のギムナジウムを2年で飛び級をして大学に入学していますので、大学は19歳で終えています。学生時代や卒業後しばらくは、カール・マルクス（Marx, KH）について興味を持ったりと社会科学について問題関心を持ったりしていましたが、人間の意識の問題としてフロイトの精神分析学に注目し、無意識の問題を実験的に検証するためのものとして運動と言語反応の両方を使った心理生理学的研究を行い、それをモノグラフとしてまとめています。これが1932年に英語で書かれた「人間の葛藤の特性：情動、葛藤、意志（The nature of human conflicts: or emotion, conflict and will）」です。葛藤といった感情過程を客観的に研究しようとするもので、これで彼は1937年に学位を得ています。ルリヤは自分の出身地であったカザンの精神分析協会の事務局長を務めるなどロシアの精神分析運動に関わりを持ってもいました。ですから、ルリヤはヴィゴツキーと一緒にフロイトの『快楽原則の彼岸』のロシア語版に序文を寄せたりもしています。同時にルリヤはマルクス主義にも関心を強く持っており、フロイトとマルクスの共通性についてふれた論文「一元論的心理学の体系としての精神分析（Psychoanalysis as a system of monistic psychology）」を1925年に書いています。この論文は後にコールが編集した『ルリヤ著作集（The selected writings of AR Luria, 1978）』に収められていますが、ルリヤは精神分析学が古い心理学がとった心をモザイクの寄せ集めのように考える要素主義や観念論的心理学とは異なって、心を無意識における性欲を視点に置いて全体的に把握する一元論的な心理体系を可能にしたと評価しています。それと同じことはマルクス主義にも当てはまり、人間の活動を社会・経済的なものとトータルにとらえる一元論的発想が共通にあるとしたわけです。

ルリヤは、このように精神分析が人間を全体的にみていくことを可能にするとして肯定的な評価をしているのですが、この発想は当時、ルリヤがモスクワ大学実験心理学研究所の研究テーマの一つで、当時の所長のニコライ・コルニーロフ（Kornilov, KN）が唱える人間心理を行動のトータルな反応から考える「反応学」とも共通するものでした。

ルリヤは、1924年から1934年まではモスクワ大学実験心理学研究所の上級研究員として、ヴィゴツキーらとともに新しい発想で心理学研究を展開しています。このあたりの事情は佐藤の『ヴィゴツキーの思想世界』（2015）の第1章でふれています。この時期、ルリヤはヴィゴツキー派としていくつかの共同研究を行っていますが、その一つが中央アジア・ウズベキスタンでの認識形成の比較文化研究です。あるいは、ヴィゴツキーとの共通テーマでもあった言語と心理過程の発達に関する研究はルリヤの主要な研究の一つです。ルリヤは医学研究の必要性を感じ、ヴィゴツキーとともにモスクワ第一医科大学に入学し、1937年にはそこを卒業しています。医学部では失語症の研究を行っており、その後の彼の脳損傷患者の診断と治療、あるいはその理論的研究へと発展をしていきます。特に、第二次世界大戦のドイツとの戦いで脳損傷患者が多数出たことで、脳損傷患者の言語、思考、記憶の障害についての治療研究を行い、今日でもなおリハビリテーション、特に言語聴覚セラピー（ST）の分野では欠かすことができない「高次精神機能の体系的力動的局在論」の理論を出していますし、STに限らず広くリハビリテーションの機能回復訓練の考えとして「機能系の再編成」の考えを出します。これは、ロシアのアノーキンらの考え方である人間の高次皮質機能は複雑な機能系であるという発想を継承したものでした。

このように、ルリヤの研究は多彩で、その研究業績も実に多いのですが、リハビリテーションに関するものに限定して日本語で読めるものには、失語症を中心とした高次皮質機能の問題を扱った『人間の脳と心理過程』（1963-70）、『神経心理学の基礎』（1973）があります。ルリヤの代表的な研究を知るうえでは、『ルリヤ現代の心理学（下）』（1975）の訳者あとがきで紹介された研究リストが便利です。

## ルリヤのロマン主義科学を反映した2つの事例研究

ルリヤのロマン主義科学の考えが具体的な形で表れているのが2つの事例研究です。この2つのケースはルリヤの研究姿勢を実感するうえでは欠かせないものです。

一つは大脳の一部に重度の損傷を受けたために、思考力と記憶力に異常な崩壊を受けた人のケース、もう一つは非凡だが異常な記憶力を持った人のケースです。前者は、ルリヤの脳機能回復をめざした記念碑的研究で、第二次世界大戦の対独戦で脳に損傷を負い、大脳左半球の局限性脳損傷で高次脳機能障害によって失語症になった元兵士・ザシェツキー（Mr. Zassetsky）に関するもので、それは『失われた世界：脳損傷者の手記』としてまとめられています。この著書は、書名にあるように、ザシェツキーが書いた多数の日記をルリヤに送り、その自己観察の記録をルリヤがコメントを加えて彼の手によってまとめたものです。ザシェツキーは高次脳障害のために視覚や記憶、身体感覚の機能に障害があり、自分の周りの世界を正しく認識できなくなっています。特に、言語に障害が多く残ってしまい、物の名前を想い出すことができないとか、単語を読むことが困難になっていました。ですが、彼は次第に単語を一つひとつ想い出し、周りの出来事や自分の追想を文章に書くようになり、それをルリヤに送ったのです。

この人物は、ことばという人間の抽象的な思考活動に大きなハンディを負い、記憶やそれまで持っていた知識も断片化されたものになっていましたが、自分に残された想像力や感情移入の能力を使って自分の人生をしっかりと受けとめ、それを一つの手記としてまとめています。かつて同じ戦争によって脳に障害を持ってしまった人の精神世界をクルト・ゴルトシュタイン（Goldstein, K）は抽象的で範疇的能力を失った人は著しい知的活動の低下をもたらすとしましたが、ザシェツキーのケースでは残された能力と活動を通してしっかりと世界を理解していたのです。彼にはたしかに一貫性のある抽象能力は失われていたのですが、彼の知性はけっして断片化されてはいなかったのです。こなごなの世界で生きているのではないということです。なぜなら、自分の人生をきちんとした手記としてまとめているからです。

もう一つのケースは、驚異的な記憶力を持った一人の人物についての研究の記録で、それは『偉大な記憶力の物語―ある記憶術者の精神生活』（1968）です。日本語版では「シィー」という略語で登場している人物は、シェレシェフスキー（Sherashevsky, SV）という名前の新聞記者でした。彼は新聞記事のためにインタビューした内容をすべて正確に記憶することができるという並外れた記憶力の持ち主であったわけです。

この人物は自分が他人よりも記憶力が良いことに気づいてルリヤの研究室を訪ね、約10年間にわたってルリヤはこの人物についての調査と記録を行っています。この人物は直観像の持ち主でもあり、高いイメージ能力や人並み外れた記憶力が発達しており、また「共感覚」を持っているという特徴もありました。この人物は自分の特異な能力に気づき、新聞記者を辞めて記憶術家になるのですが、自分の芸を披露していくなかで自分の記憶を消すことができないで苦しむことがあったようです。さらに、この人物は高いイメージ能力や記憶力を持つ反面、観念的・抽象的思考とのバランスがとれず、同音異義語や比喩の理解、抽象的思考能力が劣ってもいました。いわば視覚的な思考をするというのがこの人物の大きな特徴であったのです。そして、このアンバランスと抽象的思考の欠如に苦しみ、最期は自殺を遂げるという悲しい結末を迎えてしまいました。

ルリヤにとって、この人物についての研究で明らかにしたかったことは、優れた記憶力の秘密ではなく、記憶能力というものが一人の人物のさまざまな心理活動である思考様式、生活の仕方、コミュニケーションなどにどのような変化をみせるかを明らかにすることでした。いわばこの人物の人格を研究資料からトータルに把握し、記述することに研究の主眼があったのです。彼が『偉大な記憶力の物語』のはじめの章「意図」で述べているように、心理科学では感覚、知覚、注意と記憶、思考と情動というようにそれぞれ別個の特性を扱うだけで、人間の心理生活の全構造がこれらの側面にいかに依存しているかということを考察することはきわめて稀であったということです。ですから彼が2つのケースで行ったような研究のアプローチは、めったに認められないことだったのです。そして、彼は次のように述べます。少し長いのですが、そのまま引用します。「このようなアプローチには、それなりの歴史がある。思慮深い医者たちは、けっして自分の関心を、研究している徴候だけに限っているわけではない。反対に、一つの部分的な過程の障害が、身体の他のすべての諸過程の経過に作用し、これらの諸過程の変化が、究極的に、一つの根をもってはいるが、全身体の活動の変化、医学で症候群と一般に名づけられている全体的な描像をもたらすと理解しようとしているのが常なのである。症候群の研究には、被験者との面接や、―時に心理学的な、時には生理学的なものもあるが―一連の特殊な実験的方法による研究が含まれている。その研究は、病的状態の臨床医学的研究に限られるべきものではない。同じ根拠から、心理活動の一つの側面の異常発達が、それと因果的に結びついて、心理生活の全構造にいかなる変化をもたらすのかを研究することができるのである。これらの場合、われわれは、同じように一つの要因をその基礎にもっている『症候群』を扱うのである。ただ、そこにちがいがあるとすれば、それは臨床医学的症候群になるのではなく、心理学的症候群になるということである」（『偉大な記憶力の物語』邦訳4－5ページ）。

以上、ルリヤが取り組んだ2つのケースについての研究というのは、心理学でしばしば用いられる大集団の被験者を対象にした実験研究から得られた情報や研究方法（「古典的研究」）と「ロマン主義科学」の発想を尊重する医学的、治療的アプローチの2つを統合していこうとするものでした。後者の研究は、個人に固有な特殊性に注目するもので、それはルリヤが脳損傷者に行ったさまざまな診断と治療というアプローチでよくみられるものです。

彼が2つのケースでとった方法というのは、純粋な観察と記述を重視することでした。もちろん、この方法は同時に欠点になる場合もあると言われたりもします。これらは観察者の現象について主観に基づいた理解のために間違った説明に陥ったり、目に見える知覚可能な出来事だけを記述してしまうことに人を誘いこんでしまうことがあるのも事実です。だから科学的観察というのは、ただ単に個々別々の事実を単純に記述するだけなのではないという主張が出てきます。観察することの主要な目標というのは、一つの出来事を可能な限り多数の視点からみていくということになります。ですが、科学の眼は「一つのこと」、つまり他の複数の事物や出来事とは区別されるただ一つの事物を突き止めていくことではないのです。本当の観察の目的というのは、事物や出来事が他のこれらのものとどのように関わっているのかを見つけ出し、理解していくことが大切になるのです…。このように、ルリヤは言います（『ロマン主義科学』（英語版）177ページ）。

このセクションの最後として、次のことは指摘しておかなければなりません。ルリヤと一緒に新しい心理学の構築をめざし、またルリヤ自身の研究課題や理論にも大きな影響を与えたヴィゴツキーが「人間の具体心理学」（1929）という論文を書いていますが、彼は心理学をまさに「人間化」し、一人の人間のなかで起きているありさまを具体的に論じていこうとしました。「ドラマ」としての人間の内的世界に向かっていこうとしたのです。それは「人格」として人間をみていくことでもあります。私たちの日常の生活のなかでは、さまざまな出来事が交錯し、またそこで生きている人間の心にも複雑なことが行き交っています。ヴィゴツキーは、人間の心理とはそういうものだと言いました。そしてこのことをさまざまな心理的活動が連関し合いながら展開しているシステムのようなものだとして「心理的システム」としました。彼はこのことを「心理システムについて」（1930）としてまとめ、そこで詳しい論を展開しています。

このように、ヴィゴツキーの考えは明らかにルリヤのその後の研究へとつながっています。そして、ルリヤの2人の人物についてまとめた2つの研究はリハビリテーションとヴィゴツキー思想とをつなげていくものとして重要なものです。

## 2 「学習」の意味を考える―学ぶことの本質とは―

私たちは「学習」ということばにあまり良いイメージは持っていません。これまでの長い間の学校の経験では、「学び」はいわば強制された活動であり、与えられたものを記憶として憶えておくことを求められることでした。それは、時として、リハビリテーションの国家試験を乗り越えるための受験勉強でも同じことが起きています。そこでは、知識や経験が文字に移され、抽象的な表象化された世界が展開されています。しかもそれらの多くは自分が経験したこと、自分なりに理解し、分かったというリアルな活動とは無縁な、知識と経験が教科書という形で私たちに「大切なことだから憶えろ」と強制してきます。最期の「切り札」は、リハビリテーションの国家試験の「過去問」の正解を憶え、理解しておかないと「合格しないぞ」という脅しです。この難関を乗り越えて、現場で患者と接し、リハビリテーションの現実の世界に身を置いてみて本当に学ぶべきことが何であるかに気づき、知ることになったのではないでしょうか。

本来、学ぶということはどういうものか、ヴィゴツキーの学習論と発達論からそれがみえてきます。このセクションでは、ヴィゴツキーが本来の「学びの姿」として論じていたことをとりあげます。さらに、人間の活動とそこで行われていることは新しいものを「生成していく」ことであると論じている哲学者のドゥルーズの考え方もあわせてみていきます。人間の学びと経験は自己の生成であり、それは私たちの日常で絶えず起きていることです。学習とは、リハビリテーションでは患者が自己の身体やことばを再び取り戻そうとしていこうとする活動のことです。セラピストも実践を通して自らの知識と技能を学んでいるというのがリアルな学習の姿でしょう。

## ●ヴィゴツキーの「発達の最近接領域論」―人は一人で学ばない―

### 「発達の最近接領域論」が意味していること

心理学では長い間、学習は個人の活動であること、その努力の目標は社会が求めている知識や技能を自己の責任で身につけていくことであるという発想をとってきました。学習は個人単位で行われることであるというのは一種の「常識」でした。そこでは、人の学習や発達を教育や社会・文化との関わりで考えることはありませんでした。ところが、発達心理学者のヴィゴツキーはこの「常識」とは違う発達・学習論を提案します。つまり、人間の学習や発達というのは、一人で孤立したなかで行われるものではなくて、人やものに支えられながら起きていることだとしたのです。

ヴィゴツキーは、この考えを実際の教育と学習の場面を想定して、人の学びの本質と学びが立ち上がってくる「場」を具体的に表したのが「発達の最近接領域（зона ближайшего развития：Zone of Proximal Development）」です。「発達の最近接領域論」は広く、発達と学びは他者との間で行われる対話や相互的関わりのなかで生まれてくることを理論にしたものです。それは、けっして学校という場だけでなく、リハビリテーションの場における患者と援助者の間で起きていることでもあります。ですから、宮本はリハビリテーションの実践のための体系的なテキスト『人間の運動学』（2016）の第13章「発達の運動学」でもヴィゴツキーの理論と「発達の最近接領域」をリハビリテーションの学習論として紹介しています。

ヴィゴツキーはこの概念を複数の著書で説明していますが、広く知られているのは『思考と言語』（1934）です。ここでは、「発達の最近接領域」を次のように述べています。「自主的に解答する問題によって決定される現下の発達水準と、子どもが非自主的に共同のなかで問題を解く場合に到達する水準との間の相異が、子どもの発達の最近接領域を決定する」（邦訳２９８ページ）。そして、この後、次のように続けています。「学校において子どもは、自分が一人でできることではなく、自分がまだできないこと、しかし教師の協力や教師の指導のもとでは可能なことを学ぶのである。教授―学習において基本的なことは、まさに子どもが新しいことを学ぶことである。それゆえ、子どもに可能なこの移行の領域を決定する発達の最近接領域は、教授と発達との関係において最も決定的なモメントである」（同上邦訳３０２ページ）。この最後の文章にあるように、発達に果たす教育の役割が強調されています。この箇所は、学校で科学的知識を子どもに教える状況を想定して書かれているところだからです（第6章「子どもにおける科学的外言の発達の研究」）。認知神経リハビリテーションではとりあげることが多い心理学の一人であるブルーナー（Bruner, J）も、このような大人や教師の援助が果たす役割について「足場づくり（scaffolding）」ということばで表現していました。
しかし、ヴィゴツキーの「発達の最近接領域」は、人間の発達や学習を支援する大人や指導者の役割だけを言ったものではありません。たとえば、『「発達の最近接領域」の理論』にある「学齢期における教授・学習と知的発達の問題」（1934）では、次のように述べています。「教授・学習の本質的特徴は、教授・学習が発達の最近接領域を創造するという事実にある、すなわち、いまは子どもにとって周りの人たちとの相互関係、友だちとの協同のなかでのみ可能であることが、発達の内的過程が進むにつれて、のちには子ども自身の内的財産となる一連の内的発達過程を子どもに生ぜしめ、覚醒させ、運動させるという事実にある、と断言してもよいでしょう」（邦訳22－23ページ）。このように、同じ年齢の「友だちとの協同」のなかで学びが起きること、さらに、この後半の文章では、学びは主体のなかでの変化であり、最終的には自分自身の発達へと向かっていくことこそが「発達の最近接領域」だとも言っているのです。

この「発達の最近接領域」で使われている「最近接（ближайшего, Proximal)」ということばのイメージはとらえにくいのですが、このことばには発達という成長変化が起きるという意味が含まれています。つまり、主体の「変化」が起きてくる活動として展開されていることが「発達の最近接領域」ということなのです。「領域（зона, zone)」も「ゾーン、地帯」という意味なのですが、意味内容としては相互的な関わりが起きている「状況」や活動のことであって、けっして空間や場といったものを意味してはいません。あくまでも新しいことが生まれてくる相互的な活動が「発達の最近接領域」だということなのです。参考までに「発達の最近接領域（Zone of Proximal Development：ZPD)」のエッセンスを図1として載せておきますが、ここには下図のように、主体の発達を支えるものの存在と、主体が自分のものにしていくという「内化（内面化）」の過程が含まれています。「内化」は主体のまさに内的活動です。

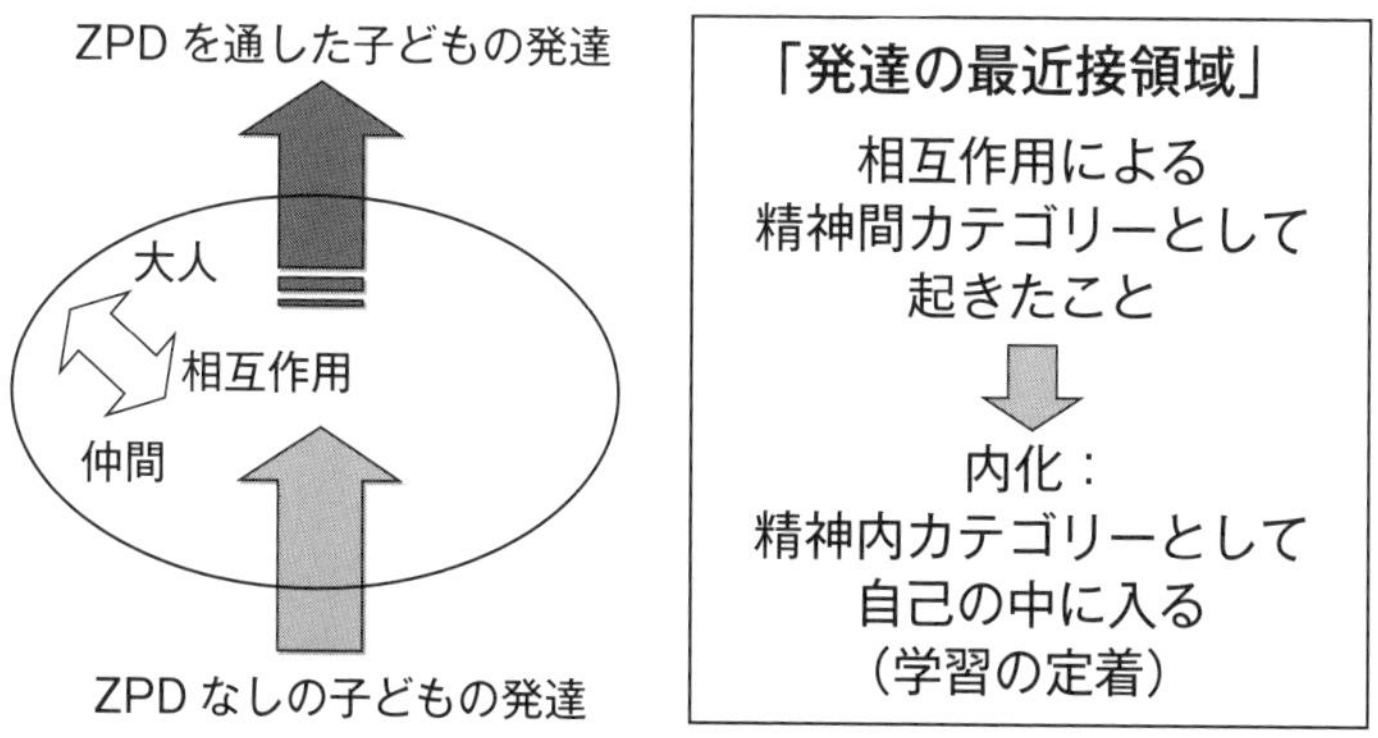

図1 「発達の最近接領域」と「内化の過程」

### 「発達の最近接領域」は「教授・学習」と「個人の発達」の2つである

「発達の最近接領域」では「発達」ということばが使われていることに注意をしなければなりません。「発達（развития, development)」はまさに発達、成長であり、「学習や訓練（учение, learning)」ではありません。これは何を意味しているのでしょうか。ヴィゴツキーは、先の「学齢期における教授・学習と知的発達の問題」で、周りの人たちとの相互関係、協同のなかで発達が起きると指摘していた文章に続けて、次のように指摘をしています。「教授・学習は、この観点からすると発達ではありません」と（同上ページ）。つまり、「発達の最近接領域」という大人や仲間と協同で活動しているその今の場で展開されている教授・学習の過程が直ちに子どもの成長変化、つまり発達の過程とは結びつかないということです。もちろん、ヴィゴツキーが正しく指摘するように、教授・学習なしで発達過程を扱うことはできないのであって、その意味で教授・学習は発達を促すモメント（力）になってはいるのです。ですが、発達は教授・学習の後から生まれてくるのです。ヴィゴツキーも「発達の内的過程が進むにつれて、のちには子ども自身の内的財産となる一連の内的発達過程を子どもに生ぜしめる」（同上ページ）と言うのです。

具体的な例でこのことを考えてみましょう。筆者はかつて授業のなかで子どもたち同士が議論する様子を観察・記録し、分析したことがあります（佐藤公治『認知心理学の読みの世界―対話と協同的学習をめざして』、1996）。小学校4年生の国語の授業で、物語文の読みでした。その時、複数の子どもたちが毎時間の授業のなかでの話し合いをどう受け止め、また自分の考え方をどのようにまとめていったのか、その理解の変化の過程も同時に記録していきました。これらから分かったことは、子どもたちが自分なりに納得する形で作品を読み、理解していくという個人レベルでの読みや理解の変化は、授業のなかでの話し合いの過程とは一致していないということです。つまり、子どもたちは授業のなかで議論し、相互作用したその日の内容が直ちに子どもたちの理解にはなっていないのです。子どもたちは授業の話し合いの後になってからそこでの議論を振り返り、自分の考えと対比させながら独自に作品に対する理解や読みを見直し、深めていったのです。そこには授業の様子を分析しただけでは分からない個人の理解過程があります。この授業はおよそ1か月間にわたって行われたのですが、そこで子どもたちは協同の活動を通しながらもそれに還元されない独自の自己の内的な理解をつくりあげていたのです。それはまさにヴィゴツキーが授業という教授・学習の過程と個人の発達過程とは一緒にはできないと言い、教授・学習の共同の活動の後に個人の発達は起きているとしたことと同じです。ヴィゴツキーがすでに1930年代に指摘していたことを考えると、彼は実に重要なことに気づいていたことになります。

この問題はリハビリテーションのなかでの患者の変化をどう考えていくかということと直ちに結びつくことです。訓練が直ちに患者の身体や言語の変化となって表れてくるようなことがないのは実践のなかでは当たり前のこととして実感していることでしょう。比較的長い時間のなかでの変化はまさに患者自身による自己の再学習、つまり発達過程であり、それがいつ、どのような形で表れているか、またその兆しは何なのかという変化しつつあるその過程をどこまでセラピストが正しく把握できているかということが患者と向き合っていくためには大切なことです。それはまったく論を待たないことでしょう。このように、考えると、リハビリテーションの場においてこそ「学び」の本質がみえてくるのではないでしょうか。

### 「発達の最近接領域」は「学習の最近接領域」ではない

「発達の最近接領域」は「学習の最近接領域」ではないと指摘した研究者をとりあげてみたいと思います。デンマークのヴィゴツキー研究者のセス・チェイクリン（Chaiklin, S）はアレックス・コズリン（Kozlin, A）編の著書『文化的文脈におけるヴィゴツキーの教育理論（Vygotsky's educational theory in cultural context)』

（2003）のなかで、ヴィゴツキーの「発達の最近接領域」を「客観的な発達の最近接領域」と「主観的な発達の最近接領域」に分けています。前者はヴィゴツキーの言う教授・学習過程で、後者が発達過程に相当します。「発達の最近接領域」には2つの「過程」があるという指摘です。そして、最終的には「発達の最近接領域」が主体の発達を実現していくための「領域」ということを言っています。実は、ヴィゴツキーも、教授・学習の過程と発達の過程は同じではない、だから両者は関連づけながら扱うべきだと論じていたのです。

教室の共同の学習から子どもは何を学び、発達させていくのでしょうか。ヴィゴツキーが主に指摘しているのは、動機の側面です。共同の活動のなかで模倣しようとしてできないことに気づくことで自分のなかに学習の目標が出てくるというわけです。学習や活動の目的を他の子どもの活動を支えていくものとして位置づけた時に、それは自分の学びや発達を変えていくきっかけになっているということなのです。模倣の役割については、この後の節で改めてみていきますが、ヴィゴツキーが「発達の最近接領域」を実現しているのは、外部の教育的働きかけであると同時に、それを受けて子どもたち本人が教育的な経験を自己のものとしていくことであり、この2つの総合の結果として発達を考えていくことだとしています。ここには、彼が学習や発達にとって、主体の側の役割を重視していたことが表れています。これがヴィゴツキーの発達論であり、学習論です。あくまで学習と発達の当事者が自分の発達と学習をつくりあげていくことを重視したものです。

その具体的な考えが彼の「児童学」というものです。ヴィゴツキーは亡くなる直前の1933年から34年までに集中的に各地で講演を行っていて、それらは論文としてもまとめられています。「生活的概念と科学的概念の発達」（1933）では、次のように述べています。「学校における児童学的研究の対象は子どもの発達、とくに教授・学習に依存して、また子どもの活動に依存して実現される知的発達であるという命題から出発することにします。しかし、子どもの発達は、教育過程そのものの進行とは一致しません。子どもの発達は、学校での教授・学習の進行そのもののダイナミズムと結びついていながらも、それに解消されない内的論理をもっています」（邦訳155ページ）。彼は、「学齢期における教授・学習と知的発達の問題」（1934）では、児童学研究を次のように述べています。「私たちの仮説が確証するのは、教授・学習過程と発達の内的過程の統一性であって、同一性ではありません。それは前者の後者への移行を前提にしています。外的意識や子どもの外的技能がどのようにして内的なものになるかを示すこと―これは児童学研究の直接的対象をなすものです。・・・おのおのの子どもの頭のなかで、学校での教授・学習過程によって呼び起こされた発達過程がどのようにして進むのかを教師のために明らかにしなければなりません。学校の教科のこの内的で地下に潜む、発生的な網を明らかにすることは、児童学的分析の第一義的な課題でしょう」（邦訳25―26ページ）。ここで引用した文章で縦線を附した箇所は、ヴィゴツキーのなかにある児童学研究と児童学的分析を重視するという基本的姿勢が書かれているところです。しかし、彼が亡くなった直後から児童の発達過程を重視する姿勢は教育の役割を軽視するものだという当時のソビエト教育学によって批判されます。いわゆる「児童学批判」です。そこで、思想的弾圧を受けて縦線の部分が削除されてしまったのです。さらにはヴィゴツキーの死後、ヴィゴツキー派は一時、研究活動も制限されてしまいます。ですが、今日、ペレストロイカによって削除される前のオリジナルな文章を読むことができるようになりました。この文章からは、ヴィゴツキーが子どもの主体的な発達の過程を重視する姿勢があったことがはっきりと分かります。ヴィゴツキーが「児童学」を重視していたことを考えると、「発達の最近接領域」を単に教育の役割を重視しただけのものではないことが分かります。

## ◉発達の基本：精神間から精神内への移行と「発達の自己運動論」

ヴィゴツキーは、人間の精神やその発達は、社会的活動にその起源があり、人々の間で行われていること、つまり精神間の関係のなかから生まれ、つくられてくると考えました。彼の「精神間から精神内への移行」という考えです。

### 「精神間から精神内への移行」

ヴィゴツキーが人間精神を考えていく際に基本としたのは、人間を社会的な存在としたということです。人間の精神は社会・文化やその歴史的変化のなかで形成されていくという主張です。分かりやすい例として、言語の起源や私たちが言語を身につけていくことを考えてみましょう。言語活動のはじめにあるものは、人と人との間を結ぶコミュニケーションという社会的な活動であり、そこで使われるのは話しことばです。これが次には、自分のことば、自分の精神活動を支える道具、内言として機能するようになっていくことで自分のことばになっていくわけです。これがヴィゴツキーの「精神間カテゴリーから精神内カテゴリー」への移行と言われているものです。個人ははじめから社会的関係のなかに位置づけられているということです。

精神間から精神内への移行はことばだけでなく、あらゆる人間精神の起源とその発達で起きています。ヴィゴツキーは『文化・歴史的精神発達の理論』（1930-31）では次のように言っています。「子どもの文化的発達におけるすべての機能は、2度、2つの局面に登場する。最初は、社会的側面であり、後に精神的側面に、すなわち、最初は、精神間的カテゴリーとして人々の間に、後に精神内カテゴリーとして子どもの内部に登場する。このことは、随意的注意にも、論理的記憶にも、概念形成にも、意志の発達にも、同じように当てはまる。・・・この外から内への移行は、過程そのものを変え、その構造および機能を変化させる」（邦訳182ページ）。ヴィゴツキーは人間の心理学的本性は社会的諸関係の総体であること、そして、この社会的諸関係の総体は内面に移されて人格の機能や構造の形式となって表れてくるとします。

「精神間から精神内への移行」の具体的な例をみてみましょう。「指さし（指示身振り）」を子どもがどのようにして獲得していくかということです。はじめに子どもは自分が欲しいものに手を伸ばそうとしますが（把握運動）手が届かないのでうまくいきません。欲しいものを取りたいという意志と目的がまず必要です。ヴィゴツキーはこの状況がその後の発達の出発点になっていると言います。母親が差しのべてくれた行動の意味を子ども自身が理解するためには自分ではどうにもならないという状況が必要なのです。この状況を変えてくれるのが母親の関わりです。母親が子どもの様子を見て、母親が指さしをしながら「欲しいものはこれなの？」と言いながら、動作で特定のものを指示します。このように、指示という動作で意味づけてみせることで状況は変わります。母親の動作で表された「指さし」という機能的意味を子どもは自分のものにしていくのです。

精神間という社会的活動は、精神内という主体の側での変化となっていくことであり、精神間を通して経験したことの意味を自分のものにしていきます。ヴィゴツキーの言う「心内化（プリズヴァーニエ，вращивание）」です。英語では「アプロプリエーション（appropriation）」と表現されたり、日本語では「専有」とか「領有」と訳されています。このことばが意味しているのは、はじめは外部にあったものを自分のなかに取り込み、使用可能なものにしていくこと、最終的には自分のものとしていくという主体化のことです。「自分のものにしていく」ということばで表わされているように、機械的に外部にあったものを移行させるだけでは自己の学習や発達は実現しないのです。主体的に学ぶことが不可欠だということです。

ヴィゴツキーは「心理システムについて」(1930)で、人間の高次精神機能は複合的なものが統一された形で構成されているとして、次のように言っています。「発達過程、とくに行動の歴史的発達の過程において変化するのは・・・諸機能相互間の関係、結びつきが変化し、修正され、先行段階ではみられなかった新しい組み合わせが生ずるというものである。それゆえ、ある段階から別の段階に移行する場合の本質的な相異は機能内変化ではなく、機能間の変化、機能間結合、機能間の構造の変化である」(邦訳11ページ)。ヴィゴツキーは「諸機能を相互に結びつけるこのような、新たな可変的関係の発生を、私たちは心理システムと名づけることにする」(同上ページ)としています。ヴィゴツキーの発達論の根幹にあるのは機能間の変化から発達が生成されてくるというものです。

**発達の自己運動論と心的体験**

ヴィゴツキーが「精神間から精神内への移行」で重視したのは、主体が自己の発達をつくりあげていく活動でした。これは「発達の自己運動論」と言われています。彼は、「子どもの発達の年齢的時期区分の問題」(1933)という論文で、発達は「先行する段階ではみられなかった新しいものが絶えず発生し形成される人格の不断の自己運動過程である」(邦訳25ページ)と述べています。この論文のタイトルは子どもの発達のことになっていますが、子どもに限定したものではなく、広く人間の発達にあてはまることです。

ヴィゴツキーは人間の発達、そして人間の内的世界=意識の基礎になっているのは外部世界と関わることで得られる経験です。そこには他者との間の経験も含まれます。ですが、経験したことそのものはあくまでも経験という出来事でしかありません。ヴィゴツキーは、それを自己の内的過程のなかで自分なりに意味づけていかなければ発達や意識の形成には結びついていかないと言います。外的対象との関わりで得たものは内的な過程のなかで内的な経験となっていくのであって、それはけっして外部から与えられる経験だけで得られるものではないということです。彼は個人の内的過程で起きていることを「心的体験」(ペレジヴァーニエ、переживание)と言い、これを経験の単なる寄せ集めという意味のニュアンスが強い「経験」(オプウィト、опыт)とは区別しています。「心的体験」は環境のなかで出会った出来事を個人の内的世界のなかに位置づけなおしていくという主体の役割を強調したものです。「心的体験」はヴィゴツキーが研究の全生涯で重視していた重要な概念です。

「心的体験」でヴィゴツキーが強調していることは、人間は出来事を意味づけ、そこから大切なものを得ていく内的な生成の力を持っているということです。彼は子ども、そして人間一般は、環境から受ける影響をその意味や価値を自分なりに受けとめ、解釈していくと考えました。このような形で自己のなかで形成されたものはまさに人格と言われるものです。人は環境による受動的な産物としてあるのではなく、まさに環境と人格とは統一的な形になっているのです。ヴィゴツキーは外的世界やそこでの出来事を自己のなかで「心的体験」とし、最終的にはそれを人格を構成していくものとしました。ヴィゴツキーが発達を環境と能動的に関わりながら自己の運動による形成過程としたことは彼の発達理論を理解するうえで重要なポイントになっています。彼が環境のさまざまな要因と自己の内的活動との間で起きていることを統一的にとらえていくこと、彼のことばで言えば弁証法的に把握していくことが発達過程の本質であり、その統一体を人格と称したのです。

## ◉模倣という学習活動の重視

ここでは、ヴィゴツキーと哲学者のドゥルーズの2人の学習の考え方と模倣論についてみていきます。模倣はこれまで、モデルが示す動作の単なる反復、コピーであるといった意味しか与えられてきませんでした。ですが、実際には、模倣はモデルの動作の意味を理解・解釈し、自分のものとして再構成していく積極的な意味を持っています。しかも、模倣の場面は、モデルとして一つの動作や行為を具体的な形で与え、模倣する者をガイドしています。ここでも、ヴィゴツキーの言う「精神間から精神内への移行」がみられます。そして、リハビリテーションの場面でもいつも積極的な意味での模倣の活動が展開されていると言って構わないでしょう。

### ヴィゴツキーの「模倣論」

ヴィゴツキーが独自の模倣の考えを述べているところをみていきましょう。彼は、『文化的―歴史的精神発達の理論』第4章「高次精神機能の構造」で、模倣の意義を数ページにわたって詳しく論じています。模倣は発達を実現していく基本的な道筋の一つになっていて、そこでは人間と動物とでは模倣が果たしている役割は違っていることを指摘しています。

彼は、動物の模倣は目の前で起きていること、その状況に支配されてしまっているが、人間の場合は、視覚的・実際的な場面の構造に支配されていないこと、そして自分の目的のために模倣を行う知的な活動をしていると言います。この違いの背景にあるのは、現実の状況に縛られて行動する動物と、人間は視覚的場面によって拘束されることなく思考することができることとの違いです。ヴィゴツキーは、ゲシュタルト心理学者のケーラーが『類人猿の知恵試験』(1917)のなかで行った類人猿の模倣行動と比べながら論じています。類人猿は高いところにあるバナナを取るためにそばにあるりんご箱を重ねて踏み台として使うという高い問題解決能力があります。ところが、他のサルが箱に座ってしまっていると踏み台として使うことをしないのです。つまり、類人猿は「今、ここ」という現実の状況に縛られてしまっています。人間の場合は、視覚的場面によって拘束されることはないのです。人間は、自分が今、この箱を使いたいことを仲間に伝えます。ことばによって自己の行動を統制することが可能になっているわけです。ここからも分かるように、人間は自分の目的や内的プランによって行動するという知性を持っています。人間は模倣でも具体的な状況や場面を自分なりに意味的にとらえながら行っています。それを可能にしているのは言語であり、意味的行為なのです。

人間の模倣と動物のそれと最も大きく違うところは、模倣によって知的活動を展開できるかどうかということです。人間の場合は機械的な模倣を超えたものを展開しています。人間と動物の能力と発達可能性の違いは模倣がどこまで可能か、その範囲をみていくことで分かってくることになります。ヴィゴツキーは、模倣というものは、機械的に他人の動作をまねるだけではなく、その表現したものがどういう意味を持っているかを理解していく高度な知的活動であると位置づけています。そして、これまで模倣を機械的に他人の動作をまねるだけの低級なものとしてきたのは間違いだと指摘するのです。彼は模倣の本質を単なる習熟の形成と考えるような思想を止めて、模倣を人間の高次な形態の行動の発達の本質的要因として理解しなければならないとしたのです(邦訳166ページ)。

ヴィゴツキーが最晩年に書いた『「人格発達」の理論』(1934)の「年齢期の問題と発達診断学［発達の最近接領域］」でも、動物と子どもの模倣の決定的な違いは自己の合目的的な行動のために模倣をすることにあると述べています。そして次のようにも指摘しています。「動物は自分自身でできることだけしか模倣できないのです。・・・子どもは、動物と異なり、自力で合理的・合目的的操作ができる能力の範囲を多少なりとも超えて知的操作の模倣をすることができます。・・・ここで模倣という時には、私たちは、機械的、自動的で無意味な模倣ではなく、合理的な、理解して行っている知的操作の模倣のことを想定しています」（邦訳61－62ページ）。

　彼は『思考と言語』の第6章「子どもにおける科学的概念の発達の研究」で、「発達の最近接領域」について論じているところでも、模倣について重要な指摘をしています。彼は「発達の最近接領域」を生み出す契機、つまり新しい学習と発達が生じることになっているのは子どもが模倣をしようとしてできないことに気づいていくことだと言うのです。自分ができないことに気づくことでその克服のための発達の目標が実感されてくるのです。結局、「発達の最近接領域」というのは自己の不十分さを自覚すること、そしてその克服をめざそうとする自己の変革の可能性が生まれてくることがそこでの働きの中心になっているということなのです。ヴィゴツキーの発言です。「学習心理学全体にとっての中心的なモメントは、共同のなかで知的能力の高度の水準に高まる可能性、子どもできることからできないことへ模倣を通じて移行する可能性である。発達にとっての教授・学習のすべての意義はここに基礎をおく。これが、実を言えば、発達の最近接領域という概念の内容をなすのである。模倣は、これを広い意味に解するなら、教授・学習が発達に及ぼす影響の実現される主要な形式である」（邦訳３０１－３０２ページ）。

　ここが人間の模倣を考えるうえでポイントになっているところです。つまり、これまでは、模倣を機械的に考えて、他人の動作を機械的にまねることだとしてきました。他者の行動を機械的に自分のなかに移し入れるだけで、そこには主体の役割を位置づけることはなかったのです。このような見方を変えるべきだと言うのです。

　模倣することが教育のなかで効果をもたらすための条件であるというのは他者が存在するということ、そして、いささか逆説的ではありますが、有能な他者の行動を模倣しようとする時に同じことをできないと感じる実感を与えることを意味しています。再び、ヴィゴツキーの発言です。「現代の心理学では模倣について、子どもは、自分自身の知能の可能な領域内にあるもののみを模倣することができるということが明らかにされていると考えることができる。たとえば、私がチェスができないとしたら、チェスの達人がチェスの仕方を教えても私は彼とは一緒にチェスをすることはできないだろう。もし、私が数学の知っていて、複雑な問題を解くのに困っている時に、解き方を例示してくれるとすぐに解けるようになるだろう。他方、私が高等数学を知らなかったなら、微分方程式の解き方を示してくれてもこのことについての私の考えを一つも前進させてくれないだろう。模倣するためには、私ができることから私ができないことへと変わっていく何らかの可能性がなければならない」（同上邦訳２９９ページ）。ここでも、模倣を発達主体が自分なりにその行動の意味を理解し、行動の目的や計画に裏打ちされた知的なものであるとヴィゴツキーが位置づけていたことを確認できます。

　リハビリテーションの場では、患者は、時にはセラピストの動作を手本にして、模倣行動をとることが多いでしょう。だが、多くの場合は模倣できないことで壁にぶつかります。ここでも逆説的ですが、次の学習に向かうために上手くセラピストの出すモデル通りにはいかないことがかえって次の目標になっていくこともあります。これは、ヴィゴツキーの模倣の考えから出てくることですが、学習へと向かっていくことを促す動機になってくるものです。もちろん、あまりにも難しいことを模倣することを強いることはやる気を殺ぐだけです。そこで大事になるのは、どういう模倣としてのモデルを出すか、少し難しい行動を求めていくかということです。まさに「発達の最近接領域」をつくりだしていくようなリハビリテーションの実践が生まれてくるかどうかということです。もちろん、これは実践の場では「言わずもがな」のことかもしれません。

ヴィゴツキーは、人間の発達過程で実際にみられるのは、できることとできないことが相互にくり返される、不安定な状態であると言います。これが彼の言う発達の「危機」と「安定」の2つの相で、発達はこの2つが交互に現れてくるなかで起きてきます。発達としてまだ不十分で、安定していない「危機」の状態こそが、より進んだ発達の状態へと進んでいくきっかけをつくる時だと位置づけています。ここで子ども、そして大人も新しいものを形成していきます。発達や学習の可能性を引き出していく外的働きかけはこの「危機」の状態にある時にその役割が発揮されるのです。未完成の状態だからこそ、外からの働きかけが生きてくるのです。ヴィゴツキーが「教授・学習との関連における学齢児の知的発達のダイナミクス」(1933) で述べていることばです。「発達の最近接領域は、まだ成熟していないが成熟中の過程にある機能、今はまだ萌芽状態にあるけれども明日には成熟するような機能を規定します。つまり、発達の果実でなくて、発達のつぼみ、発達の花と呼び得るような機能、やっと成熟しつつある機能です」(邦訳64ページ)。彼は「発達の最近接領域」の働きをこのように言います。ここからも分かるように、発達を完成された状態でのみ区切るという発想では、変化しつつある過程をとらえることはできないのです。大切なのはこれからできあがりつつある過程とその変化です。これがヴィゴツキーの発達に対する基本的な考えなのです。

できない状態からできる状態へと移行が起きるのは、「発達の最近接領域」においてであって、そこでは外からの適切な働きかけが不可欠であることになってくるのです。だが、ヴィゴツキーがもう一つここで想定した重要なものが、主体自身が自己のなかに学んだこと、経験したことを自分のものにしていく「内化（心内化）」の過程であったことを忘れるべきではありません。前の節でふれたように、ヴィゴツキーは晩年になって「発達の自己運動過程」という言い方をしています。主体が自身の発達をつくっていく過程を重視する考えです。新しいことを獲得していこうとする目標に向かって主体的に取り組んでいく活動こそが発達の原動力になっていることを強調していたことをもう一度確認しておきたいと思います。

### ドゥルーズの学習論と模倣論

人間の発達と学習を新しいものを生成する活動を哲学の視点から論じたジル・ドゥルーズ (Deleuze, G) の考えを彼の『差異と反復』(1968) からみていくことにしましょう。そこでは、ヴィゴツキーの考えとかなり共鳴する部分があり、人間の学習と発達について、共通する考えがあることを確認できます。

『差異と反復』という書名が示しているように、彼は一見すると同じような行動をくり返しているような反復もけっして同じことだけが機械的にくり返されているのではないと言います。反復しているなかではいつもズレ、違ったことが生まれているということです。彼が「差異」が生まれていると表現しているものです。それはとりもなおさず変化であり、新しいものが生まれてくる「生成」を意味します。時には、それは「創造的なもの」が生まれてくることでもあります。

反復から新しいものが生成することを音楽の例で考えてみましょう。ドゥルーズが「リトルネロ」ということばを用いているのがあります（『千のプラトー』, 1980)。これは、「ritorno（帰ること、戻ること）」「ritorare（帰る、戻る、再び帰る、再び戻る）」に由来するイタリア語のritornelloのことで、音楽用語では「反復符」となっています（野上素一・編1964『新伊和辞典』）。音楽ではいくつかの箇所で反復して演奏することが求められるのですが、そこでは反復と言ってもまったく寸分違わない内容で演奏されるわけではなく、毎回微妙に変わっているのです。そもそも私たちの日常における出来事であってもまったく同じことが変わらずくり返されているわけではなく、まったく同じことは一つとしてないのです。小さなくり返しとしてのリトルネロこそが新しいものを生成していく過程の基本であり、そこに反復が持っている創造の原点があるとドゥルーズは考えたのです。

ドゥルーズは学習についても大切なことを指摘しています。彼は学習を指示されたことを単にくり返していくようなものとは無縁のことだと言うのです。彼は、学習というのは、同じことをただ確認する「再認」としての「反復」ではなく、新しいことを知り、学んでいくという「習得」の活動だとします。彼は、「再認」の活動では、「同じ」ものとして一つに括ってしまって、機械的な反復の活動に陥りかねないものだと考えます。ドゥルーズは、「再認」という人間が常識として持ってしまいがちな「同一性」へのこだわりから脱することこそが本来の人間が持つべき能力と思考の様式であると言うのです。それが、自らが「学んでいく」という活動であり、「習得」するということです。彼は『差異と反復』のなかでは、「習得（apprentissage, apprenticeship）」「学ぶ（etudier, learning）」ということばを用いて、これらを主体が経験に基づきながらもその経験を意味的に再解釈し、構成し直していくという活動として使っています。

ドゥルーズは『差異と反復』の序論と第3章で、「学ぶこと」の本質を水泳の例を使って説明しています。水泳指導員が砂の上で泳ぎ方を教えてもそれは何の役にも立たないと言うのです。指導員が水の外で示してくれる動きを機械的に模倣しても泳げるようにはならないというわけです。実際に自分が水のなかで手と腕で水の感覚を実感にし、指導員の指摘する動きとその意味を手探りに探し出さなければならないのです。「学ぶ」ということはこういうことだとドゥルーズは言います。彼のことばです。「わたしたちは、『私と同じようにやれ』と言う者からは、何も学ぶことはない。わたしたちにとって唯一の教師は、わたしたちに対して『私とともにやりなさい』と言う者である」（邦訳49ページ）。

泳ぎを学ぼうとする者に良い泳ぎとは何をすることかを感じさせてくれるのが良き指導者であり、学ぶ者と一緒に感じることができるのが良き指導者だということなのです。指導者にとって大事なことは、泳ぎ手は今どのように動きを感じ、行為をしているのか感じていくことであって、けっして同じ動作をコピーさせることではないのです。「学ぶ」ということは今まだ実現していないが、求められているものを新しく生成していくという変化の活動だということです。

ドゥルーズがここで言いたかったことをクレア・コールブルック（Colebrook. C 2002）は『ジル・ドゥルーズ』という本のなかで次のように簡潔にまとめています。「偉大なる作曲家のやり方で作曲することは、ベートーベンのソナタの中心部にある創出的な力を感じることを意味している。偉大なる哲学をつくりだすことは、ある問題がもつ力を感じることを要求するのであって、答えを次々に反復することではない。生成変化とは、その真の力においては、すでに生成変化を起こしてしまったものやすでに現実化されたものによっては制限されない。それは、行為において表現されている潜在的な力を知覚することによって駆りたてられるのだ」（邦訳257ページ）。要するに、機械的な反復、つまり機械的な模倣からは何も新しいものが生まれてこないし、何も学ぶことはないのです。発達と学習の実現の鍵を握っているのは主体だということです。

ドゥルーズは『差異と反復』の第3章の後半部分では、「教えること」、そして「学ぶこと」の本質について議論しています。当然のことながら「教えること」には問題に正解があることを前提にしています。そこでは「真なのか偽なのか」が権威によって与えられるのです。そこで求められていることは、教えることがすでに「解」としてあるものを見つけさせるという再認の作業に向かわせてしまうということです。ドゥルーズにとって「学ぶ」ということはすでに過去にあったことをあてはめて考えることではなくて、むしろこれから起きるであろうことを現在から考えていくことなのです。だから先の水泳の例に則して考えると、泳いでいる時に感じる波の動きという刻々と変わっていく環境の変化に対応しながら感覚・運動的なものを形成していくことが「学ぶこと」であって、それは次に起こってくることにうまく対処して、対象の本質にあるものを見つけていくことになるのです。

ここからヴィゴツキーの学ぶことはどうあるべきかという「問い」の立て方とつながってきます。ヴィゴツキーは学ぶことの本質にあるのは、経験したことを独自の意味解釈を行うことで主体的に自己の内部へととりこんでいくこととしました。それを彼は「内化」あるいは「心内化」（「プリズヴァーニエ（prisvoenie）」）と言っていました。ドゥルーズはこのことを「習得」ということばで表現したのです。

学ぶこと、そして教えることの本質とは何でしょうか。この「問い」にヴィゴツキーとドゥルーズの2人は明確な「答え」を提示してくれています。大切なことは、学ぶ主体が何をめざして学ぶのか、その目的と意味をはっきりと持つことです。そして、教える側も学習者の主体的な活動を位置づけ、どんなことがあっても「これが正しいことだから憶えておくように」とか、「正解はこれだ」といった一方的な押しつけをしないということです。ヴィゴツキーとドゥルーズの模倣は同じことを「まねること」を強要するものとは程遠い考えでした。彼らの学習論の共通性を見出すことができます。

### バンデューラの社会的学習理論と自己効力感

模倣の持っている積極的な役割を考える時に、もう一人の人物をとりあげておきます。社会心理学者で、モデリングの理論で知られるアルバート・バンデューラ（Bandura, A）です。心理学では、他人の行動を見て、それに影響を受けて、同じような行動を起こすことを観察学習とか、社会的学習と言います。ここでも模倣という現象が起きています。これまでの観察学習の考え方では、お手本をそのまままねて、機械的に自分のなかにとりこんでしまうという発想で考えがちでした。

これに対してバンデューラは機械的に「お手本」をまねるような模倣の考えではなく、観察学習のなかには学習者は主体的に意味のとりこみを行うという能動的な過程があることを指摘します。『モデリングの心理学』（1971）では何に注目するかという「注意過程」から始まって、観察した内容を自分なりに解釈し、象徴的に意味づけて（「符号化」）理解すること、さらにそれを具体的に自分の行動として「表現」するという過程が観察学習のなかでは起きていると言うのです。そこでは、高度な認知的活動が起きています。たとえば、幼児が父親が毎朝新聞を読んでいるのを見て、父親が仕事で家を出た後で、同じような行動を模倣したとしましょう。あぐらをかいて新聞を広げたが、その時広げた新聞が逆さまでも構わないし、読めなくてもよいのです。父親の行動を「象徴的にコーディング」、つまり自分なりに意味的に類似したものを表現して行動しているのです。ここには象徴的活動やシンボル操作が入っています。社会的学習は高度な認知的活動なのです。

バンデューラは観察学習の研究成果をもとにして、豊かな人生を送るためのありかたを提唱しています。彼の「セルフ・エフィカシー（self-efficacy：自己効力感）」という考えです。バンデューラは、『激動社会の中の自己効力』（1997）のなかで次のように述べています。「人の働きのメカニズムのなかで、自分の持つ力を信じることほど主要な、力強いものはない。自己効力に気づくということは、予測される状況を管理するのに必要な行動を計画したり、実行したりするための能力に関わってくる」（邦訳3ページ）。つまり、何かを行う際に効力感がその行動に影響を与えるということです。バンデューラは、人が行動を起こす前にあることとして、「ある行動がどのような結果を生み出すか（結果予期）」そして、「ある結果を生み出すために必要な行動をどの程度うまくできるかという予期（効力予期）」の2つがあり、自分がどの程度の効力予期を持っているかを認知した時にその個人にはセルフ・エフィカシーを感じるというのです。こうした2つの予期をどのように身につけているかによって私たちの行動や気分、情緒的な状態は影響されてきます。

そして、自己効力感をうまく導くための具体的な方法には、他人の行動を観察することや、自己強化や他者からの説得的な暗示（言語的説得）といった他者から与えられる効果的な働きかけもあるということです。バンデューラはモデリングの理論の応用として他者からのメッセージが「自己効力感」を導き出すことに注目をしています。リハビリテーションのなかでセラピストが患者にどういう内容とレベルの「行為モデル」を出し、またそのフィードバックとしてどのような反応を出していくかという問題はまさに「自己効力感」を感じてもらうことでもあります。それはリハビリテーションの場面でのセラピストと患者の会話のありかたのことです。このことが次のセクションへとつながっていきます。

## 3 リハビリテーションにおける対話とことば

リハビリテーションの実践の場で日常的に展開されている具体的な姿は患者とセラピストとの対話活動です。対話という相互的関わりの中心で使われるのはことばであり、患者が出す身体的動きをセラピストがまさに身体の声として聴くことです。ここでは、リハビリテーションにおける対話はどう展開されるべきか、また対話することの意味はどこにあるのかを「対話論」として考えてみます。

対話とか会話などといったことは日常のありふれた活動で、対話が果たしている意味や役割をとりたてて考えることはないと思います。ですが、臨床家にとって、患者との関係をつくっていくうえで、対話の働きをもう一度確認してみることは大切なことです。たぶん、優れた実践家は患者の声をさまざまな角度から敏感にとらえ、応答的な関係をつくっているはずです。

はじめに、ことばのなかでも特に話しことばのモードを中心にしたヴィゴツキー、バフチンの言語論と対話論をみます。バフチンは対話活動を支えているものには対話する者同士によってつくられる「対話関係」があると言っています。対話は「対話関係」としてみることではじめてその本質を論じることができます。後半では、日常生活のなかで使われることばに密着しながらことばの回復をめざそうとするスピーチ・セラピーの試みについてとりあげます。ことばを発話行為としてみていくオースティンの言語行為論です。認知神経リハビリテーションのスピーチ・セラピーの方法としてオースティンの考えに基づいたものがあります。この方法は対話としてのことばに注目したものでもあります。

## ◉ヴィゴツキーの言語論と対話論

### ヴィゴツキーの言語論⑴：共同のことばから個人のことばへ

　ヴィゴツキーが言語を論じた時に主に問題にしたのは、話しことばでした。ここでは単にことばと表現しておきますが、それは話しことばのことです。ことばはコミュニケーションという社会的活動として人と人の間の精神間を結んでいくものとしてあるものです。それがやがて自分のことばとなり、自分の精神内活動を支える道具、内言として機能するようになっていきます。そこで、ことばを使うことと思考するという活動とは互いを支え合うものとなっているのです。これがヴィゴツキーの考えた思考とことばの関係です。

　このように、ヴィゴツキーは、ことばの生成はコミュニケーションという社会的活動から始まると考えました。それが次には自分のことばと思考を支えていく道具になっていくというものでした。このことはすでに前のセクションでも述べておいたことです。そこでもとりあげた「精神間から精神内への移行」のことをことばの性質の問題にあてはめてみると、次のようなことになります。人は、社会的な意味が分け持たれている働きである（精神間カテゴリー）語の「語義」を自己のなかへと「内化」していく（精神内カテゴリー）ことで自分の語の「意味」をつくっていきます。そこでは「語義」を自分なりに変形していく過程があって、一方的に「語義」に枠づけられているわけではないことになります。

　ここに語の「語義」と語の「意味」の2つの間の緊張関係と相互的連関が出てきます。ことばは通常、次の2つに区分されています。社会的に共有可能な意味として一定程度不動・不変な語の「語義（meaning, значение）」と、個人がこの単語によって意識のなかに発生する心理学的事実の全体である語の「意味（sense, смысл）」です。たとえば、「リンゴ」ということばは、誰もがそのことばが示しているものを間違うことなく選び、それが指示している対象を理解し、共有することができます。ところが、語の「意味」の方はとなると、この「リンゴ」に個人的な意味を込めて用います。自分の好みの「リンゴ」の種類や、時には個人的経験を含んでいる場合もあるでしょう。だから語の「意味」には語に対する個人的なニュアンスが反映されています。

　ここであえてことばについて語の「語義」と語の「意味」として区別しようとするのは、リハビリテーションと関連づけてみたいからです。患者が発することばの多くは自分の内的状態から発することば、まさにヴィゴツキーが言う人格として個人の内面から出た語の「意味」です。このことばから出されるその人の内面の姿をしっかりととらえていくことがその人のことばの意味を了解するためには不可欠なことです。たとえば、ことばの働きにハンディを持った人が出すことばの意味をどこまで理解していけるかという問題はいつも言語聴覚士が直面する問題ですし、それに限定することなくセラピスト全般に関わることでもあります。しかも時には自己の身体的行為や身体の様態をそのまま表わしたものも、まさに別の表現モードとしての個人の「意味」とその表現でもあるからなのです。このことばになる前の不完全なことばや身体活動はその人の「ことば」です。

### ヴィゴツキーの言語論⑵：「語の語義」と「語の意味」の往還

　もう少し語の「語義」と語の「意味」について考えてみましょう。語の「語義」はけっして固定的な一つの意味だけを持つのではなく、時には2つの意味を伴わせて使うことがあります。どちらともとれるようなことばです。だからことばの「語義」がどのように使われているかは、ことばが使われているその形態や状況に依存していますし、その人の心理的側面に注意を向けなければならないのです。語の「語義」それ自体は一定程度不動・不変な意味を持ってはいるのですが、実際には変化をする側面があるということなのです。ヴィゴツキーは『思考と言語』で、語義は固定的ではあるが、実際にはことばの語義が不変ということはないと指摘しています（邦訳415ページ）。つまり、語の「語義」もこれを使う人の意識のなかで確定してくることがあるということです。そのことの具体的な例が、辞書に書かれている「語釈」や「用例」の形で表れている語の「語義」です。これらは実際には辞書によって微妙に変わっており、辞書編集者の解釈の違いが反映されているのです。複数の辞書を比べてみればそのことが分かります。最近の例をあげてみましょう。2018年の冬期オリンピックで女子カーリングは奇跡的な銅メダルを獲得しました。北海道北見市のメンバーが試合のなかでお互いの考えを確認するために使ったことば、「ソダネー」がマスコミでとりあげられ、一種のブームになりました。このことばは北海道弁ですが、地域が限定された方言というよりは北海道では誰もが使うもので、準標準語と言われています。標準語ではないとしても方言とまでは言えないというものですが、大事なのはこの種のことばはお互いの気持ち、まさに人格レベルでピッタリと合うものとして使われているということです。だからメンバー間の感情と考えを共有可能にするものとして彼女らのなかでは生きたことばとなっていたのです。たぶん、この「ソダネー」が北海道以外の人間がブームで使ったとしても彼女たちが使った時の語の語義のニュアンスを感じることはないでしょう。北海道出身の私はそう確信します。そして、このことばも一時的なブームとして忘れられていくでしょうが、北海道に住む者の間では使われ続けます。

リハビリテーションの話に戻すと、患者がセラピストに語りかけ、共有しようとして発することばをまさに語の「語義」だけではなく、その人の深層から出たことばの「意味」を捕まえていくことが、まずは患者とセラピストの真の対話と信頼関係を築いていく基本にあるということです。

## ◉共同のなかで生きる個人：ことばという記号表現と共同性

ここでは、ヴィゴツキーがことばを論じていたことと、次の節からみていくバフチンの対話と言語論とをつなげていくものとして、長谷川の「共同としてのことば」をみていきます。

### ことばにみる個別性と共同性

私たちは個としての主体性を持って生きています。これは紛れもない事実ですが、これを過度に強調していくと個別の主体性を優先させてしまう発想になってしまいます。心理学ではこの考え方に慣れ親しんできました。前のセクションでは、ヴィゴツキーは自己の主体的な学びや発達を自己運動論と言っていたことをみてきました。そしてこのセクションの最初では、共同のことばの意味である「語義」と区別すべきものとして、個人のことばの「意味」があることを確認しました。これらは、一見すると個の主体性を尊重した発想であるかのような印象を受けるかもしれません。だが、それは間違いです。ヴィゴツキーは絶えず社会や文化、共同との関わりのなかで個の主体を問題にしていました。いわば個と共同・集団とはどちらか一方の側だけで解消されてしまうのではなくて、主体はいつも外部世界との接触面、境界で生きているということなのです。

この後にみていく「対話の哲学」を論じたバフチンはこんなことを言っていました。「あらゆる内的なものは自足することなく、外部に向けられ、対話化される。いかなる内的経験も境界に現れ、他者と出会う。この緊張に満ちた出会いのなかに、内的経験の全本質が存する。・・・人間には彼が主権を持っているような内的な領域は存在しない。彼の全存在は常に境界にあり、自己の内面を見ることはすなわち他者の眼を見ること、あるいは他者の眼で見ることなのである」（ドストエフスキー論の改稿によせて」邦訳250ページ）。

ここで言いたいことは、人間精神や個人の意識を形に表すことばはすべて社会的なものによって規定されていないということです。同時に、ことばの共同性を支えている語の「語義」を無視して個人のことばの意味世界を論じることもできないということなのです。ことばは人間的な共同性の場で行われるもので、ことばは人間と人間との共同の関係を支えていく基礎になっています。このことばによる共同的な関わりを通して共同的な言語意識が形成されてくるのです。個と集団の間の弁証的な関係としてことばとその意味を論じなければならないのです。このことを追究しているのがヘーゲル研究で知られる哲学者の長谷川宏で、彼の『ことばへの道』（1997）です。

長谷川は体験や意識の個人的なものとしてまずあることから議論を始めます。同じ事件に出くわした時、あるいは同じ経験をした時でも、その体験の内容は個人によって違っていることが多いのです。なぜならば、「社会的共同的なものでもそれを体験としてあらわれるには個人の意識を通過しなければならないからである」（219ページ）。このように長谷川は指摘します。体験の核をなしているのは、それぞれの人間の個人性です。

**長谷川のことば論：共同のなかで可能になる主体の表現行為**

ここから長谷川は記号とことばの役割から共同性の可能性を探っていきます。彼は次のように言います。少し長くなりますが、彼の発言を聴いてみましょう。「記号は、そういう個人的な体験を大なり小なり共同性の場にもちきたらす媒材にほかならない。表現主体がどのような意図をもって記号にかかわるにせよ、記号にかかわるかぎりで意識は共同の場にひきだされる。体験がどんなに個人的で独自なものでも、それを記号で表現する段になれば、個人性や独自性はいったん共同性の網の目をくぐらねばならず、表現における個人性や独自性はあくまでも共同性を基盤としたうえで発現するほかはない。それが記号表現における必然というものだ。体験は純粋に個人的な領域にも成立しうるけれども、記号表現はなんらかのかたちで他者の意識を介在させることによってしか成立せず、他者の意識をひきこむことで、その領域は必然的に共同性にそめられることになる」（220ページ）。

純粋に個人的な経験が他者に向かって表現される時、それは共同のものになっているということです。ここに個人の意識と意味の共有可能性の原初があります。

個人から出た表現は共同のなかで共有関係をつくると同時に、今度は自分が表現したものに反作用を与えてきます。共同のなかで表現されたものは個という自己の意識と表現世界をより確かなものにしたり、逆に見直しと反省を自己に迫ってくるようにも働くということです。これは次にみていくバフチンの対話における自己と他者の関係の問題でもあります。

最後に、長谷川が、私たちは共同のなかでしか個人として生きていくことができないという真実を指摘していたことをみていきます。長谷川はこう言います。「語義は・・・ひとつの平均値として一般的にその内容をさだめることができる。辞書作成の可能なゆえんだ。が、個人のおもいや言語主体をめぐる具体的な状況をうつしだす意味のふくみについては、そうはいかない。一般的抽象性と背馳するような個別具体性を本質として、それはなりたっているからである。・・・表現主体の側には、個別性具体性をどうにかして相手につたえて共通のものにしたいという欲求がやみがたく存在する。それは、ひとをことばへとかりたてる根源的な欲求だといってよい。人間は、共同規範的な語義の一般性に解消できない個別の生をそれぞれにいとなんでいるからこそ、一個の主体としてみずから言語表現におもむくといえるし、ことばという共同の場を観念的に保有しているからこそ、自己の生にふくまれる個別性を個別性として対象化しうるともいうことができる。その共同性一般性と個別性のはざまに意味のふくみが胚胎する」（２６５－２６６ページ）。

ここで注意をしておきたいことは、長谷川は記号ということばを使っていますが、それは言語的記号に限定したものではなく、身体表現や芸術的表現も含めたものです。

## ◉バフチンの言語的対話論

対話の哲学で知られるミハイル・バフチン（Bakhtin, MM）の言語論と対話論をみていきます。バフチンの発言からはリハビリテーションの場におけるセラピストと患者の間の対話のありようを考えていく手がかりを得ることができるはずです。特に、セラピストの患者に対する言語的関わりは患者がリハビリテーションを通して自己の身体やことばの回復過程の目標とその意味をより明確にしていくことにつながります。それは、独自の身体とことばの一定の不自由さを抱えながらも日常生活を営んでいる自己というものを確認し、自分のものとしていく作業でもあるのです。そして、ここで強調しておかなければならないのは、バフチンが自己とは他者との対話を通してつくられていると指摘していることです。

### バフチン言語論の特徴

バフチンは『マルクス主義と言語哲学―言語学における社会学的方法の基本的問題』（1929）で、次のように言っています。「記号とは、個々人の意識の間の相互作用の過程のなかでのみ発生する」（邦訳19ページ）。このように個人の意識は記号によって充たされています。そして、この社会的関係のなかで展開されている言語的記号は次には内部に移され内的発話となっていきます。この考え方は、ヴィゴツキーの「精神間から精神内への移行」という考え方と一致しています。バフチンは次のようにも言います。話し手が持っている主観的意識と「規範的に同一な諸形態の体系としての言語」（同上邦訳１００ページ）が同じである必要はなく、個人が用いる記号は変化し、弾力性を持っています。個人がことばを発する時の内言、いまだ完全に記号として表現される前のもの、あるいはまさに表現しようとしている活動こそが個人のことばであり、それは心理的なものです。このような内言の単位をバフチンは「発話の全体印象」と呼んでいます（同上２６２ページ）。ヴィゴツキーの場合は、これを「心的体験」としていました。バフチン、そしてヴィゴツキーが使っている2つの用語はともに人の意識や内的世界は外部世界の社会や環境、そしてその状況と一つの統一体となっていることを主張したものです。

ここでは言語的記号を中心にしていますが、記号はもっと広い意味のものです。物質的なもの、たとえば道具の類いのすべては記号として意味を持って人間の前で立ち表れています。たとえば、認知神経リハビリテーションで用いられているいわゆる「認知キット」という道具も記号として患者と関わっています。

### バフチンの言語研究の出発点：ソシュール言語学への批判

バフチンと研究グループ（通称、「バフチンサークル」と呼ばれる）の言語研究の出発はソシュールの言語論を批判し、克服することでした。フェルディナンド・ソシュール（de Saussure, F）は言語学の分野では大きな影響を与えた理論を出しましたが、バフチンたちは、ソシュールの言語学は日常のなかで営まれている言語の本当の姿をとらえていないと言うのです。バフチンらの主張は次のようなものです（『マルクス主義と言語哲学』）。第一は、ソシュールはラングとパロールを二分法的に区別する間違いをしてしまったという批判です。ソシュールは人間の具体的な言語活動である発話（パロール）は不規則で、科学的探求が不可能な領域だとしました。そこで、社会に普遍的に存在する安定した言語体系であるラングを研究の対象にしました。そのために、生きた人間のコミュニケーションを扱うことができなかったのです。

第二は、ソシュールは、ラングは客観的で個人を超えた社会的なものであるが、パロールは、個人が言語の諸形式を完全に自由に組み合わせて使うことができる世界として区別をしました。だが、バフチンらは、個人の活動であるパロールも、そしてラングも社会的な性質を持っているので、ソシュールのように区別することは間違いだと言うのです。個人の発話と言えども社会的な背景の下で使われるからです。そこで、バフチンは「ことばのジャンル」や「社会的言語」のように、ことばが社会・文化的な制約を受けていることを指摘します。「ことばのジャンル」は、軍隊の号令やお祝いの席でのスピーチ、友人との打ち解けた会話などのように、日常の場面ごとに使い分けられる発話の形式のことです。「社会的言語」は、ある時代の特定の社会階層（職業、世代など）に特有にみられる談話のことで、地域的な方言や専門用語もそこに含まれます。

第三は、バフチンらは、発話と話しことばこそが現実の言語活動の基本にしたということです。バフチンによれば、言語とは実際の場面で用いられる発話であり、対話（ダイアローグ）的活動です。発話（utterance）、つまり実際の場面における話し手と聞き手のやりとり（ダイアローグ）こそが「言語コミュニケーションの現実的な単位」だと言うのです。ソシュールにはこのような発想はありません。ことばが現に存在するためには、ことばは必ずその主体である個々の話者の、具体的な発話の形をとらなければならないのです。ことばはつねに、一定のことばの主体による発話の形をとるということです。これが「ことばのジャンル」というものです（「ことば　対話　テキスト」邦訳136ページ）。

## ◉対話を通した自己生成
### 対話活動と対話関係

バフチンが言語の研究で一貫してとっている姿勢は、言語活動はすべて対話の形をとっているということです。人と人の間の対話的状況のなかでのみことばは存在します。そのことをバフチンたちは「ことばの原初的対話性」と言っていました。『言語と文化の記号論』（『マルクス主義と言語哲学』邦訳名改題）でも、どんな発話も言語的コミュニケーションの一環であって、発話は、それ自体が話し手と聞き手との相互関係から生まれた所産だとしています。そして、発話・ことばは「私」と他の人たちとの間に架けられた橋であり、この橋は、一方の端では「私」によって支えられ、他方の端では「私」の聞き手によって支えられています。発話・ことばは、話し手と聞き手とが共有する共通の領域だと言うのです（邦訳188ページ）。対話的交流こそが言語が本当の生活圏で見せる真の姿なのです。

それでは、対話はどのような場でも展開され、また対話的交流も可能なのでしょうか。たしかに、それは可能だし、そうあるべきなのかもしれませんが、実のところ、本当の対話的交流はどこでも可能だということはないのです。私たちはある特定の人とは話をする気にもならないし、その人の話を受け付ける気持ちにならないことがあるのです。そこには対話する相手との関係、いわゆる「対話関係」の問題が存在します。バフチンは、「対話活動」と「対話関係」とは別のもので、両者は区別して論じなければならないと私たちに注意を喚起しています。

バフチンは、対話の基本的な働きは対話する者同士の間で相互触発し合うことで、時には自己の考えを見直し、新しい考えを創造していくことを可能にするものとしました。それを可能にするのは、異なった人格を持った者同士が他者のことばに耳を傾け、そのことばに信頼を寄せ合う関係がつくられていることによります。そうなると、この「対話関係」というのは、言語を構成しているものやことばの内容には還元できないものになります。むしろ、それは言語ではなく対話をする者の人格に属するものになります。対話関係は、人格を持った者同士の間で起きていること、そこで発生しているものです。バフチンは次のように言っています。「対話（的）関係は独特な性質のもので、それは純粋に論理学的なものでもなければ、言語学的なもの（構文的・統辞論的なもの）でもない。それはべつべつのことばの主体による全一な発話どうしの間ではじめて可能となる」（「テキストの問題」邦訳219ページ）。ここで「全一な発話どうし」というのは、完全に一つの独立した人格を持った者の間の発話ということです。

バフチンにとって「対話関係」が対話の本質にあることで、「対話関係」抜きに対話を論じることはできないということです。彼が「対話関係」を直接論じているのは、『ドストエフスキーの詩学』（1963）の第5章「ドストエフスキーのことば」と、『ことば 対話 テキスト』に収められた2つの論文、「テキストの問題」（1959-61）と「ドストエフスキー論の改稿によせて」（1961）です。彼は『ドストエフスキーの詩学』では複数のところで「対話関係」を論じています。バフチンがドストエフスキーの小説を熱心に論じるのは、同じロシアの小説家であるといった理由からだけではなく、ドストエフスキーは小説の形で人間の生の活動である声にある対話性やポリフォニー性を展開しているからです。ドストエフスキーの小説は対話と「対話関係」を具体的に論じることができるものだったのです。バフチンは「ドストエフスキーの小説は壮大に展開された対話」（同上邦訳66ページ）だと言うのです。「ポリフォニー小説は全体がまるごと対話的なのである。小説を構成するすべての要素の間に対話的関係が存在する。すなわちすべてが対位法的に対置されているのである。」（同上邦訳82ページ）。バフチンはドストエフスキーを讃えて、彼は「声たちの間の対話的な関係、その対話的相互作用そのものをとらえる能力に秀でていた」と賞賛を惜しみません（同上邦訳184ページ）。対話の本質は、独自の人格を持った者同士の意識が対話的に出会い、展開することなのです。

このようなバフチンの発言を受けて、山城むつみは『ドストエフスキー』（2010）の序章「ラズノグラーシェ―二葉亭四迷とバフチン」で、ドストエフスキーの代表作である「カラマーゾフの兄弟」を対話関係として読んでいます。ちなみに「ラズノグラーシェ」は「異和」の意味で、異なった複数の声があり、それらが簡単に融合して一つになることもなく、かといってどこかで同意していくようにめざされてもいるといったものです。これはまさに「対話関係」の本質にあるものでしょう。

山城が注目し、そしてバフチンも問題にしているドストエフスキーの小説について具体的にみていきましょう。ドストエフスキーの代表作の一つである『罪と罰』では、主人公のラスコーリニコフは質屋の女主人アリョーナを殺害してしまいます。彼にとっては、人の不幸を逆手にとって生きていくような人間はこの世に存在する意味がないといった信念の下に犯行に及んだのです。だが、たまたま殺害現場にいた下働きで、アリョーナの義理の妹のルザヴェータも殺してしまいます。この事件の犯人として、この日、たまたま女主人の家の修繕をしていた大工職人が捕まります。ラスコーリニコフにとっては、自己の「殺害」の信念と価値の揺らぎの狭間で葛藤を始めます。真犯人を捜そうとする予審判事のポルフィーリはラスコーリニコフに当たりをつけて、接近を図り、探りを入れていきます。だが、ここでラスコーリニコフの心を動かし、自首する行動へと向かわせたのは予審判事の理詰めのことばではありませんでした。ラスコーリニコフの心に深く届いたのは恋人ソーニャのことばでした。ソーニャは家族のために自分を犠牲にした生活をしていました。「自首して罪を償うべきだ」というソーニャのことばこそが、ラスコーリニコフの心に届くことができたのです。ラスコーリニコフの心のなかの葛藤を解決できたのです。『罪と罰』にはさまざまなテーマが込められていますが、「誰にとっての、誰のことばなのか」というまさに、「対話関係」の本質をこの小説は言い当てています。

ドストエフスキーの小説として最も知られているのが『カラマーゾフの兄弟』ですが、作中で、父親のフョードルを誰が殺したのかをめぐって兄弟間で議論する場面があります。殺害の動機から言って長男のドミートリーが疑われ、実際に彼が犯人とされます。実際は次男のイワンが下男で従兄弟のスメルジャコフを使って殺害をさせたのですが、このイワンに向かって三男のアリョーシャは「やったのは兄さん、あなたじゃない」と言うのです。このことばはイワンの急所を衝いたもので、心の底に突き刺さるものだったのです。まさに人格の底の部分で揺らぎを起こすものでした。

ことばはまさに「対話関係」のなかで、重大な力を与えます。それは人格と意識へ届くものです。バフチンがドストエフスキーのことを見事なまでに語っている文章があります。「芸術家ドストエフスキーが見たイデエ（引用者注：思想あるいは思想世界）とは、人間の頭のなかに《定住》している主観的な、個人心理学的な産物ではない。イデエとは間個人的、間主観的なものであり、その生育圏は個人の意識ではなく、意識同士の間の対話的交流の場なのである。イデエとは2つもしくはいくつかの意識が対話的に出会う一点で展開される、生々しい出来事である」（『ドストエフスキーの詩学』邦訳180ページ）。

対話関係を成り立たせているものをバフチンは「テキストの問題」で詳細な論を展開していますが、それは次の2つです。一つは、主体的な表現による発話であり、そこで対話者同士の間で議論への関心が存在するというものです。この対話する者の間の議論は、何も現実に起きている対話に限定したものではなく、時間と空間が隔たっている場合であっても共通の議論と問題の関心がある場合には対話的関係は生まれます。

もう一つは、一致をめざそうとする努力です。ここで言う「一致」は安易な同意や賛同ではありません。声と声をぶつけ、重ねた結果から生まれる「一致」です。バフチンは「一致」は対話的関係の最も重要な形式の一つであると述べています。「対話関係」は、矛盾、闘争、論争、不一致ではなく、「一致」をめざす活動のなかで生まれてきます。そして、この「一致」には実にさまざまなヴァリエーション、ニュアンスがあります。あらゆる点で同一な2つの発話（「すばらしい天気だ！」「すばらしい天気だ！」）も、それが現実に同じ声でなくべつべつの声に属する2つの発話であるかぎり、一致という対話的な関係で結びついていきます。それは2つの発話がつくりだす対話的出来事であり、こだまではありません。というのは、一致しない場合もそこではあり得るものだからです。「いや、そんなにいい天気じゃない」等々。先の山城が言う「ラズノグラーシェ（異和）」はまさに複数の声を重ね、時にはそこに別の意味を込めたものが含まれるポリフォニックな声による「一致」なのです。あるいは「異和」とも称されるものです。山城は言います。「人生は素晴らしい」と「人生は素晴らしい」という何の変哲もない、単純にしてしかも同一のことばのくり返しであっても、自分がそれを発するのと他人がそれを発するのとでは、価値（ニュアンス、アクセント、響き）がまったくべつのもの、場合によっては正反対のものになるのはなぜなのかと（33ページ）。だから、対話的関係はこのように、狭い意味での対話のことばよりも、はるかに広いということです。

バフチンの対話の思想を理解するためには、この『ドストエフスキーの詩学』は見逃してはいけないものだと思います。あるいはバフチンの対話論の中核にあるのは「対話関係」なのでしょう。人がどういう立ち位置からことばを発しているか、あるいはその時のアクセント、ニュアンスはどういうものであったのか。これが「対話関係」に大きく関わっています。以下、そのことをみていきましょう。

## 「対話関係」をつくり、支えるもの

対話のありよう、強いては「対話関係」と深く関わっているものに、「ことばのカテゴリー」があります。バフチンが『小説のことば』(1975)のなかで指摘している「権威的なことば」と「内的説得力のあることば」です。ここで問題にしているのは、他者から発せられたことばをどのように受け止めるかということです。「権威的なことば」の典型は、宗教、政治、道徳上のことばであり、父親や大人や教師のことばです。あるいは、学問の世界によくみられるのは強力な力を持った(と思い込んでいる)理論であり、リーダーを中心に構成されたグループのなかで語られることばです。「権威的なことば」は、一つのことばの周りに他のことばを吸収して、人を納得させていきます。バフチンは言います。「権威的なことばが我々に要求するのは、承認と受容である。だからそれ(権威的なテクスト)に対する態度は無条件の是認か、無条件の拒否のどちらかである」(邦訳１６１－１６２ページ)。「権威的なことば」は一方的な解釈、押しつけや独善的な解釈に陥り、そこではモノローグのことばだけが行き交うことになります。このことばのカテゴリーの下では真の「対話関係」は生まれないのです。

これと異なるのが、「内的説得力のあることば」です。そこでは対話的な活性化をもたらし、自立した思考と新しいことばを呼び起こしながら内部から多くの私たちのことばを組織してきます。だから、「内的説得力のあることば」の意味構造は完結したものではなく、開かれたものです。「『内的説得力のあることば』は、自己を対話化する新しいコンテクストのなかに置かれるたびに、新しい意味の可能性を余すところなく開示することができる」(同上１６５ページ)というわけです。「内的説得力のあることば」は、まさに権威に絡めとられてしまったものではなく、自立した思考とことばによって他者と関わるなかで新しいものの考え方を生みだしていくのです。

「対話関係」と深く関わっている発話のもう一つの要因は、「発話が持っている表情」です。ことばが発話となって発せられた時、そこには話者の感情が込められてきます。バフチンは「ことばのジャンル」(1952-53)で、ことばの表情が持っている意味を詳しく論じています。バフチンが表情の要因としてとりあげているのはイントネーションです。表情豊かなイントネーションが、発話の本質的な特徴であり、話しことばではそれがはっきりと感じとられるからです。しかも、イントネーションを伴ったことばは、それは語ではなく、それだけで完結した発話になっています。話されたことばを文字として書き下ろされた時にはこういう発話の表情は消え、中立的なものになってしまっています。発話のイントネーションは、完結した発話であり、具体的な意味内容を持った発話です。発話のイントネーションは個人のことばに対する評価を込めたものとなって表れています(「彼は死んだ」、そして「なんと嬉しいこと!」)。ことばのニュアンスは個人の人格表現でもあります。「彼は死んだ」。それは「誰なのだろうか」。そして「なんと嬉しいこと!」と叫んでしまうことが意味しているもの、これこそが対話をする者同士の原点にあるものです。

バフチンは具体的な発話状況のなかでことばの意味は生成され、共有され、そして意味のズレを起こしてくることを指摘しています。ことばはしばしばそれを発している当事者がどのような状況や文脈のなかで自分が何を言いたいのか、その意味していることにズレがあったりします。たとえば、バフチンもそしてヴィゴツキーも共通に用いている例としてドストエフスキーの『作家の日記』のなかに登場してくる有名な場面があります。6人の酒に酔った工員たちが15歩ほど一緒に並んで歩かなければならない状態になってしまった時のことを「日記」の形で表したものです。彼らは文字に書き起こすと同じある名詞を口にして口論を始めたのですが、この同じ名詞、あからさまに口にすることが憚られることばをそれぞれ違ったイントネーションで用い、違った意味を表現したのです。この場合、一つのことばがある共通の対象を指示してはいるのですが、そこではまったく異なった意味を帯びたものとして用いられています。だからこのことばで言いたいことはそれぞれが発話のなかで特有のイントネーションを使うことで実現されています。この発話の意味を評価するためにはどのようなイントネーションの下でこれが発せられたかを考えなければならないのです。バフチンが「評価的アクセント」と言っているものです。

そこでは対話し合うものの間で共感性や他者との意見や発言を認め合うということ、あるいは一時的に反発し合うという感情が生まれてきます。ことばとそれによる相互作用は単なるメッセージ情報以上のものをもたらしているのです。そして、この共振する感情が相互作用し合う「関係」というものを形成していきます。ことばのニュアンス、アクセント、あるいはことばの間合い、時には方言などによる独特の言い回し、こういったものは対話する者同士の関係のなかで重要な役割と意味を果たしていきます。

立て板に水のように話をする人がいます。話がどんどんと進み、よどみなく話すので聞いていて大変心地良いのです。ところが、聞いている方はどんどん左から右へと話は素通りしてしまって、結局何も残らないのです。私の学生時代の先生は、こういう話をする人でした。授業が終わったところで頭には何も残っていないのです。考える暇がないのです。仮に話をする人が考えながら話してくれると、聞く側にも考える余裕が出てくるのです。お互いの「間合い」、話の「リズム」の問題です。そこにはことばの背後にあるリズム、テンポという身体的な原初性があります。息が合うということもここに繋がってきますし、共振し合う関係でもあります。流暢にしゃべることだけが大事ではありません。人と話をすることが下手な者があえて自戒を込めて言えば、それが会話の妙というものです。

対話性や「対話関係」は共感し合う関係があること、そして翻って、「対話関係」がことばによる共感をつくりだしてくれるということです。対話性の基礎には共感し合うこと、そして共感能力があることを見失ってはいけないということでしょう。

### ことばは他者を通して自己をつくっていく—自己・他者関係—

バフチンは、自己は他者との対話を通して自己の内的世界に気づき、自己を見直し、さらには自己を確定、形成していくと言っています。他者を通して、自己の意図や目的、さらには意識を知っていくのであり、他者なしにそれはあり得ないということです。このことを『美的活動における作者と主人公』(1920-24)でみていきましょう。ここで、彼は、私たちはいつも他人の目で自分を見ていると言います。他者から見た自分はどういうものであるかをいつも意識しているのです。そして、他者の眼で自分を見ることでわたしたちは自分自身に立ち戻るというのです(邦訳137ページ)。

自己のなかにはいつも他者からの視点が入っています。バフチンは鏡に映っている自己を例にして説明をします。私たちが自分の姿を鏡で見る時、そこには他人が自分をどう見ているかという視点を入れながら自分の姿を見ているのです。他者からの眼を通して自分というものを確認し、形成していこうとするのです。他者は社会的に望ましいものという価値評価的なものである場合もあるでしょう。自分自身に対してこのような立場を見出そうとしているとも言えます（邦訳157ページ）。そもそも、自分自身の実像はけっして自分で見ることはできません。あくまでも鏡の写っている虚像です。自分の後ろ姿を直接見ることができないことを考えてみれば容易に想像できます。自分の実像をみることができるのは他人なのです。

私と他者との相関関係こそが現実の人間の具体的な内的な意識や心的体験をつくっていく形式なのです。他者と関わることは、結局は自己を見直し、自己をつくっていくことです。自己のなかで経験した心的体験とその意味を他者との対話でどう自分なりに納得するか、あるいはさらに新しい問題へと進んでいくのか、この対話の過程のなかで自分の前にどういう他者がいて、どういう対話が起きているかということです。

バフチンが『美的活動における作者と主人公』のなかで言っている自己と他者というのは小説家が作品を書いている時の主人公をどう語らせるかということで述べているものです。自己は当然のことながら作中の主人公のことであり、他者は作者のことです。小説家は主人公のことを作品のなかで他者の視点から論じているのです。それだけだと、「小説の話ではないか」と誤解されるかもしれませんが、実はバフチンはこの書では自己と他者の関係についての本質を論じているのです。

リハビリテーションで言えば、自己は患者、他者はセラピストという関係になります。主人公はあくまでも患者であり、他者であるセラピストとの対話を通して自己をつくっていくことになります。そして、バフチンはこの作品でも、リハビリテーション状況につながるような記述をしているところがあります。「表現されるものは何か客観的に意義あるもの（客観的価値）ではなくて、自己を表現する対象自身の内的な生であり、対象の情動・意志的な状態および指向性なのである」（邦訳192ページ）。ここで、バフチンは、芸術作品として表現されたもの（つまり小説、あるいは絵画を問わず）はそれを表現している主体の内的世界や内的生を表したものであること、そして主体という内的なものは外部に表現されたものであり、それは次には自分にとっては他者となるものであって、この二つは表裏一体だと言うのです。リハビリテーションにこのことをあてはめると、患者が作業課題で反応したものやセラピストに向けられる身体反応はここで言う広い意味での表現対象であり、そこにはまぎれもなく患者の主体としての内的世界の具体的な表現があります。だからここで両者の間の共体験が可能になってくるのです。

バフチンがもっと広い文脈のなかで自己と他者の関係について述べていることを確認してみたいと思います。『ことば　対話　テキスト』に収められている「ドストエフスキー論の改稿によせて」(1961) です。彼は自己と他者を小説の話を超えて次のように述べています。「私が自己を意識し、自己自身となるのは、ただ自己を他者に対して、他者を通じて、そして他者の助けをかりて開示する時のみである。自己意識を組織する最も重要な行為は、他者の意識（汝）との関係によって規定される。・・・あらゆる内的なものは自足することなく、外部に向けられ、対話化される。いかなる内的経験も境界にあらわれ、他者と出会う。この緊張に満ちた出会いのなかに、内的経験の全本質が存する」（邦訳250ページ）。この後も次のように言います。「存在するとは、即ち他者に対して、他者を通じて自己に対して、存在することである。人間には彼が主権を持っているような内的な領域は存在しない。彼の全存在は常に境界にあり、自己の内面を見ることは即ち他者の眼を見ること、あるいは他者の眼で見ることなのである」(同上邦訳250ページ)。

能動的に他者と関わること、対話することではじめて自己を意識化し、知ることができるのであって、自己のなかに他者を見出すことによって体験を意味として言語化していくことが可能になるのです。だからバフチンは言います。「生はその本質において対話的なものである。生きるとは即ち対話に参加することー尋ね、耳を傾け、答え、同意したりすることである。この対話に人間は全身と生命活動のすべてー眼、唇、手、魂、精神、身体のすべて、さまざまな行為ーによって参加している」(同上邦訳262ページ)。つまり人間の本質的な営みは対話にあるということです。このように対話をみていくことによって、社会で生きている個人一人ひとりのアクチュアルな姿をとらえていくことが可能になるのです。

## ◉リハビリテーションにおける対話
### 日常生活に位置づけたスピーチ・セラピー

前のところで、バフチンの対話論の本質にある「対話関係」を通して対話的な相互的関わりについてみてきました。そこではことばの問題が中心ではありましたが、実際はことばを超えて対話する者同士の関係のことでした。ですから、リハビリテーションの場における患者ーセラピストの間の関係のありかたのことでもあったわけです。

このセクションでは、ことばの問題に焦点を当ててきていますので、ことばの回復について考えてみたいと思います。リハビリテーションでことばを直接扱っているのはスピーチ・セラピー(ST)です。STが対象としているのは、小児の言語障害やことばの遅れから脳梗塞による失語症、そして最近多くなっている嚥下障害まで幅広く、この限られた紙幅のなかで正しく論じていくことはできません。まして、筆者はSTの専門家でも、実践者でもありません。だが、このような立場から、あえて注目してみたいのが、訪問リハでことばの回復に取り組んでいる一人のスピーチ・セラピストのことです。今から5、6年前に一冊の本で紹介された平澤哲哉の実践です(『この道のりが楽しみ〜《訪問》言語聴覚士の仕事』、2013)。平澤の仕事は最近、NHK教育テレビ・ハートネットTVで、「ことばのない世界でー失語症とリハビリ」として2016年6月7日に放送されました。その後もこの番組は何度か再放送されていますので、関連の仕事をしている人には知られていることでしょう。

ここで平澤のSTとしての実践に注目したいのは、訪問リハとして患者が生活している日常の場のなかで、患者にとって必要な言語は何であるか、そこからリハビリのプログラムをつくり、実践しているということです。まさに訪問リハであるからこそ可能になっていることですが、ここに言語の本質を見据えた実践があります。日常の生活という具体的な状況のなかでことばはあり、ことばの運用を考えた時にもその人にとって必要なことばとはどういうものなのかを無視してはあり得ないのです。だから、平澤氏のリハビリ実践では、構音の訓練でも、その人にとって、その人の日常生活で必要なことばが課題として周到に選ばれているのです。

失語症になった人に正しい言語を回復してもらうことは究極の目標であり、課題であることは当然のことでしょうが、それを求めるあまり、無理な課題を与えてしまったらどうなるでしょうか。その人にとって必要なことばの機能は何であるのかを考えていくことが必要でしょうし、その人にとって必要としていることばの内容、そして発話の機能は何なのかを問わずに機械的に言語機能を回復させようとしても無理が出てくるのは当然のことです。言語の世界は無尽とも言ってよい広い世界です。同時に、私たちは具体的な生活のなかで自分にとって必要なことばの世界のなかで生きてもいます。この2つのギャップこそが言語の本質の姿です。極端ではありますが、言語がなくてもコミュニケーションはできますし、生活は取り戻せるのです。あるいは、もっと言えばことばを完全に回復する必要はあるのかということにもなります。

アンリ・ベルクソン（Bergson, H）の主著の一つ『物質と記憶』（1869）の第2章「イマージュの再認について」では、失語症のことが詳しくとりあげられています。ここでは、ベルクソンは当時までの大脳生理学や失語症に関する理論を詳細に検討したうえで、言語に関わる記憶は脳に局在的に蓄積されてはいないと述べています。彼は感覚性失語や運動性失語をウエルニッケ領野、そしてブローカ領野という脳の局在における単なる記憶の欠損によるものではないとしているのです。彼はそもそも言語活動は複数の領野における連関による機能的な活動であるとしたのです。この考えは今日では、脳とその活動を機能的ネットワークととらえることとして定着しているのですが、その先駆けともなっているものです。失語ということばで私たちがイメージとして受けとめるのは、ことばを司る脳の特定の局在における記憶が損傷し、ことばの機能を失ってしまっているというものですが、彼はそうではなくて、ことばを形にするその適切な方法を失っていることによるのだとして、語を操る機能の障害が失語症だと結論したのです。ここにはスピーチ・セラピーというリハビリテーションがめざすべき課題は何であるのかが明確に示されていると思います。

実は、ベルクソンが失語症を論じた時に参考にしたのはフロイトの失語症の研究でした。フロイトが精神分析の理論を確立していく前に神経学の研究を行っており、その一つが失語症だったのです。フロイトはジョン・ヒューリングス・ジャクソン（Hughlings Jackson, J）の反・局在論の考えに共鳴し、失語症もその原因は生理学的というより心理学的なものだと考えたのです。この間の事情は、サックスが『意識の川をゆく』（2017）に収められた「別の道―神経学者フロイト」でふれています。サックスはフロイトについてこう述べています。「脳内に自律性の分離可能な中枢や機能はなく、あるのはむしろ認知作用の目標を達成するための・・・システム―多くの構成要素がある、個人的経験から構築したり、大幅に修正したりすることができるシステム―だという考え方を打ち出した時、フロイトはジャクソンを超えた。たとえば、識字能力が生得のものでないことをふまえると、（友人で元同僚のジークムント・エクスナーが主張したように）書くための「中枢」について考えても役に立たない、と彼には思われた。むしろ考えなくてはならないのは、学習の結果として脳内に構築されるシステムだという（これは50年後の神経心理学の創立者、A・R・ルリヤによって展開された「機能システム」の考えを、驚くほど正確に予知している）」（邦訳90ページ）。

ベルクソンが『物質と記憶』で、失語症の問題を詳述している背景には、彼の一人娘のジャンヌが聾唖者だったことがあります。『物質と記憶』ではこのことは一切語られないで、あくまでも失語を一般的な言語の障害として論じているのですが、毎日の生活のなかで娘と手話で会話をしていたという経験は彼の失語症研究にとって無視できないことであったと言わざるを得ないのです。娘のジャンヌはたしかにことばで表現することができませんが、もちろん、言語の記憶が無くなっているわけではなく、あくまでもそれらを表現する言語的手段に問題を抱えていたのです。だから手話では互いに意思疎通が可能だったことをベルクソンは実感し、これが失語の問題に対する彼の基本的な態度となっていたと言わざるを得ません。

日本の哲学者の九鬼周造はベルクソンの自宅を二度ほど訪問して娘のジャンヌがことばが不自由であったこと、ベルクソンは娘と手話で会話を交わしていたことを知りました。九鬼は『九鬼周造随筆集』（1991）のなかにある「回想のアンリ・ベルクソン」（初出：「理想」1941、第118号）で、九鬼はベルクソンが失語症の研究についていろいろと話をしていたのですが、聾唖の娘を持つ哲学者の父が言語の病気の話をするのを一種異様な感じで聞き入ったと書いています。ベルクソンと一人娘との間で手話によって意思疎通をしていたということはことばの本質を考える時に重要な意味を持っています。このテキストの最初のセクションで述べましたが、ルリヤがまとめた『失われた世界：脳損傷者の手記』のザシェツキーのこと、そしてベルクソンと一人娘のことから分かる重要なこととは、その人が自分の考えを相手に伝え、対話をしたいという欲求を持ち続けることだ大事だということなのです。その時に、コミュケーションのことばがけっして完全なものである必要はないということでしょう。そもそも、私たちは歳をとるにつれて、どんどん単語を忘れてしまっています。それでも残されたことばを使い、時には辞書やパソコンに頼りながらことばを使って自分の考えを表しています。

もう一度、スピーチ・セラピーの問題に戻ってみましょう。その人にとって自分の生活のために必要なことば、そしてその使い方こそをまずは実践の目標に据えていくことがことばの本質に沿ったことなのです。このことを可能にしているのは、患者の日常の生活のなかに入っていくことでその人のことば、そして会話の状況を踏まえた実践ができる訪問リハです。

ことばはいつもことばを発する人の目的、意図。そしてその人の生きている状況のなかにあります。そしてその人の経験と時代、歴史がその人のことばの背景にはあります。あるいはその人の経験と時代、歴史がその人のことばの背景にはあります。訪問リハは誰でもできるものではないでしょう。多くの言語聴覚士の仕事は病院の外来で出会う患者のことばの回復をめざしています。外来ではその人の生活、発話の状況に則した訓練は難しいでしょう。それでも、その人の生活の一部に関わることの一つに、対話の背景にある歴史的・文化的状況を仮想的でも共有することをめざすことがあります。「回想法」と呼ばれ、高齢者の認知症予防やレクリエーションの一環として関連施設でしばしばとりいれられているものです。自分が生きていた時代、そこで活躍したことを呼び戻し、語っていくことです。回想することのきっかけとして、当時はやっていた歌や、写真などを使って、セラピスト自身も仮想的ながら経験を知り、対話の共有化を図っていこうとする試みがあります。患者自身が体験したことを語ること、それをセラピストが聴くということは、ことばで表現しようとする活動を促すきっかけとなってもいるでしょう。

## 言語行為論とスピーチ・セラピー

いま、認知神経リハビリテーションでは、これまでの身体機能の回復をめざすことに加えて、ことばの回復の問題に取り組み始めています。具体的なリハビリテーションの方法として、認知神経リハビリテーションの理論の提唱者であるカルロ・ペルフェッティ（Perfetti, C）が注目したのがジョン・オースティン（Austin, JL）の「言語行為論」です。オースティンの「言語行為論」を参考にしたペルフェッティのリハビリテーションの考えと方法のごく簡単な概要については、近年の「認知神経リハビリテーション」第15号（2015）の「言語の再教育」という論文でも紹介され、より詳細な内容をまとめた『失語症の認知神経リハビリテーション』が2018年に出版されています。オースティンの「発話内行為論」にことばの回復のための理論を求めたことはきわめて重要であることは間違いありません。なぜならば、ことばは発話者がどういう状況のなかで、何を目的として聞き手に発しているかという発話行為だからです。このことと、このセクションでバフチンの言語論として対話と対話関係を論じてきたこととは、ことばをめぐる基本的な視点として同じです。オースティンが問題にしたのはまさに日常言語の分析だったからです。

ここでは、オースティンとその理論の後継者であるサールに共通する「言語行為論」の概要をみるだけにしますが、オースティンは哲学者として言語学の枠組に縛られなかったために、それまでの言語学や文法学では不問にされてきた言語の重大な特質に気づくことができました。オースティンの「言語行為論」については『言語と行為』(1960)でその詳細を確認できるのですが、それを簡単に述べると、発話には物事や事実の記述をするだけでなく、発話それ自体は行為の遂行という働きがあるということです。たとえば、この書の訳者である坂本の訳者解説の説明を使うと、「君の後ろに牡牛がいる」という文の発話は、草原に牡牛がいることを記述しているものと受け止めることができますが、同時に、これは「危険だ、逃げろ!」と警告するメッセージでもあります。オースティンは文のなかでも特に約束、任命、警告、宣言などに関するものにはその機能として、記述ではなく行為遂行の側面があると言うのです。彼は基本的には文の機能を「事実確認的(constative)」と「行為遂行的(performative)」の2つに分類しています。文が2つに区分されると、文についての評価の仕方も当然違ってきます。前者の記述的な側面を述べたものでは、その内容が「真偽」であるかどうかが問われることになりますが、後者の行為遂行的な場合には、メッセージとして適切か不適切かが大事になります。実は、この「適切—不適切」の評価(判断)は実際にはかなり複雑な様態が含まれていて、必ずしも一義的に決められないものを含んでいます。ここがオースティンの『言語と行為』では読みにくい部分です。

ペルフェッティのスピーチ・セラピーの基本的な考え方は、オースティンの行為遂行的なメッセージとして「適切—不適切」の判断を課題の中心に置いたものと言ってよいでしょう。さらに、ペルフェッティのスピーチ・セラピーの考えのなかには、患者とセラピストの間で交わされるコミュニケーション内容の適切さを患者自身に問う、考える課題を設定することで、コミュニケーション状況で求められる言語運用能力を高めることがめざされています。

オースティンは、言語行為を一連のコミュニケーションの過程のなかで考えた時に、言語行為には以下の3つから成っているとします。「発話行為」「発話内行為」、そして「発話媒介行為」です。「発話行為」は文法的に正しい規則で意味を示し、それを相手に伝えることを行うことです。たとえば、『言語と行為』の訳者の坂本が使っている例を再び借用すれば、「私は明日来ることを約束します」という発言の場合、「発話行為」はことばを産出する行為で、文法として正しい文章を構成する行為です。「発話内行為」はつくられた文で、相手に「約束する」ことを発話行為として出すことです。そして、「発話媒介行為」が実際に相手に向けられた時、この聞き手が喜んだり、同意したり、驚くといった感情や行動を引き起こす行為のことです。オースティンがこのように発話を3種類に分けたのは、発話が一連の過程としてあることを考えると実に当たり前のことですし、「発話内行為」と「発話媒介行為」が発話の本質を成している部分であることは言うまでもないことです。ですから、「発話行為」は「発話内行為」のためにあるもので、この2つを区別する意味はないことになります。そうした理由から、オースティンの理論的後継者で、理論の精緻化をめざしたジョン・サール(Searle, JR)はこの2つを一つにまとめています。それでも、オースティンは「発話行為」の本質にこだわって『言語と行為』の第8講以降では、「発話行為」は音声行為、用語行為、意味行為に区別しながら詳しい分析と説明をしています。そして、発話者の側にあるものとして「発話行為」と「発話内行為」を考えました。けれどもサールは、彼の『言語行為』(1969)のはじめの部分では、意味行為は発話の生成そのものを単独で論じても意味のないことで、それは「発話内行為」と同じであるとしたのです。それは当然の扱いでしょう。そこで、サールは「発話行為」と「発話内行為」の区別をやめて、音声行為、用語行為、命題行為、発話内行為という4つで言語行為を分析しているのです。

このように、サールはオースティンの難点を克服しながら理論的にも体系化を行い、今日ではサールのものが「言語行為論」の中心的な理論と位置づけられています。そして、サールはその後、言語行為を支える志向性の問題へと進んでいます(『表現と意味』、1979)。

ここで、なぜ、オースティンやサールの言語行為論をいくぶん詳しくみてきたのかというと、従来までの言語訓練ではよくありがちな構音の訓練、呼称訓練に終始するのと比べて、認知神経リハビリテーションではまさに日常言語の本質に沿った形で言語運用に特化した課題と訓練を位置づけた点があるからです。そこでは、課題として用意された動作や状態の絵が描かれたものについて、カードに示されたメッセージとしてふさわしいものを推定、選択させることで言語能力ではなく、言語運用の力を訓練するということが行われています。

しかし、ことばは状況のなかで使われるという視点から考えると、オースティンやサールの考え方、そしてそれを応用した訓練課題も一定の問題があります。それはすでにオースティンが先の『言語と行為』の後半の第12講あたりで、発話内行為の評価として「規範的」「慣習的」なものを位置づけていたことにあります。この考え方についてはその後も批判が出ており、規範を基準にして発話内行為の適切—不適切を論じることは限定的であることは当然の批判です。そしてここから言語訓練で考えている課題と訓練の限界も出てきます。発話状況、あるいは発話内行為として限定された課題で、そして患者の発話の適切さを評価することが可能なのかということです。そもそも、これはどういう発話なのかが決められるようなものか、つまりタグを付けることは困難であるという意見もあるのです。もちろん、外来リハでの訓練課題としてこれ以上発話の状況を設定することは難しいですし、あり得る訓練方法としては従来の機械的な構音、呼称にこだわったものよりははるかに進んでいることは間違いないことです。ですが、ことばの本質を考えた時、言語運用というのは状況や文脈のなかで考えなければいけないでしょう。

そして、残念ながら認知神経リハビリテーションではことばの回復を論じている時にバフチンについてはとりあげられてはいません。バフチンは言語の本質を考えた時にはずすことはできません。バフチンの理論をことばのリハビリテーションにどう使っていくかということは今後の課題でしょう。

## 4 身体を生きる、身体の声を聴く

第1部の冒頭で「幻影肢」についてふれておきました。そのなかで、現象学者のメルロ=ポンティが「幻影肢」の原因と対処の仕方について述べていました。彼は、「幻影肢」は、それまで自分にはあった手足が今はなくなっているという現実との間のギャップから生じているとしました。そこで、手足を失った身体を自己の身体として受け入れることが解決の方法だと言うわけです。そこには、彼の身体をめぐっての基本的な考え方が関係しています。つまり、生身の人間であれば誰もが持っている身体を使って生き、そこから「身体的自己」を持っているというものです

リハビリテーションで絶えず問題の中心になっているのは身体・運動とその活動域を広げるための新しい学習であり、「身体的自己」

の再構築です。それはメルロ＝ポンティが問題にした身体論と深く関わってきます。ですから、最近編まれた『メルロ＝ポンティ読本』（2018）でも、宮本が「リハビリテーションとメルロ＝ポンティ――『私』が『私の身体』を取り戻すために」を載せているのです。

ここでは、はじめに、身体を持って生きていることの根源的な意味を論じているメルロ＝ポンティの身体論について確認します。次に、人間が身体を仲立ちしながら活動をしている、その意味を考えていきます。

## ◉メルロ＝ポンティの現象学からみえてくるもの
### メルロ＝ポンティの現象学とその特徴

メルロ＝ポンティの現象学は人間の精神を身体と結びつけて論じたところに大きな特徴があります。それでは、現象学とはどのような学問でしょうか。時々、この名前から連想されることですが、世界のさまざまな現象をとらえ、説明する学問のことだと言われることがあります。たしかに、現象学の仕事は、現象に注目し、その意味を考えていくことです。しかし、現象学は、ただ現象として起きていることを記述するだけではありません。現象学がめざしていることは、人間の精神の本質にあるものは何であるのかを明らかにしていくことです。それは哲学でも、心理学でも最終的にめざしていく問いであり、それに対する答えでもあります。

それでは、メルロ＝ポンティは自分の現象学をどのようにつくりあげていったのでしょうか。彼がまず、はじめに参考にしたのは、やはり現象学の基をつくったフッサールの考えでした。もちろん、はじめからフッサールの現象学をもとにしていたわけではありません。メルロ＝ポンティがはじめに注目したのは、人間の精神や認識を新しい発想で考えたゲシュタルト心理学でした。彼は、『行動の構造』と『知覚の現象学』の前に、「知覚の本性に関する研究計画」（1933）と「知覚の本性」（1934）という短い論文を書いています。「知覚の本性に関する研究計画」は研究助成の申請のために書いたもので、その成果をまとめたのが「知覚の本性」です。この2つの論文で、メルロ＝ポンティはドイツで登場したゲシュタルト心理学に人間の精神を新しい発想で研究していく可能性を見出していこうという意気込みを語っています。

ゲシュタルト心理学は、これまで広く考えられていた人間の精神の基本単位は感覚であり、それらの要素の寄せ集めとして説明するいわゆる要素主義の心理学に代わって、全体を意味あるものとしてまとめることが人間の精神活動の基本的な姿だとしたのです。メルロ＝ポンティは、ゲシュタルト心理学が言うように対象をまとめてとらえる「ゲシュタルト的秩序」を人間の認識の基本特性と考えたのです。知覚の対象はあるまとまりを持ち、意味を表すものとしていつも私たちの前にたちあらわれています。そこには、知覚対象にまとまりを持ったものとしてとらえていく人間の視覚の特性があり、また同時にそれを支えている外的な知覚対象の特徴（まとまった視覚的刺激布置）があると考えたのです。ここには、彼がこの後の『知覚の現象学』で、人間は世界のなかでそれに支えられ生きている（世界内存在としての人間）と同時に、そこで主体的、能動的に活動していると述べていたことのさきがけをみることができます。

その後、メルロ＝ポンティは『行動の構造』（1942）と『知覚の現象学』（1945）という2冊の本を出します。この2つは彼の学位論文でした。『行動の構造』は、ゲシュタルト心理学の考えを使って、人間が世界をとらえ、理解していく枠組として「人間的秩序」を使いながら世界を構造化する、つまり、人間としての意味世界をつくりあげていくことを論じたものです。そして、『知覚の現象学』になると、メルロ＝ポンティは、フッサール現象学の考え方を積極的に言い出すようになります。メルロ＝ポンティは、『知覚の現象学』を書く前からフッサールの現象学のことは知っていたのですが、それを十分に位置づけることはできませんでした。この間の経緯については、木田元の『メルロ＝ポンティの思想』（1984）、加賀野井秀一の『メルロ＝ポンティ　触発する思想』（2009）、同じく加賀野井の最近の論文「道程１９３５—１９５１（『知覚の本性』—メルロ＝ポンティの原点）」（2018）で知ることができます。

その後、メルロ＝ポンティは、フッサールが初期の時期では人間の意識作用という内的世界を重視していたものから、中期、後期へ進むにつれて、世界との関わりのなかで人間の営みを考える方向に変化をしていったことを知ります。世界を構成していく存在としての人間の営みとして「世界内存在」の視点を入れていくということです。それは、フッサールの『イデーンⅡ』とそれ以降の変化のことでした。

「世界内存在」というのは、フッサールの後継者と目されていたマルティン・ハイデガー（Heidegger, M）の考えなのですが、フッサール自身も「世界内存在」という視点を入れようとしていたのです。このようなフッサールの変化とハイデガーとの思想的関係についてはルードヴィッヒ・ラントグレーベ（Landgrebe, L）の『現象学の道』（1963）の第1章「フッサールの現象学とその改変の諸動機」に書かれています。特に第3節「ハイデガーの『存在と時間』と現象学的方法の限界の問題」では、フッサールが自己の現象学に「世界内存在」いう視点を入れようとした経緯が書かれています。

マルティン・ハイデガー（Heidegger, M）は本来の現象学本来の形をより明確にしようとしました。人間は世界のなかで生きながら、自分がどう生きていくべきかを考え、その答えを追究していくことが人間の本来の課題だとしたわけです。これが有名な『存在と時間』のテーマなのですが、まさに自分の生き方としてあるべき姿を解釈していくということで、フッサールの現象学と区別する意味で、解釈学的現象学と言われたりしています（渡邊二郎、1994）。

メルロ＝ポンティ自身もフッサールの変化とそこにハイデガーも関わっていることを知り、『知覚の現象学』に「世界内存在」という発想を入れていくようになります。たしかに、メルロ＝ポンティには当初から人は世界のなかに生き、それに支えられて自己の活動を展開しているという考えがあったことは「知覚の本性」からも分かるのです。

メルロ＝ポンティは『知覚の現象学』の序文でも、次のように書いています。「現象学的還元とは、一般に信じられてきたような観念論哲学の定式であるどころか、実存的な哲学の定式なのであって、それゆえハイデガーの〈世界＝内＝存在〉も、現象学的還元を土台にしてのみ現れたのである」（『知覚の現象学』序文、邦訳13ページ）。ちなみに、この「序文は」『知覚の現象学』がすべて書かれた後にまとめとして書かれたものですので、ここには彼が『知覚の現象学』で主張したいことがまとめられています。

## 世界内存在としての精神と身体

メルロ＝ポンティが独自の現象学研究を展開していこうとした問題意識はどのようなものだったのでしょうか。『知覚の現象学』の序文では、現象学でめざすべきことを次のように述べています。「現象学とは、・・・本質を存在へとつれ戻す哲学でもあり、人間と世界とはその〈事実性〉から出発するのでなければ了解できないものだ、と考える哲学でもある」（邦訳1ページ）。そして、自己の現象学の課題として、世界のなかで生きる人間とその精神を明らかにしていくことだと言います。「真理は単に〈内面的人間〉のなかだけに〈住まう〉のではない。むしろ、内面的人間なぞというものは存在しないのであって、人間はいつも世界内に在り（世界に属しており）、世界のなかでこそ人間は己を知るのである」（同上邦訳7ページ）。このように、メルロ＝ポンティは、生活世界のなかで人は生きながら、つまり「世界内存在」として、人間の精神の本質を人間主観による主知主義でもなく、また外部世界にそれを求める機械的な経験論でもないものに求めていました。

人は、「世界内存在」として生きていく以上、自分たちの世界をつくりだし、またそれに支えられて活動しています。ですから、「世界内存在」ということばでイメージされるのは、世界のなかに投げ出され、そこでまた応答し返していくという「世界・のなか で・存在」しているというものです。メルロ＝ポンティは『知覚の現象学1』のなかで、何度も私は空間と時間を思惟の対象としているのはなく、空間と時間とに属していると言っています（邦訳236ページ）。あるいは、「身体であるとはある世界に結び合わされていることであり、われわれの身体は、・・・空間に属している。」（邦訳247ページ）ともしています。自分が世界を理解し、また世界をあたかも支配できるような錯覚をしてしまうのではなくて、現実の時間と空間の制約のもとに人間はあるのだということです。そしてこの「世界」のなかで私たちは他者と経験を交わり合っています。そこで、経験の基盤をつくり、人間精神の最下層になっているのは自己の身体的行為であり、他者との身体的交流なのです。ここからメルロ＝ポンティの身体論へと続きます。

### ◉「媒介」としての身体と身体行為

メルロ＝ポンティは、人間は世界と関わり、そのなかで生活をしていることを強調しましたが、他者を含めて自分の周りにある環境世界と関わることの中心に身体を据えています。「世界内存在としての身体」ですが、それは、身体が「世界内存在」の仲立ちの役割をしているということです。フッサールやハイデガーが身体について十分な議論展開をしなかったことと比べて、メルロ＝ポンティは身体に世界を意味づけていくという新たな理論構築をめざしたのです。

### メルロ＝ポンティの精神と身体

人間は人間にとって意味のある環境、いわゆるヤーコプ・フォン・ユクスキュル（Uexküll, Jv）が『生物から見た世界』（1934）で「環世界」（umwelt）と呼んだものと積極的に関わるなかで人間としての「秩序」、つまり意味をつくりだしています。生物は生存にとって意味のあるそれぞれの種特有の環境を持っており、この環境に支えられ、また関わりながら生きています。犬には犬の「環世界」があり、蟻には蟻の「環世界」があります。「環世界」とは、それぞれの生物種が自分の生きている環境に支えられ、またそれと絶えず関わりながら環境のなかにある諸物に独自な意味づけをしながらつくりあげていく世界のことです。だから一般的な意味での「環境（Umgebung, environment）」とは別のものです。そして、人間はこの世界に生きている以上は、物理的秩序、生物的秩序によって支えられていますが、他の動物とは違うもう一つの秩序があります。それが、人間独自の世界である人間的秩序で、その一つが環境を意味のある形態としてとらえるゲシュタルトであり、言語による世界の理解と把握です。

メルロ＝ポンティはこの人間的秩序を形成していくその中心にあるのが、身体的な活動として環世界と関わっていくことだとします。環境と関わる主体の行為や意志、情動を具体的に体現していくものとしての身体的行為です。メルロ＝ポンティは『知覚の現象学』の第1部「身体」で、身体と身体による活動・行為によって私たちの意識や心がつくりだされてくると言っています。人間が外の世界で行為を展開していく時に意味が生まれます。人間的秩序の形成です。いま生きて動いている身体から何かが生まれてくるのです。この身体には知覚の構造や行動の構造が内包しています。さらに言えば、身体そのものが知覚の構造や行動の構造でもあるということです。

メルロ＝ポンティは、身体とともにたえず生活し、生きている自分の環境と積極的に関わり続ける者としての人間と人間精神を位置づけました。そして、これらがどのようにして生成されていくか、その生成の過程をとらえようとしたのです。メルロ＝ポンティが「生成の現象学者」と言われる所以です。

**「媒介」としての身体**

メルロ＝ポンティは『知覚の現象学1』で、身体は世界と関わる人間の行為を支える「媒介」の働きをしていると言います。身体は私たちと外的対象や物的世界としての物との間の衝立になっているのです。彼は、身体と世界とは一体になって、私たちが何かを考えていく前に先だってあると言います（邦訳164ページ）。人は世界のなかに生き、またその時間のなかで一つの習慣を形成していきます。このようにして習慣となったものも自己の身体の活動、つまり「身体性」としてあります。彼のことばです。「習慣は思惟のなかにも客観的身体のなかにも宿るものではなく、世界の媒体としての身体のなかに宿る」（邦訳243ページ）。

メルロ＝ポンティが認識と精神を媒介している身体について具体的に述べているところをみてみましょう。老練なパイプ・オルガン奏者の話です。熟練した演奏者は、新しく弾くオルガンのペダルを操作し、音管を引き、楽器を自分の身体に合うようにしていくことで、楽器に収まり、自分の楽器にしていきます。オルガン奏者は音楽に身をまかせ、その音楽を実現している音管やペダルと一体になっていくというのです。ちなみに、ここで言うオルガンとはパイプ・オルガンのことで、たとえ同じメーカーがつくったものであっても一つひとつのオルガンの特徴は違っていて、オルガニストはそのオルガンの癖を身体で感じ取っていかなければなりません。メルロ＝ポンティはそのことを言っているのです。

もう一つ、メルロ＝ポンティとは別の例をあげてみましょう。指揮者の岩城宏之が『楽譜の風景』（1983）のなかで、自分の失敗例として語っているものです。彼がオーストラリア・パースでメルボルン交響楽団を演奏していた時です。楽団員とは違うところを指揮してしまい、音楽の進行が合わなくなって演奏を中断せざるを得なくなってしまいました。指揮者は今日では総譜を暗記して指揮することが多くなっており、この時に演奏したストラビンスキーの「春の祭典」も彼は何度も指揮をしていて、総譜を眼に焼きつけていました。彼の暗譜の仕方は楽譜をじっと見て、まさにフォトコピーのように目のなかに印刷されるようなことをしていたのです。当然のことながら心のなかに焼きつけたイメージとしても楽譜も一枚一枚めくっていきます。この自分が使っている楽譜は何度も使っているためにボロボロになっており、演奏会で楽譜を2枚分飛ばして指揮をしてしまうことがあり、いつもこの部分が重なって一緒にめくってしまうことがあったのです。だから暗譜をして頭のなかにあった楽譜も実際に楽譜を使って練習をしていた時と同じように頭のなかのイメージとしての楽譜も2枚一緒にめくってしまったのです。そこで次のページの部分を指揮することをしてしまったというわけなのです。まさに実際に楽譜をめくって演奏するという身体運動が身体図式をつくり、またそれが楽譜と指揮をするという一種の表象空間を形づくってしまっていたのです。身体動作が一つの音楽という世界をつくっているのです。

### 身体図式とゲシュタルト形成

身体はまさに身体によって感じ、身体を運動として関わることで認識を形成していく働きをしています。そのことをメルロ＝ポンティが説得的に示しているのが知覚の「図と地の反転」です。私たちが次のような「図地反転」の図形を見た時に、若い女性と老婆の2人の顔のどちらかを見ることができます。一方の顔を見た時には他方は背景に退くという「反転」が起きます。まさに図を背景から切り離して見る「ゲシュタルト形成」をしています。ここに身体運動というまなざしが関与しているとメルロ＝ポンティは言います。ここがメルロ＝ポンティがこれまでのゲシュタルト心理学を超えて、ゲシュタルトを身体運動としてとらえるユニークなところです。私たちがこの「図地反転」図形を見ている時に、反転が起きるのはわずかに見る視点を移動させた時であることが分かります。つまり、図を一つにまとめる視覚的ゲシュタルトを起こしているのは、刺激布置ではなくて、図でもない地でもない身体であり、もっと言えばまなざしという運動なのです。このことをメルロ＝ポンティは「自己の身体とは図と地という構造にいつも暗々裡に想定されている第三の項である」（邦訳176ページ）と称しています。まさに図と地が反転している時の「第三項」というまなざしという運動の存在なのです。ここに私たちにとっての身体が持っている意味があります。

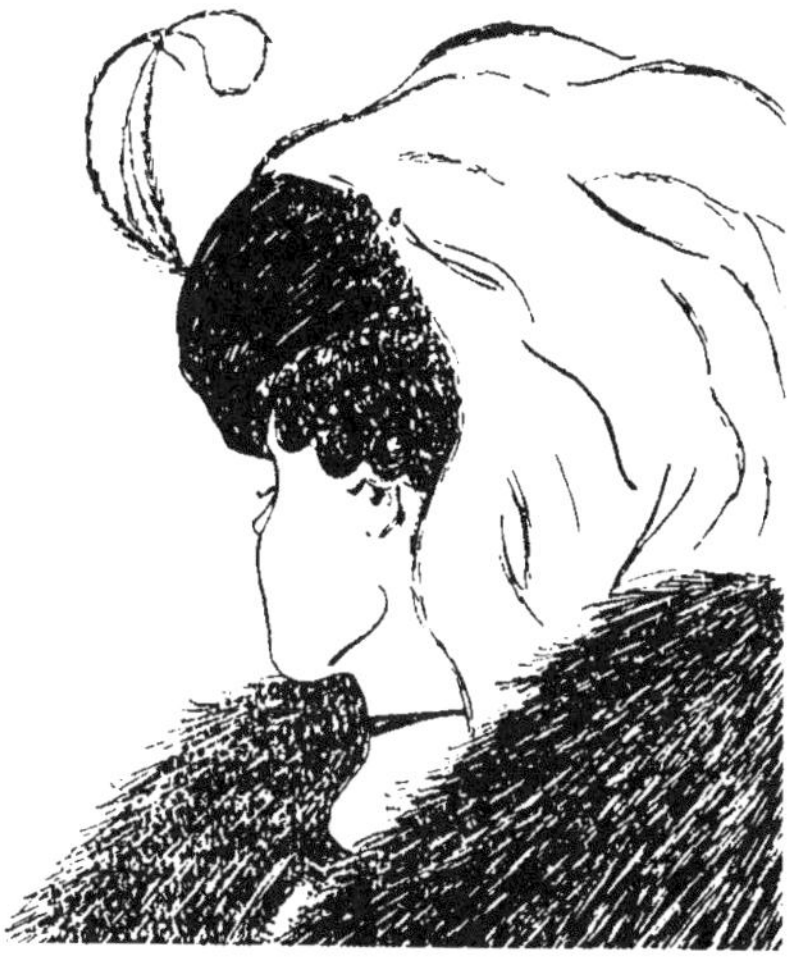

図2 「図地反転」の図形

私たちは習慣を獲得していくことで身体図式が形成されます。車の車幅感覚で考えてみましょう。私たちにとってもお馴染みのものですが、運転を始めて間もない時、あるいは自分が新しい車を使い始めたりした時には車の前後の大きさや幅の感覚を掴みにくいことはよくあります。それが次第に車を自分の身体の延長のように感じられるようになります。それは車を動かしていることによる身体の広い意味での運動の把握であり、運動の了解なのです。あるいは、自分の身体の背の高さからするとこの戸の鴨居に頭をぶつけることはないことを知るためにいちいち鴨居の高さを測るようなことはしません。そのことをメルロ＝ポンティは運動的な意味の把握だと言っています（邦訳240ページ）。

私が自分の家で部屋がどのようになっているか、窓がどこにあるかなどは考えるまでもないほど見知ったものになっていますが、それは私がそれらの距離や方向を〈手のなかで〉〈脚のなかで〉覚えているからであり、「私の身体からその居住の方へと、たくさんの指向的（引用者注：志向的）な糸が発しているからにほかならない」（邦訳220ページ）のです。彼は、これと同じことは獲得した意識にも当てはまると言います。

私たちは身体を媒介にした行為によって意味を立ちあげています。メルロ＝ポンティが死後、残していった「研究ノート」のなかで次のように述べています。「ゲシュタルトを経験するのは誰であろうか。それはゲシュタルトを理念あるいは意味としてとらえる精神であろうか。そうではない。それは身体なのである。―いかなる意味でか。私の身体は一つのゲシュタルトであり、それがすべてのゲシュタルトのうちにともに現前しているのである。私の身体もゲシュタルトなのである」（「Gestalt〔ゲシュタルト〕」、『見えるものと見えないもの』所収、邦訳294ページ）。このように身体による活動や行為は「意味」の生成と深く関わっています。身体と行為、そして精神との間に境界線はないことになります。このことを鷲田清一は私たちが日常経験している例としてあげていますが、よく実感できることです。鷲田（1997）は次のように言っています。「身体が行動とうまく組み込まれなくなると、身体は統合度のより低い構造へと転換される。身体をうまく操れなくなり、自分にとっては身体が物のようになってしまうことがあるし、このような異常な場合でなくても、平静が保てなくなり、心の方で身体を調整できなくなる。身体の一人歩きが始まって、顔を赤らめるとか、冷や汗をかくといった自分の身体をコントロールできなくなることは（我々）がよく経験することである」（57ページ）。鷲田はメルロ＝ポンティの思想を深く追究した現象学者です。

　このように、メルロ＝ポンティは「身体の指向性（志向性）」という表現で、認識を形成する主体として身体に能動性を位置づけています。それは身体を自由に使う人間の主体的な活動でもあります。ですが、彼の場合は、身体の能動性を重視するために、身体には一定の制約があることをあまり問題にしていません。人は自分の身体から受ける受動的な部分、自由にならない部分があることも無視してはいけないこともあります。これはメルロ＝ポンティのなかにある問題なのですが、このことはこのセクションの最後で再度みていくことにします。

## ◉人間精神と相互了解の基礎にある身体

　人は自己の身体的活動、つまり身体性を通して自己というものをリアルにとらえ、また生きています。そして、自己というものを具体的な身体で表現しています。身体的表現としての自己です。そして、この身体表現はことばを使った表現の最下層にあり、ことばの意味を支えているものです。

### 身体的自己

　メルロ＝ポンティは『知覚の現象学』の第1部「身体」で、自己にとっての身体とはどのようなものであるべきかを論じています。私たちの身体は、手や腕で感じる触知覚経験、目による視知覚経験を通して意味をとらえ、意味を表しています。彼は「我々の身体は、いくつかの生きた意味の結び目である」（邦訳252ページ）と言うのです。そして、これらはバラバラに存在することなく一つになっているところが大事な点です。彼は、身体的綜合として自己があり、「身体は自ら自己解釈をする」（邦訳250ページ）という指摘をします。

　メルロ＝ポンティは身体を人間精神の根源にあるものとして位置づけています。身体を通して人間の環境世界（環世界）のなかで経験したもの、彼はこれを「肉」ということばで表現していましたが、これが人間精神の根源になっていると位置づけたのです。

　かつて小林康夫（1995）はこう言っていました。「『肉』―それは、世界と自己の身体とのあいだ、そして同時に知覚系の身体と表現系の身体とのあいだで、相互のさまざまな反転的な、あるいは可逆的な関係を可能にする『地』としての存在である。あるいは、逆に、存在として捉えられた現象的身体である。」（6ページ）。この身体を軸にした世界との関わりのなかで人間は独自の世界把握の仕方を獲得し、人間環境に適応していくのです。

何かを知覚する、何かを話す、そして何かを行う、こういった行為にはどんな時にも目的や意図があります。この行為の意図や目的、そこでの主題そのものが意味を持ってくるのです。この意味の生成の営みを支え、またこの営みから生まれたのが「肉」というものなのです。これは人間の行為のための「地」＝基礎になっています。

そして、身体は相互了解の拠りどころになっています。メルロ＝ポンティ（1945）の『知覚の現象学』の第1部に「表現としての身体とことば」があります（以下のメルロ＝ポンティからの引用は、訳文の分かりやすさを優先して中山訳『メルロ＝ポンティ・コレクション』を使用します。したがって引用ページはみすず書房版のものとは異なっています）。ここは彼の中期の言語研究へとつながっていくものでもあるのですが、彼は、人間のことばによる表現の根源にあるものは何か、それは身体であり、声であり、身振りが相互の理解の始まりであると言います。「わたしが他者を理解するのはわたしの身体によってである。・・・身振りとその意味に共通なもの、たとえば情緒の表現とその情緒に共通なものはすぐに理解できる。ほほ笑み、和らいだ顔、軽やかな身のこなし、これらは現実の動作のリズムを含むものであり、世界における存在のありかたを含む―これはその主体の喜びそのものを示すものである」（邦訳31―33ページ）。だから「わたしは叫び声のように短く、一体となった行為のうちに、ことばの意味を把握する」（同上32ページ）ということなのです。この間身体性と間身体的一致が相互了解、ひいては自己へと向ける身体的まなざしの根拠になっています。

### 相互了解と共感を支えているもの

メルロ＝ポンティが身体は相互了解の拠りどころとなっていると述べていたことを具体的に考えてみましょう。身体のなかでも互いの視線が合う共同注視や相手の反応に合わせて身体的な応答をする「共振」は身体的な共感と相互了解をつくりだしています。このことを人の動きに合わせて応答的な行動をするロボットからみていくことにします。

ロボットは明らかに機械の塊で、物質です。これに対して人は生命体です。ですから物質であるロボットと人とは明確に区別しています。ところが、この生命体と非生命体との境界が曖昧になる時があります。ロボットを機械の塊、物質とは見なさなくなります。それでは、ロボットが「生命」を持っているように感じるのはどのような時でしょうか。

一つのロボットがあります。東北大学の小嶋秀樹教授が作成した「キーポン（Keepon）」と名づけられたロボットです（小嶋、2014）。キーポンは高さが12センチの小さな雪ダルマ型のロボットで、円筒形の台の上に載っています。この筒には複数のモーターなどが入っていて、モーターとワイヤでキーポンが複雑に動くようになっています（図3、図4）。キーポン本体と円筒形の内部は次のようになっています。キーポンはパソコンからの情報で動いていますが、目には小さなカメラ2個と鼻にはマイクがあって、キーポンが外を見ている状態はパソコンにも直接写るようになっています。このモニター画面を通して遠隔操作していますが、その時にはWoZ（Wizard of Oz）と呼ばれるシステムによって行われます。

キーポンは柔らかいシリコンゴムでつくられており、手でさわったり、キーポン自身が自然な動きをするようにつくられているのが特徴です。具体的には、キーポンはうなずき、首振り、頭を傾げる、上下に伸縮をするといった複雑な動きをします。人がキーポンの方を見ると、キーポンはその人の方を向いてまさにアイコンタクトを行ったり、同じ対象を一緒に見るという共同注視を行います。また、キーポンが上下に伸び縮みしたり、傾けるといった反応をすることで、興味を示したり、楽しいといった感情を表すわけです。人とキーポンの間では情動の共有が生まれてきます。しかも、これらの動きがスムーズで、機械にありがちな動きに伴う機械的な音がほとんどしないのも大きな特徴です。人の動きにはメカニックな動きや音はないので、ここでもキーポンはまさに人の動きと同じような振る舞いをします。これらが人にキーポンを単なる機械的なロボットであるという印象を超えて人らしさを感じさせるのです。実際に、筆者らが実験室を訪れ、キーポンの動きを実演してみせてくれた時に、筆者はキーポンがロボットであることを感じることはなかったのです。小嶋教授はキーポンと保育園児との関わりを長期間にわたって観察し、子どもたちがキーポンに絵本を見せたり、ことばを教えるといった積極的な関わりをキーポンが誘い出していることを明らかにしています（小嶋教授にはキーポンの内部まで公開していただき、またその写真撮影も許可していただいたことに感謝致します）。

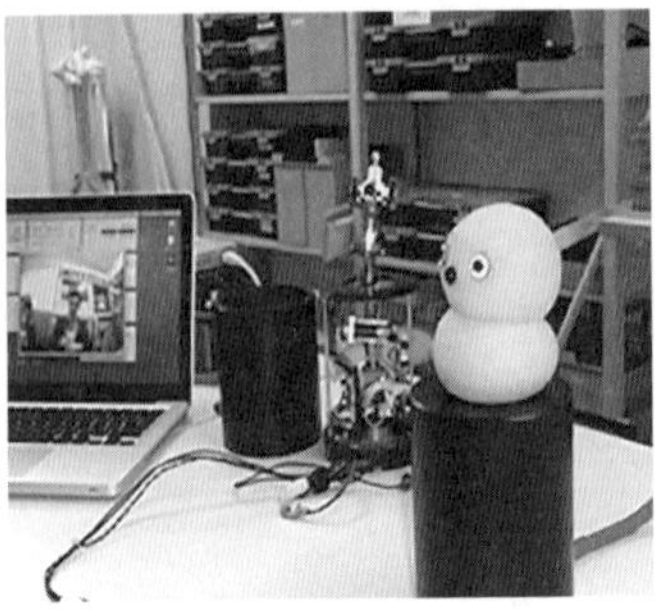

図3　キーポンの本体とパソコンによる操作画面

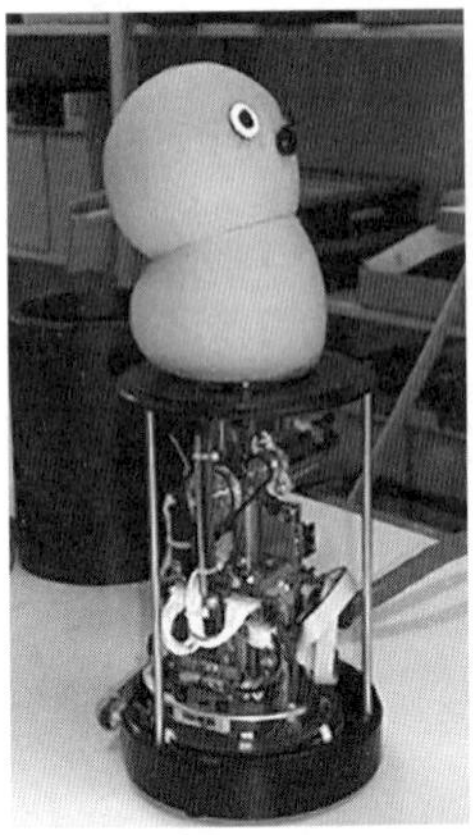

図4　キーポン内部の装置

私たち（佐藤公治・長橋聡, 2018）は保育園の子どもたちと人型ロボットがどこまで共同の遊びが可能であるかを長期間の観察で調べていますが、この人型のロボット・ナオは遠隔操作で子どもたちとインタラーションを行い、会話も可能です。子どもたちも最初はどのような関わりをしながらロボット・ナオと遊ぶことができるか分からなくて、働きかけをしないでいましたが、共同の話題で話ができることなどを体験していくと次第に共同の遊びを行うようになります。ここで、その様子を詳しくみていくことはしませんが、特に注目したいのは、子どもたちがナオに絵本の読み聞かせを行っている時にナオがわざと絵本から目をそらす仕草をした時です。子どもはナオの視線にいち早く気づき、絵本をきちんと見るように注意をしているのです（図5：図中の白丸で囲んだところは子どもがロボット・ナオに絵本を見るように指先で合図を送っているところ）。ここでも共同的な関わりに視線の共有が重要であることを子どもたちは早くから認識していることが分かります。

もう一つのロボットにゴミ箱ロボットがあります。岡田美智男（2012, 2014, 2017）が開発したもので、「ごみ箱ロボット」は下に小さな車輪がついており、自由に動き変わることができます。このロボットは子どものそばに来て箱型の姿を屈める動作をします（図6）。

この動作が子どもにロボットがごみを入れて欲しいという解釈を促し、子どもがごみをごみ箱に入れるとこのロボットは「ペコリ」とお礼の動作をした後、別の場所に移動していきます。これだけの単純なもので、しかも形も実に単純なものですが、ロボットは明ら

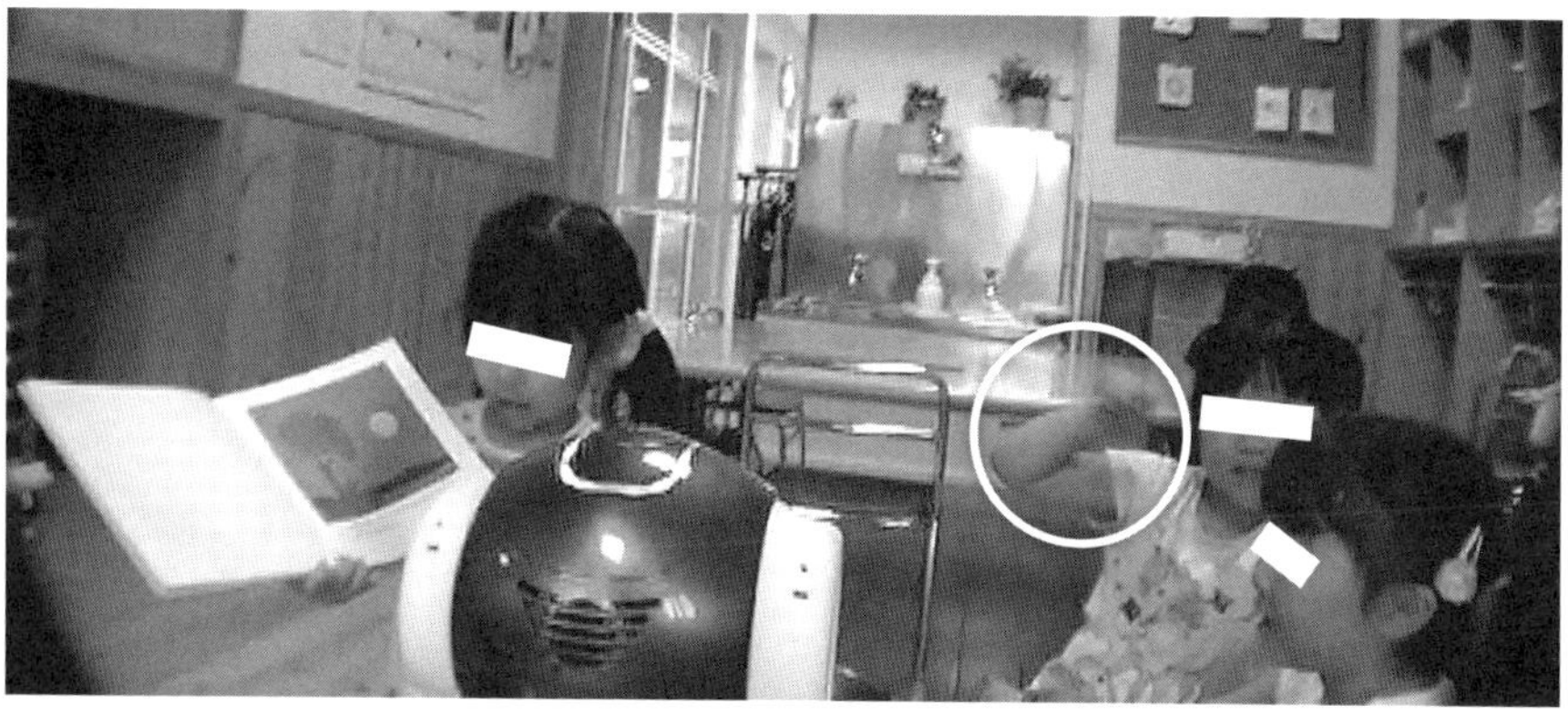

図5　ロボット・ナオに絵本の読み聞かせ

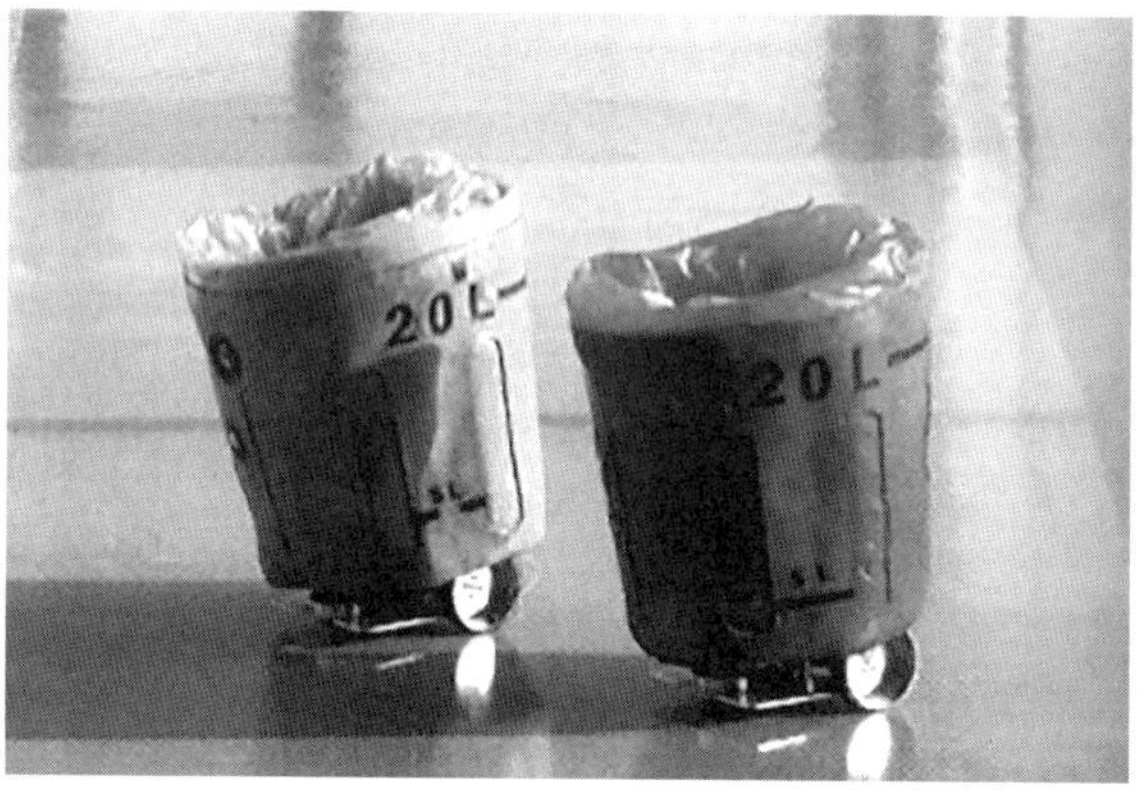


図6　岡田のごみ箱ロボット

かに意味のある応答関係、つまりごみを箱に入れて欲しいという意図、そしてごみを入れてもらうとお礼の動作をしてきます。この応答性がこのロボットが意図を持ち、生きているという印象を私たちに与えてしまうのです。岡田がつくった変わったロボットに「む～(Muu)」というクリーチャ（仮想生物体）があります。「む～」は目が一つで、手足もなく、「むー、む」と声を出す程度のものですが、むしろ明確な応答をしないからこそ、人に「何を言いたいのか?」と意味の推測や解釈を促します。「む～」がものをつかめないのであれば、人が取ってあげるという行動を刺激してきます。

　小嶋、そして岡田がつくったロボットは姿、形は人間とは違っています。ですが、これらのロボットは人と応答的関係をつくっています。そして、この応答性が人にこのロボットが何をしようとするのか、あるいは何をして欲しいのかという推測を生み、行為的に関わることを誘発してくるのです。「ものに命がある」とか「ものに命を吹き込む」といった時、それを可能にしているのは、応答的な行動をしたり、注意を共有しているといったことなのです。

そもそも他者から出されるメッセージは、相手に何か動作を開始させる働きがあります。このことを指摘しているのが生物学者のルース・ミリカン（Millikan, RG）です。ミリカンは『意味と目的の世界』（2004）で、動作として表現したものは単にその意味を記述することを表す「記述的側面」だけでなく、相手に行為として行うべきことを示す「指令的側面」を持っていると言います。彼女が「オシツオサレツ（pushmi-pullyu）記号」と呼んでいるものですが、行為はオシツ面、つまり記述的側面とオサレツ面、指示的側面の2つの意味を同時に表しているということです。たとえば、動物を例にしてミリカンが述べていることですが、ウサギの「危険―足叩き」は、ウサギの危険を記述するものです。同時にこの動作は近くにいるウサギに隠れるように指令を出しているのです。人間の場合ですと、岡田の「ごみ箱ロボット」では、「ごみ箱」が周りを動き回っている様子を人に与え（記述的側面）、かつ、同時に、このロボットの動きは「ごみ箱」に入れて欲しいことを指示します。もっと言えば、このロボットの動きを見た時に、人がこの指示的側面を意味として持ってしまうのです。ロボットの側からすると人にごみを入れるという動作を誘い込むのです。この場合、「ごみ箱ロボット」と人の行為の間ではギブソンの言う「アフォーダンス」が成立しています。

人とロボット、あるいは人と人との間にどのような相互的関わりが可能になるかを考える時に、ロボットや相手からどのような「指示的側面」のメッセージを感じ、推測するかを「誘い込むか」、あるいは「誘いこまれるか」が大事です。ここにはコミュニケーションが持っている基本的な役割があります。

ロボットの話がリハビリテーションの実践とどう関係するのかといぶかる向きがあるかもしれません。前のセクションの後半では、スピーチ・セラピーの実践をオースティンの言語行為論からみてきました。オースティンは、ことばには事実確認的（constative）な機能と、行為遂行的（performative）な機能の2つがあるとしていました。これは、まさにミリカンの言う記述的側面と指示的側面の2つに対応するものです。ことばには行為遂行的な働きがあるから相互的関わりとコミュニケーションを起こすのです。まさに行為としての発話なのです。もう一度、ペルフェッティが指摘していることを確認すると、お互いのことば、そして行為に対して注意を共有し、また意志や感情の共有が生まれている時には相手が何をしたいのか、あるいはして欲しいかという意図を推測し、相互行為を誘い合うようになるということです。それは言語以前の身体レベルでの指向性（志向性）を共有していくことでもあります。そのことを小嶋や岡田のロボットは具体的に示してくれています。

### 患者の身体の声を聴くということ

ここで一つの例を考えましょう。リハビリテーションの実践のなかではすでに日常的に経験していることでしょうが、筆者の素朴な経験をあげてみます。筆者の従兄弟のYさんは3年程前に脳の被殻部位から出血を起こし、さらにその周辺部位に広がった大きな出血のために半身麻痺になってしまいました。残念ながらいくつかの病気を持っているためにMRI検査ができずに処置に時間がかかったこと、さらに大量の出血のために現在は慢性期に入っているために、身体の左半分は感覚を十分に感じることができないでいます。

自足歩行は不可能ですし、立位の姿勢をとることもかなりの苦労を感じています。現在は在宅リハビリテーションで週に2回の回復訓練を行っています。その身体感覚は完全ではないにしても少しずつ回復してきています。

筆者は隔週ごとに自宅を訪れ、在宅リハの様子や、身体の状態、これまでの変化などを雑談のなかで聞いています。もちろん、筆者はリハビリテーションの専門家でないので、そこで感じていることはあくまでも素人のそれでしかありませんが、彼が自分の身体のことを伝えてくれることに、まさに「患者の身体の声を聴く」ことの本質にあるものに気づかされることが多いということです。

健常な人間は自分が身体で感じていること、その状態を細かく分けることができます。その違いをことばでもって表すこともできます。Yさんは言語の機能は失っていないので、ことばによる表現は可能ですが、肝心の身体感覚は元に戻っていません。それでも発病した当初から身体で感じたことは痛みとして感じていました。彼は、痒みもはじめからあったと言います。痛みと痒みは他の感覚モードが失われていても、失われていなかったのです。いわば、感覚として最も原初的なものとしてあるようですが、このことはよく言われていることでもあります。「熱い、冷たい」を手や足で感じる時、その感覚は痛みとしてとらえることが多くて、それは他の多くの患者に共通にあるようです。それは、感覚信号としての情報が分化していない、そのためにうまく処理できていないことによると指摘されてもいるものです。

痛みのことは、かつて生理学者のエルンスト・ウエーバー（Webwr, EH）が痛みは圧、熱、冷だけでなく、筋や関節などの深部組織によっても起きるように、五感のどれからでも起きるという意味で「一般感覚」と称していましたし、最近の痛みの中枢に関する研究でも、それは大脳皮質部位の広範囲にわたっていて、第2体性感覚野、島、前帯状回、頭頂連合野などが相互に結合してネットワークを構築していることが分かっています（岩村吉晃、2001）。痛みを起こす刺激は複数の脳活動が関わっていて、その意味でも原初的な感覚であると推測されているわけです。痛みについては、中里瑠美子（2017）によるリハビリテーションの実践からの記述があり、そこでは平易ながら完結に説明されています。

痛みの原因となる疾患や外傷が治癒した後も痛みが残り、持続するもので、「慢性疼痛」と言われているものがあります。病院に行っても痛みの直接的な原因になっているところは治っているので、結局痛み止めの薬を飲み続けるか、他の病院を回り続けてしまうようなことがあったりします。結局、痛みを脳が記憶してしまい、痛みを脳で感じているのです。原因不明の痛みということですが、脳が壊れた時、本人、当事者でなければ分からないことが起きてしまいます。あるいは、もはや古典ともなっているものですが、ロナルド・メルザック（Melzack, R）の「ゲート理論」、あるいは「ゲート・コントロール」とも言われている理論があります（丸田俊彦,1989）。この理論では、痛みを脳の中枢に伝える時に刺激の量を調整する関門があるのですが、この開閉状態のバランスが崩れると実際の痛みの刺激がなくても痛みの活動が起きてしまうことを説明しています。このゲートの開閉は中枢神経によってコントロールされていますので、痛みは生理的なメカニズムだけでなく、心理学的な要素も加わっていることになります。

筆者の女房は、3年ほど前に重い帯状疱疹に罹り、右の背中から脇腹の部分で強い痛みを感じました。その後、治癒はしましたが、今でも寒い時、疲れた時には時々痛みを訴えています。しかも、本来、帯状疱疹が出たところよりも少し離れた箇所に痛みを感じるのです。帯状疱疹で起きた痛みが神経に沿って走り、それが最終的には脳で感じ、さらにはそれが記憶として脳に残っているということです。ここからも痛みは単に感覚のことだとするのではなく、痛みは中枢によって処理されるプロセスだということになります。このように言うのがペルフェッティです。「認知神経リハビリテーション」の第13号の特集は「痛み」です。この発言もこの特集号のなかのペルフェッティのことばです（5ページ）。そして、彼は「リハビリテーションの問題としての疼痛」で、身体を正しく知覚できないから痛みが生じるという痛みの神経生理学の最近の知見を述べています。ここからは筆者の理解を完全に超えた領域になるので説明などできないのですが、痛みはリハビリテーションの重要な問題として押さえていることは分かります。そして、『現代思想』の２０１０年の10月号の特集・「臨床現象学」にはペルフェッティの「身体と痛みのはざまで」と、宮本の「『脳のなかの身体』の痛みを治療する」の２つの論文があります。宮本は「痛みは脳のイメージである」「脳は痛みをつくりだす」と言うのです。

　先のYさんは発病して1年後あたりから次第に、ビリビリ、ジンジンといった痛みの強さの程度を強弱で表現するようになっています。自分の身体の感覚として、初期は自分の手足には一枚膜がかかっているように感じ、サランラップに包まれているような感じであったものが、それが膜が一枚剥がれたようになってサランラップが次第になくなっていったと言います。触られることに痛みを感じるだけだったのが、快感を覚え始めています。もちろん、この身体の状態を感覚としてとらえることはいまだに不完全で、自己の身体を調整するためにフィードバック情報としては活かされてはいません。ですから、立位の訓練でも立位をとる時左足を床に置く時のわずかな角度や右足との幅のとり方でバランスを崩したり、放散反応が起きてしまうことがしばしばです。正常に歩行ができる者にとってはこの微妙な違いなど無視できる、つまり自動的に調整しているものです。だから、歩行困難者の動きから正常者はいかにうまく、しかも自動的に自己の身体反応をフィードバックし、協調行動をとっているのかが改めて分かるのです。

　麻痺をしてしまった人が感じる身体の状態を、たとえば痛みとして感じていることをリハビリテーションではどのように患者からの反応、治療者へのフィードバックとして利用しているのでしょうか。もちろん、中里が正しく指摘しているように、痛みとして感じたことを別の表現モード、ことばで置き換えることでより感覚を区別化していくことが必要で、それによって身体像も改善されていくことは間違いないことでしょう。そして、まずは患者の身体の深層から発している「痛み」を患者のフィードバック情報として受け止め、さらにこの「痛み」の感覚を身体の状態と対応させていくこと、そしてこの「痛み」をより分化可能な表現手段である言語表現とつなげていくように援助していくことが必要であるように思います。Yさんの在宅リハを担当しているIさんは筆者に対しても痛みを重要なフィードバックとして重視しながら患者と向き合っていると言います。リハビリテーションでは患者の「痛み」のフィードバックを利用するということは基本の基本かもしれません。ここでは、ただセラピストは患者の「痛み」に対しては自覚的であるべきではないのかという素人の意見を言ったにすぎませんが。

### ●人間の精神と活動を理解するということ

　人間の心は複雑な構造とその機能の連関からなっています。このことは本書でも、ヴィゴツキーやルリヤも指摘していたことをみてきました。あるいは、フロイトが人間の意識とその行動の背後には無意識の世界があり、それが意識というものに影を落としていると述べたことはよく知られています。ここでは、フロイトのような無意識の世界ではなく、あくまでも意識としての人間の心にある複数の構造と機能の関連をみていきます。そこで、あえてここでは意識を問題にしたいということで「心」ではなく、「人間の精神」ということばを使うことにします。

**人間精神の深層と表層**

人間の精神世界は、大きくは「表層」と、その下にあって、「表層」を支えているものに「下層」、あるいは「深層」があり、この2つの層の間の活動として人間の意識や精神的活動を論じたのが哲学者のドゥルーズでした。ドゥルーズについては、前のセクションで学習を論じたところでみてきました。ここでは、彼がことばの意味の生成を論じた『意味の論理学』(1969)についてとりあげてみます。この本は、タイトルのように、ことばの意味を主に論じているのですが、単にことばのことだけでなく、人間の精神の活動や意識についてその構造と機能間の関係についても述べています。

ドゥルーズは、私たちはことばとそれによって形づくられ、表現されている意味世界で活動しているとします。それが意識の具体的な姿です。彼はこの意味世界を「表層」としています。そして、このことばだけでは言い表されない個人の身体的、情動的な世界がもう一つあって、それを「下層」、あるいは「深層」と呼んでいます。彼はこの「下層」を「第一の複合体」とも言いました。そして、他人も了解可能で、かつそこで表された意味も共有できる形で出された「表層」としての意味世界を「第二の複合体」ともしましたが、これらを「複合体」と称したのは複雑なものが絡んだ形で働いていると考えるからです。

ドゥルーズは、「表層」は個人の身体レベルに属する「深層」に支えられており、「深層」があるからこそ個人が持っている意味世界に具体性を与えることができるとしました。そして、この2つの「層」は表裏一体となって相互に支え合っています。まさに身体的表現として表されているのが「深層」であり、この「深層」にあるものが、ことばとその意味世界の核になっています。

ドゥルーズは人の表現として「深層」と「表層」の2つの層の境界で生じてくる具体的なものとして「声」を考えました。「声」はまさに感情や身体的反応と呼応しながら発せられるもので「深層」のレベルから始まっています。声は自分から離れて他者に向けて出されるので自分の身体状態を他人にも分かることを期待していくという意味で「声」は言語的意味の原初的な働きです。ですから「声」は2つの層の間を行き来し、2つの境界で活動をしているのです。

ドゥルーズの「深層」と「表層」の議論は、ことばによる意味世界ができあがる前に「深層」の世界があって、ここから「表層」が生まれてくるという意味の生成のありかたを直接問題にしたものでもあります。意味発生の原初的な姿を幼児期の「深層」の活動に求めたのです。彼は『意味の論理学』の第27セリー「口唇性」で、発達初期の子どもは大人の発する声に引き込まれていくなかでことばの意味に気づいていくと指摘しています。「セリー」とは本の見出しを意味する「節」のことです。乳児は自分の口が物を食べ、自分のなかへと取り込むだけであったものが、次には大人の声に自己同一化し、さらにはことばになっていない曖昧なものが声として外に発していきます。そのことによって、自己の意志を表す自己参照的な表現を示し始めるのです。口は身体の一部であり、フロイトやラカンの言うような口唇愛的な自分の欲動を担っている部分でもあります。

幼児は大人の言っていることはまさに「分からないことば」=「無−意味」なことばでしかありません。そして自分が発することばもこれまた意味不明のナンセンスのものです。ですが、大事なことはこのナンセンスなことばは身体的なまなざしや身体的振る舞いで何かを指していること、そしてものでもないものがそこで起きていることに気づいていくということなのです。子どもは自分で言ってみることから何かが変わり始めるのです。意味という身体から離れた境界へと動き出していくのです。幼児は声を自分の身体と情動の呼びかけに応じて発します。つまり、前―言語的な深層の働きから声が出てくるのです。そして、声＝音は自分の身体からも、そして物体からも切り離された「自己表現する主体の表出」になっていくのです（第26セリー、文庫版17ページ、宇波版２２８ページ）。誰に言われるのでもない「出来事」の世界で経験したことをあえて深層から表層の意味へと向かって声を出していくのです。そこではまた、表層から深層へと向かう逆向きも起きます。ことばが正しく言えるようになっても自分が何を言いたいのか、またことばで正しく表現できなくなった時には、人は深層へと向かいます。沈黙するのです。それは、子どもも大人も関係なく起きます。

この身体と情動という深層の世界で口が音をつくり、声として外に向け始めていくことで、次第に大人の声が表す意味に気づいて、自分も意味の世界へと入っていく「とば口」に立ち始めます。ドゥルーズは意味の生成の出発をこのように語るのです。

もちろん、彼の言う「深層」はこれだけに限定されたものではありません。だから、ドゥルーズは『意味の論理学』で、心の病を負った詩人のアントナン・アルトー（Antonin Artaud）は自分を表現することばを失いながらも、あえてことばの裂け目から出てくる深層からの自らの声を理解して欲しいと望んで活動したことを指摘しています。人は幼児も大人も自分のことば探しをいつもしています。そして沈黙をします。そしてまた声を発します。ここで起きていることが意味の生成と意識世界の現実の出来事だとドゥルーズは言うのです。いわばことばによる表出は深層の身体の世界からの決別です。そしてまたそこに戻るのです。大げさな表現を使えばそれは「死と再生」の過程です。

私たちは深層の世界にあるものを表現し、はっきりさせようとします。だが、私たちはいつも言いよどむのです。ことばをつまらせてしまうのです。この意味を生み出していこうとする瞬間こそが重要だとドゥルーズは言うのです。彼は『批評と臨床』（1993）の第13章「・・・と彼は吃った」で、偉大な作家は、自己表現を行う言語においてはいつも異邦人のような存在だと言います。つまり、自分にしか備わっていない未知の沈黙したマイナー性から力を得ようとするというのです。ドゥルーズは『意味の論理学』で何度も吃音者がことばにつまりながら一つの形にして表出していくまさに深層から表層へ向かっていく瞬間にこそ意味の生成があることを述べています。名作『不思議の国のアリス』などの作者、ルイス・キャロル、ことチャールズ・ドジスン（Dodgson, CL）は吃音に悩んだ人物でしたし、アンドレィ・ベールイ（Belyi, A）、オシップ・マンデリシュターム（Mandelstam, O）、ヴェリミール・フレーブニコフ（Khlebnikov, V）といった優れた作家や詩人も吃音者でした。

ドゥルーズの「深層」と「表層」は、ことばの意味とその生成の問題として議論されたものであり、一見すると抽象論議のように聞こえてしまうかもしれません。ですが、前の節でみたように、身体感覚が麻痺してしまった人は「痛い」という声で反応するだろうし、本田慎一郎の『豚足に憑依された腕』（2017）のなかで患者が自分の身体症状をさまざまな形で、まさに自分の声で語ってくれているのも「深層」の「声」そのものです。本田の著書には当事者である患者が自分の身体のこと、その状態を生々しく語ってくれている「深層」からの「声」にあふれています。まさに身体の声を聴くということはこういうことでしょう。本来は2つの「層」はきちんと連携されていなければなりません。これが壊れた時、本人、当事者でなければ分からないことが起きてしまうのです。

もう一度くり返しますが、声はあくまでも自分の身体の感情の

「下層」に基づくものであり、そこではさまざまなものが関連し合った形であります。声は自分から離れて他者に向けて出されるので自分の身体状態を他人にも分かることを期待していくという意味では、「声」は言語的意味の原初的な働きです。この患者の声や声になる前の身体で感じていることを何とかしてセラピストや他者に分かってもらおうとして表現しているもの、それを受け止めることが患者の状態を了解していくことの始まりであり、基本にあることでしょう。

### 了解し合うことの基本にあるもの、あるいは一人称的表現と三人称的表現

人は表現できないものを何とかして形にしようとします。できるならば、自分が表現したことが相手も理解して欲しいと願います。その時には、自分の身体という「深層」に根ざしたものにこだわろうともします。簡単にことばでは言い表してしまうと自分のなかで感じたことが失われてしまうのではないかと思う時があるからです。そこで、人は「メタファー」とか「ジェスチャー」を用いて自分のリアルな経験世界や身体として感じていることを担保しようとします。特に「メタファー」はことばで表現したい意味を具体的な対象や身体運動感覚を使って説明するもので、そこには人間の内的世界にある身体感覚や経験の原初的なものがあります。

リハビリテーションの実践では、患者から出される「メタファー」とそれに類するものは身体世界を理解するうえでは欠かせないものです。実はメタファーには多くの種類と機能があります。「風のように走る」とか「重荷に押しつぶされる」といった「・・・のようだ」とか「・・・みたいだ」のように具体的なものを使って言う「直喩」や、「そわそわする」といった身体の動きや身体運動感覚を直接言い表した「擬容語」などです。メタファー表現は私たちの日常生活ではあふれています。筆者が原稿を書いている今の状態は、まさに「重箱の隅を突っついたり」「筆が滑ったり」していると表現できます

メタファーについてはレイコフやジョンソンの研究がありますが、マーク・ジョンソン（Johnson, M, 1987）、ジョージ・レイコフとジョンソン（Lakoff, G & Johnson, M, 1999）が指摘するように、そもそも言語的意味表現の基礎には身体的経験と身体運動的表現から発しているものが多いということで、そこから身体表現そのものが意味を表現しているという考えが出てくるのです。これはまさにメルロ＝ポンティが『知覚の現象学』で何度も強調していたものでした。あるいは、ジェスチャーも、デイヴィッド・マクニール（McNeil, D, 1992, 2005）が言うように、意味表現の方法としては、身体運動的なものが持っている表現、そして伝達の機能と役割を持っています。

ペルフェッティは『身体と精神』（2012）の第3章「リハビリテーションにおける言語」で、臨床現場で患者が自分の身体症状をセラピストに伝える時、そして患者とセラピストの会話の成立、さらには治療の効果を高めていく方法としてメタファーの使用と解釈が重要になってくると述べています。セラピストにとっては、患者が自分の身体の状態を話してくれること、それを分析することが重要なこととしてあるのですが、自分の身体で感じたことを完全に伝えることは誰でも難しいことです。その時、人は相手に自分の身体のリアルな状態を別なものに置き換えたり、喩えて分かってもらおうとします。そこにメタファーの働きがあります。いわば、主観的記述と客観的記述を橋渡しするもの、あるいは中間にあるものがメタファーです。前の節では、本田の『豚足に憑依された腕』で患者が自分の身体を語っている多数の事例を「深層」から出た声として紹介しておきましたが、この本のタイトルにある「左腕が豚足に取

り憑かれている」と言って自分の身体的違和感を訴えた人のことばはメタファー表現そのものです。その他、「口のなかで食塊が消える」とか、「僕の舌の先がない」といったように、自分の身体を表現している事例はメタファー表現に満ちあふれています。メタファーは相互了解を可能にしてくれます。メルロ＝ポンティ（1945）は『知覚の現象学』の第1部「表現としての身体とことば」でも、私たちの相互了解の根源にあるのは身体レベルで了解する「間身体性」だとしたことがここでも当てはまります。

ペルフェッティはさらにメタファー的表現は、患者の側に身体感覚を変えていく可能性を指摘しています。たとえば、腕が重くて上がらない状態を「腕の上に重い板を乗せているかのようだ」と患者が言った時、「腕の上にあるのは板ではなくて軽い紙だ」というようにメタファー表現を置き換えさせてみると、身体運動感覚を変えることも可能になると言うのです（同上邦訳41ページ）。患者の身体運動的状態を質問していく時にも、その人の身体状態を上手く引き出していくもの、まさに「トリガー」としてのメタファーがあるということです。そして、セラピストは患者と課題を共有していきます。まずは身体レベルでの共感です。このことをメルロ＝ポンティは実感をこもった形で次のように指摘しています。『知覚の現象学』（1945）の「第2部・知覚された世界、Ⅳ他者と人間的世界」の文章です。「対話の経験においては、他者と私の間で共通の地盤が構成され、私の考えと他者の考えとがただ一つの同じ織物を織り上げるのだし、私のことばも相手のことばも討議の状態によって引き出されるのであって、それらのことばは、われわれのどちらが創始者だというわけでもない共同作業のうちに組みこまれてゆくのである」（邦訳219ページ）。このように、メルロ＝ポンティの主張から確認できることは、「内」と「外」、あるいは「自己」と「他者」との間の「境界」など存在しないということです。私たちはこの2つの絡み合いのなかで生きています。これが「中間世界」です。

ペルフェッティは第3章のメタファーの活用に続けて、次の第4章「患者と話す」では、患者との言語的やりとりやその記録の仕方として、患者の主観的言語であるメタファーとセラピストの客観的な言語記述とをつなげていくことを提唱しています。これが認知神経リハビリテーションの実践では、「患者の一人称による記述」と「三人称の観察に基づく記録」の2つを結合していくということです（同上邦訳74ページ）。これは時にはカルテの記述として2つの「行為間の比較」という形で言われたりもしています（平谷尚大、2017）。

ここでは、リハビリテーション・カルテのなかでプロフィールの部分だけに限定をしますが、ペルフェッティは、まずは患者自身による「一人称の記述」とセラピストの観察による「三人称の記述」の2つのシートを作成しておくべきだと言います。たしかに、患者自身が自分の身体状態をことばで的確に表現していくことは難しいことです。ですが、問題の本質を明確にしていくこと、そして患者とセラピストとの間の共有を最終的に可能にするのは言語表現であることは間違いありません。そして、患者自身への気づきを促していく効果もめざしていくことになります。そのためには、セラピストが患者に対してどういう「問い」を出すのかが重要になってきます。いわば患者自身の自己の身体への気づきを促し、ガイドしていくことばであり、「問い」なのです。先の平谷の論文でも現在の行為と三人称的行為の観察の比較の重要性を述べていることは、どういう「問い」を出していくのかということにつながっています。2つの記述を比較することはそのためのものでしょう。セラピストが患者に出す「問い」、それはセラピスト自身の解釈の視点であり、「理論」を背景にしたものでもあります。患者自身はそういった意味での理論につながるものは何も語ることはないでしょう。もっと言えば患者は自分の身体を客観的に、第三者の視点として語ることはなく、そのためのことばも持たないとセラピストは自覚していくべきでしょう。大事なのはセラピストが持つべき理論です。まず本書の冒頭で、筆者はサックスが理論を背景に持たない研究は忘れられていくと指摘したことを述べました。どんな小さな実践であっても、その実践を蓄積し、そこで行っていることを検証していくためには「理論」は不可欠なことです。「理論」がなければ「解釈」はできないのです。

認知神経リハビリテーションでは「一人称の記述」と「三人称の記述」を関連づけていくことが大切であると指摘されています。ただし、「三人称の記述」が「理論」をベースに「客観的な」記述と患者の主観的な世界との統合をめざすのであれば、患者とセラピストとの対話活動から生まれる「二人称的記述」を「三人称」を言う前に位置づけるべきでしょう。セラピストの出す「三人称的記述」はあくまでも患者との間で起きている「二人称」としての経験を含んだものでなければならないのです。

このセクションの最後として、先ほどで問題提起だけをしておいたことを述べておきたいと思います。メルロ＝ポンティは人間の精神の根源にあってその生成を決め、方向づけているのは自己の身体であると指摘していたことをみてきました。彼の思想は間違いなくリハビリテーションの実践を理論づけしてくれるものです。そのことを前提にしながらも、なお、彼は限りなく人間は身体を自分のものとし、また身体によって自己自身、そして世界と関わる自己をつくっていくことができる主体性、能動性を強調していました。彼の「身体の指向性（志向性）」の考えです。ですが、それは過剰なまでに自己の主体性を位置づけたものです。

それでは、自己の自由をあくまでも担保した身体は本当に自由に自己と世界をつくりだしていけるのでしょうか。それは身体行為の自由というものを強調しすぎてはいないでしょうか。このことに関わって最近、演劇論としても、また思想の世界でも優れた論考を多く成している山崎正和が『リズムの哲学ノート』（2018）で、メルロ＝ポンティは認識主体としての身体に一方的な能動性を認めてしまったと指摘しています（32ページ）。そして、山崎は実は身体を考えた時に、リズムというものに支えられており、身体はリズムに対しては受動的だと言うのです。山崎は人間の身体的な能動性というものも実は、個人の主体的なものを超えて、ある意味では人間の原初的なものとしてリズムに規定されていると考えます。これは彼の演劇論から出てきたものですが、もっと以前にも中井正一が「リズムの構造」（1932）で、リズムは個人の主体性を超えて、人間の内なるもの、人間学的構造として綿々とあり続けているものだと指摘していました。人間の身体的行為という「図」の背景にあって、それを支えているものにリズムという「地」があるということです。さらに、このリズムというものを具体化したものに「拍子」があります。リズムと「拍子」の関係について深く考察したのは、ルートヴィヒ・クラーゲス（Klages, L）ですが、彼の『リズムの本質』（1923）では自然や生命現象のなかの根源としてあるものと、人為的につくられた「拍子」とは別物だから混同すべきでないと指摘されています。たしかにそれは正しいことかもしれませんが、同時にリズムを具体化してくれる、またリズムを共有化するものとして「拍子」がある側面も忘れてはいけないことです。私たちは手を叩き合い、メトロノームという人為的な機械で「拍子」をとり、リズムを具体化していくことができるのです。

ここで言いたいことは、私たちには自由な身体とともに「身体の指向性（志向性）」を外部から支えているものもあることを忘れてはいけないということです。それは人間の精神活動を支えている道具の存在であり、その役割です。ヴィゴツキーはこのことを文化的道具による人間の発達、文化的発達として論を展開しました。これが次の章で問題にすることですが、それはリハビリテーションにおける道具の役割とそれを巡る議論でもあります。

## 5 文化的発達と文化的道具：ヴィゴツキーの道具論

前のセクションでみたように、メルロ＝ポンティは人間精神の根源にあってその生成を決定づけているものは自己の身体的行為であるとしました。そこでは主体が能動的に身体を展開し、認識を形成していくいわゆる「身体の指向性（志向性）」が強調されていました。ですが、これは過度に主体の能動的な身体活動とその自由度を強調しているのではないかという疑問を出しておきました。つまり。身体的行為を考えるうえで、社会的なもの、特に文化的道具を考慮していく必要があるということです。

それではメルロ＝ポンティは行為を支える道具の役割を言わなかったのでしょうか。実は彼は『知覚の現象学』で、道具のことにわずかにふれているところがあります。彼が習慣の獲得のことを述べた部分です（「自己の身体の空間性、および運動性」）。彼は、習慣の獲得とは身体図式の組み替えであると指摘した後で、次のように述べています。「習慣とは、あたらしい道具を自分に附加することによってわれわれの世界内世界を膨張させること、ないしは実存のありかたを変えることの能力の表現である」（『知覚の現象学1』邦訳241ページ）。道具は自己の活動を広げ、自己の認識そのものを拡張してくれるというわけです。このことをさらに詳しくみていかなければなりません。それは、ヴィゴツキーの文化的発達論と文化的道具論です。

### ◉ヴィゴツキーの文化的発達論

本書の第2セクションでは、ヴィゴツキーの文化的発達を彼が発達と学習は精神間から精神内への移行で起きているとしたなかでみてきました。ここでは彼の文化的発達論と文化的道具論についてみていきます。特に、道具の問題はリハビリテーションの実践と深く関わることです。

#### 文化的発達

ヴィゴツキーは人間が長い進化のなかで成長・変化を遂げてきた「自然的発達」をけっして無視することはしませんでした。それは本能によって人間として生きていくことを保証するものだからです。ですが、彼は、人間の場合には、さまざまな文化的なものを持ち、それに支えられて「自然的発達」とはまったく異なる爆発的な進化を遂げてきたと言います。これが人間に特有の「文化的発達」です。彼は「文化的発達」を次のように定義しています。「文化的発達とは、人類がその歴史的発達の過程において創造した行動の補助手段を習得するということである」（『子どもの文化的発達の問題』邦訳144ページ）。「文化的発達」については、ヴィゴツキーと同僚であったルリヤも次のように述べています。「人間の意識の高次で複雑な形態を説明するためには、外的な諸条件のなかに求めるべきなのである。とりわけ、これらの起源を社会生活の外的な過程、人間の存在の社会的歴史的形態に求めなければならない」（25ページ）。これはルリヤの1979年の『言語と意識』の第1講「言語と意識の問題」にありますが、ここでは分かりやすさを優先して、ワーチが編集した1981年の英語版『Language and cognition』から訳出しておきました。これがヴィゴツキー、ルリヤ、そしてレオンチェフらの「ヴィゴツキー派」が人間精神を文化的視点から考えていく時にとった基本的な姿勢です。

ヴィゴツキーは、言語や記号、概念、さらにはさまざまな道具は、人間の心理過程と活動の仕方、形態を大きく変え、再編をしていくものだとしました。人間精神とさまざまな活動、その発達と形成はこれらの文化的道具が介在していくことで自然的過程ではなく社会的な過程へと変えていったのです。

ヴィゴツキーは、文化的発達として、人間の発達・変化が起きているのは、社会・文化的なものを自分のものにしていく精神間から精神内へと移行だとしています。それはことばだけでなく、あらゆる人間の活動に当てはまることだとしました。ヴィゴツキーが精神間から精神内への移行を「文化的発達」の基本とした時、参考にしたのがフランスの精神医学者のピエール・ジャネ（Janet, P）とマルクスでした。ヴィゴツキーはジャネが号令のように他人の行動を制御していたことばは次第に一人ひとりの個人の言語化された行動を形成していくようになるという「社会的発生についての一般的法則」（「文化的発達の一般的発生法則」と言われている）を参考にしたのです。

他方、ヴィゴツキーはこれに加えてマルクスの理論も使っています。ヴィゴツキーが参考にしたのは、マルクスの『ドイツ・イデオロギー』のなかの「フォイエルバッハテーゼ」（全11テーゼ）の第6テーゼです。「フォイエルバッハは宗教の本質を人間の本質へと解消する。しかし、人間の本質とは、個々の個人の内部に宿る抽象物なのではない。それは、その現実のありかたにおいては、社会的諸関係の総体（アンサンブル）なのである」（邦訳237ページ）。ヴィゴツキーはこの文章を次のように言い換えて使います。「マルクスの有名な命題を変えて私たちは、人間の心理学的本性は、社会的諸関係の総体であり、内面に移され、人格の機能とかその構造の形式となった社会的諸関係の総体であるということができよう。・・・私たちは、この命題のなかに文化的発達の歴史が私たちに与えた結論の最も完全な結論な表現を見出すのである」（『文化的―歴史的精神発達の理論』1930-31、邦訳183ページ）。この後半の文章は分かりにくいのですが、これに続けて彼が書いていることでその意味が分かってきます。「ことばの機能のように高次の精神機能は、はじめは社会的に分散されていた精神間が次第に個人的なものに成っていく、人格になっていく、精神内へと散っていく」（同上ページ）。彼はこのように考えたのです。人間の精神は社会的なものですべて枠づけされているだけでなく、個としての個別性を保証しながら成長している。かといって、個々がバラバラではなく共同的な社会的なまとまりを持ったものとしてあるアンサンブルとして存在しているということなのです。ここでは個人と社会との区別はなくなってしまいます。個人は社会的な関係のなかでしか生きられないし、同時に個人は単純な集団や社会によって一色に染まっているわけではないのです。

ヴィゴツキーがマルクスの哲学を参考にしたことで、もう一つ大事なことは、人間の精神的な活動は道具という外部にあって、物質的なものに支えられながら、物質的なものとは違う意識世界をつくっているということです。ヴィゴツキーは、マルクスの『ドイツ・イデオロギー』の一部を使いながら自分の考えをまとめています。人間の意識作用に深く関わっている言語は、物質的な性質を持っていること、そしてこのような性質を持った言語が個人の意識世界のなかで意味を担ったものとして変換されていくことで物質的なものから人間の心理という観念的なものへとその性質を変えていくことになります。たしかに言語は物質そのものではないのですが、文字は明らかに物質的な形態となっていますし、言語全体は外部に一つの体系となって存在していますので、人間の意識という観念的なものとはべつのものです。このようにヴィゴツキーは人間心理にある観念的なものが物質的なものを起源とし、それに支えられているというのです。

心理学では、人間の意識世界を物質的なものから出発しながらも、物質的なものだけでは説明できない人間の心理という観念的なものを問題にしなければならないのです。ですが、それは唯物論対唯心論という形式的な対立としてあるのではないということです。いわば心理学的唯物論というものを確立することがヴィゴツキーの全研究を貫いていた主要なテーマであったということです。

ヴィゴツキーは、人間の精神的活動にとって文化的道具が果たしている役割を論じながら人間の文化的発達の問題を具体的に論じていくのです。このことを理解するためには彼の対象行為論と道具主義的方法の考えを確認しておく必要があります。

## 対象行為論と道具主義的方法

### (1)「対象行為論」

ヴィゴツキーが活躍していた1930年代の心理学の世界で主流であったのは、自然科学的方法論によって心をもののように扱う行動主義心理学でした。ヴィゴツキーは、行動主義心理学の前にあった主観や観念を問題にする唯心論的な了解心理学や内観心理学とは異なった第3の心理学、つまり弁証法的唯物論による心理学の構築をめざそうとしました。彼が批判したこれらの研究では、人間の精神を客観的な対象としたり、逆に主観的な意識世界だけを問題にしていたのです。そこでは、主観と客観のどちらなのかという二分法的な発想による対立的議論が展開されていたわけです。そこでヴィゴツキーは「主客二分法」の発想を超えるものとして行為を研究の対象にしたのです。

ヴィゴツキーは初期の『心理学の危機』にある「心理学の危機の歴史的意味」(1927)のなかで、心理学では行為あるいは実践という視点から人間の精神的活動を問題にすることはなかったと指摘します。心理学では対象を知的に理解することに重点が置かれていたのですが、その背景にあったのは、世界をすみずみまで理解できる理性が人間には備わっているという近代理性主義の考えがありました。こういう場合には、対象と直接関わることや、環境に身を置いてそれら環境の諸変数のなかで活動するといった発想をとることはなかったのです。ヴィゴツキーはこの論文の冒頭のエピグラフとして、マタイによる福音書第21章第42節(「建築家らの捨てた石、まさにその石が隅のかしら石とされた」)を使って、次のように言っています。つまり、「建築家が一瞥もしなかった石が、重要視されることはなかった」(邦訳93ページ)。ここで「かしら石」で表現しているのは、実践的な行為のことで、これまで正統に扱われることのなかった人間行為=「かしら石」を正しく位置づけるべきだというのです。

ヴィゴツキーは、人間の行為を研究対象とすることによって人間の精神を世界と相互に関係を持つものとして扱っていくことが可能になってくるとしました。行為という視点をとることで、人間を環境に一方的に支配されるだけでなく、外部世界と絶えず接触し、それらと相互的に関わり合うものとして「人間—環境世界」を一つのセットとしてみること、そして、人間は環境世界と積極的に関わりながら自分たちの世界を創造していく存在だとみることができるようになるわけです。たとえば、ヴィゴツキー派のジム・ワーチ(Wertsch, JV)は『心の声』(1991)で次のように言っています。「行為を優先するということは、人間を、行為を通して自身はもとより、環境と接触し、創造するものとみなすということなのである。このように、行為は、人間や環境をバラバラなものとしてとらえるのではなく、それらを一つの単位としてとらえて分析をはじめていく際の入り口を与えてくれている」(邦訳23—24ページ)。

人間は、ある目的と動機をもって活動をしています。この何ごとかと関わることで新しいものや意味をつくりだしていきます。このことをマルクス主義では実践的な「対象行為論」と言っていますが、ヴィゴツキーもこの「対象行為論」の考えを使っています。

### (2)「道具主義的方法」

ヴィゴツキーがマルクスの「対象行為論」をもとにして人間の活動を道具との関わりで論じたのが「道具主義的方法（instrumental method）」というものです。簡単に言えば、こういうことです。人は何も持たないで対象や世界と向き合ってはいません。人間は道具を仲立ちにしながら活動しているのです。この時、道具は人間の活動の仕方を変えていきます。つまり、道具は対象に対してどのような心理的操作を行ったらよいかを方向づけ、またうまく仕事を進めていく「手段」と「方法」を提供しているのです。この道具が具体的な対象に向かって展開する行為のなかに入り込んでくると心理的な機能にも変化が起きてきます。

そして、人間は道具とその成果として新しく獲得したものは、歴史と文化として蓄積をしていきます。人間が道具を仲立ちにして文化を創造していったということはまさに人類の歴史的過程の本質にあることで、歴史的過程そのものを論じることでもあるとヴィゴツキーは言うのです。彼の「道具主義的方法」は、道具の存在は人間のみが歴史と文化を形成してきたことを指摘していくものでもあるのです。ヴィゴツキーは、『心理学の危機』（1930）のなかにある「心理学における道具主義的方法」で、「道具主義的方法」はその本質からして歴史的・発生論的方法であり、人間の行為は行為の歴史として理解されなければならないと指摘しています。ヴィゴツキーが「道具主義的方法」として述べていることは、人間精神とその活動は常に人間の外にある社会・歴史的な文化遺産である道具に支えられているということであり、これは彼の理論の基本になっているものです。だから、彼の「道具主義的方法」は単に狭い意味での「道具論」として言ったものではないのです。

### 分析のユニット

行為は人間や環境をバラバラなものとするのではなく、それらを一つの単位としてとらえる入り口を提供してくれます。だから否応なく人間をトータルにみる必要性が出てくるのです。これがヴィゴツキーの「分析のユニット」の考えです。彼は、人間の精神とその活動を明らかにするためにはむやみに要素に分解しないこと、関連し合っているものを正しく結びつけて扱わないと本質を歪めてとらえてしまいかねないと警告します。ヴィゴツキーが好んで使う比喩に水があります。水（$H_2O$）をH（水素）とO（酸素）に分けて別々に扱ってしまうと本来の水の性質を説明できなくなります。H（水素）もO（酸素）も単体では燃える性質がありますが、これが$H_2O$の形になると反対の火を消す水になってしまうのです。ヴィゴツキーは『思考と言語』のはじめの部分で次のように言っています。「心理学は、要素に分析する方法を単位（ユニット）に分解する方法、分析に変えなければならない。心理学は、統一体としてのある全体に固有な特質を備え、要素とは異なる特質を示すこの未分解の単位（ユニット）を見出さなければならない」（邦訳18ページ）。

ヴィゴツキーの「分析のユニット」は、諸機能の間の必要不可欠なユニット（組み合わせ）として扱うこと、そのユニットを見つけだしていくことなのです。それは諸機能の関連、システムの別の表現でもあります。ここから、彼が人間の心理をシステム的な連関としてみていくという考えが出てきます。ヴィゴツキーは、論文「心理システムについて」（1930）で、精神機能の発達は思考や言語、記憶などの個別の機能や構造が変化することによるではなくて、これらの諸機能間の連関の仕方が変わることによると言っています。彼は諸機能を相互に結びつけるような新たな可変的関係の発生のことを「心理システム」と呼んだのです。「心理システム論」は次のセクションで詳しくみていきます。

## ◉媒介された行為論

ここでは、ヴィゴツキーが文化的道具論として、道具が人間の活動に果たした役割についてみていきますが、その時のキーワードは「道具に媒介された行為」です。

### 媒介された行為

人間のあらゆる活動は知的行為も含めて社会・歴史的なものに支えられています。人間の精神やその活動はこの媒介手段と切り離して考えることはできないのです。通常、これは「媒介された行為（mediated action）」とも言われます。前の節でもふれたヴィゴツキー派のワーチはユニークな道具論を展開していますが、彼は道具を使う人間のことを次のように表現しています。人間は「媒介―手段―を用いて―行為する―行為者（agent-acting-with-mediational-means）」ということです（ワーチ，1998）。ここには外部環境と積極的に関わっていくことで世界や文化・歴史を新たにつくりだしていく行為として人間を位置づけるという発想があります。

明らかに人間は道具を仲立ちにしながら行動の範囲を拡大し、新しい行動様式を展開しています。それは自分の持っている技能や能力を格段に拡大してきました。だから、メルロ＝ポンティが『知覚の現象学』でも述べていたように、目の不自由な人が使う杖は盲人が知覚する手段であり、身体的綜合の延長として活動の範囲を拡げることを可能にしているのです。あるいは、『グーテンベルクの銀河系』で有名なマーシャル・マクルーハン（McLuhan, M）が『メディア論』（1964）で、あらゆるテクノロジーは身体の拡張であると指摘していました。『グーテンベルクの銀河系』のなかでも彼は、電話は私というもの、そしてあなたというもの、その声を遠くへと運び、拡張していると言います。

ヴィゴツキーは、人為的な手段を用いた「道具的な諸過程」とそれを持たない「自然的な諸過程」との関係を次のような三角形の図式で説明しています。これがいわゆる「ヴィゴツキーの三角形」と称されているものです。

たとえば、A（主体）がB（対象）の出来事を憶えるという時、機械的にそれを憶えるような「自然的記銘」ではA―Bという直接的結合になりますが、Xというもの、たとえば、ハンカチの結び目やメモ、付箋といった記憶の補助手段（この場合は心理的道具）の助けを借りて行われる時にはA―X―Bという人為的な方向づけが生まれてきます。このようなことは私たちの日常では当たり前のようにやっていることですが、そこで使われているものは、社会・文化のなかで蓄積されてきた道具で、文化的な記憶装置として社会・歴

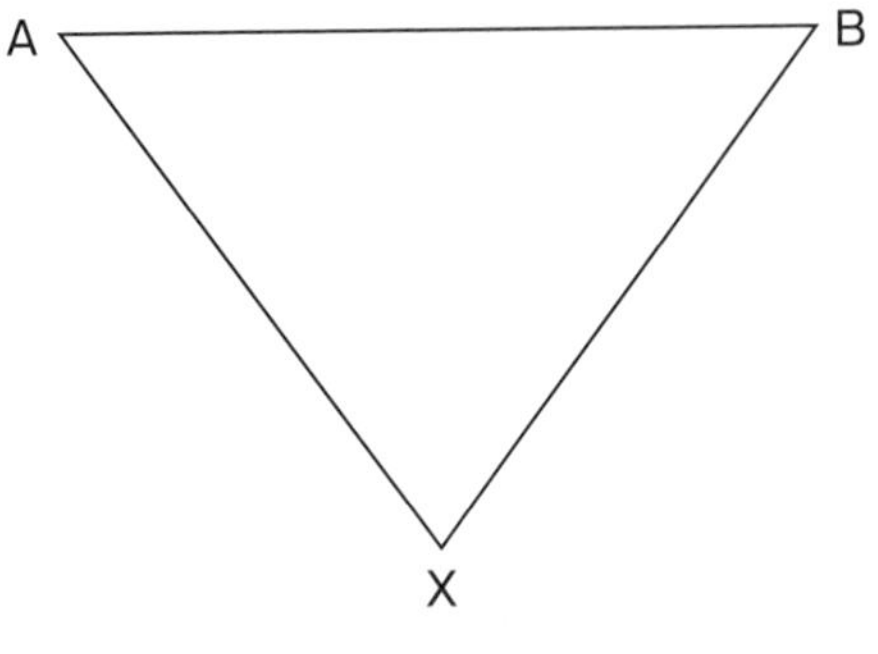


図7　ヴィゴツキーの三角形

史的に形成された心理機能なのです。人間は媒介手段としての道具があるから人間的な活動を展開できるのです。ですから、ヴィゴツキーは『人間行動の発達過程』（1930）のまえがきで、フランシス・ベーコン（Bacon, F）のことばとして「裸の手となすがままの知能は、それほどのものではない。すべては道具と補助手段があって完成される」（邦訳5ページ）と言っていましたが、私たちの日常のなかで道具が果たしている役割の大きさを的確に示しているのです。この本のなかでヴィゴツキーは、ルリヤとともに人類は道具を仲立ちして、類人猿とは違った発達を遂げてきたことを詳細に語っています。

### 道具を媒介にした社会・歴史的なものの生成

ヴィゴツキーは、道具が人間の行動を拡張したことを言うだけでなく、道具によって社会的存在としての人間をつくり、また同時に社会・歴史的な条件が道具を生んだと言います。彼は、人間というものをつくりだしていった道具の存在と役割に深く踏み込んだ議論を展開しています。

ヴィゴツキーは複数の著書で、動物、あるいは類人猿と人間との違いを道具の使用の観点からくり返し指摘しています。たとえば、『心理学の危機』に収められている「行動の心理学の問題としての意識」（1925）では、論文の扉であるエピグラフや本文でも、蜘蛛が糸をたくみに編んでいく様子は、人間の建築士に勝っているかのように思わせますが、実際には蜘蛛も、そして蜜蜂も巣をつくる場合にはあくまでも本能というあらかじめ備わっているものに従って機械的に、同じ仕方で行っているに過ぎないのです。環境に対して受動的な適応をしているだけなのです。機織りをする人や建築士の場合はものをつくる前にどのようなものにするかを前もって頭のなかに持っており、そのモデル、あるいは設計図と実際に造っているものとを比べながら手の動作や糸や木材といった素材に変形・加工を加えることを繰り返しながらつくりあげています。これをヴィゴツキーは「経験の倍化」と称しています。つまり、「二重の経験」という意味ですが、これによって人間は能動的な適応の形態というものを発展させてきたのです（邦訳71ページ）。たとえば、一軒の家を作る大工さんは、設計図を見ながら材木を切ったりして組み立てていくのですが、同時に、家を作っていくなかでは材木の長さを調整しながら全体のバランスを整えているのです。そうしなければ家はガタガタのものができあがってしまうと言われています。これは動物にはない人間だけのものです。そもそも、この論文は、心理学あるいはパブロフ条件反射学で動物の研究を使って、その研究から人間の心理にあてはめて説明していこうとしたことに対して、ヴィゴツキーが強く批判をして書いたものなのです。

『文化的・歴史的精神発達の理論』でも、ヴィゴツキーは、動物はその活動の方法や形態として、自分の持っている器官や組織に制約された形しか持つことはないと述べます。人間は道具を使って自分の活動性の範囲を無限に拡げており、そこであらゆる動物を凌駕しているのです。彼は人間の脳と手が、行動の可能な領域と形態を無限とも言える形で拡げていると言います（「第1章「高次精神機能の発達の問題」邦訳43—44ページ」。その始まりは人間の発達初期の生後1年の末からみられ、道具の自主的な使用や道具の発見へと人は進んでいくとも付け加えています。

このようにヴィゴツキーが述べるのは、先にもみたように、人間心理の研究として人間が使用する道具である言語を考慮することなく動物の行動とその条件反射の理論を使っていたパブロフらの研究に対する批判がその背景にあったのです。ですから、『文化的・歴史的精神発達の理論』の次の第2章「研究の方法」では、人間の行動を心理学的側面から説明するのに条件反射の原理だけでは不十分だと主張します。人間の場合は、社会生活が個人の行動を社会的要求に従わせる必要性というものを生み出したのです。そこから社会生活は、複雑な信号体系—個々人の頭脳における条件結合の形成を方向づけ、調整する結合の手段をつくりだしていくのです。高次神経活動の組織は、それに必要な前提をつくりだし、行動を外から調整する可能性をもたらすのです。

この行動の新しい調整原理を実現しているのがことばであるとヴィゴツキーは言います。だから人間の精神発達は、神経器官の構造と機能といういわば巨大な信号盤をつくりだしたことに加えて、この信号盤への「鍵」、つまり皮質の活動を外から支配し、行動を支配していくことばの巨大な信号体系の形成と獲得へと進んだのです（邦訳106ページ）。ここにヴィゴツキーが人間精神とその活動にとって不可欠な文化的道具のなかでも特にことばと記号の心理的道具を重視していった理由があります。

ヴィゴツキーは「人間の具体心理学」（1929）で、媒介手段としての道具は人間の心理過程のなかで記号的意味という機能的変化を遂げていくことを指摘しています。彼は次のような3つの図式と変化でこのことを具体的に説明しています（図8）。これからみていくことは、先にヴィゴツキーが人間が道具に媒介されていることを具体的に表した「ヴィゴツキーの三角形」について、より深く理解していくためには重要なところです。

この3つの図のなかで、図式Iでは、主体（Subject）は道具を媒介にして客体である対象（Object）とつながっています。これは先の「ヴィゴツキーの三角形」と同じものです。たとえば、自分の持ち物に付けた布や荷札、あるいはかつてペルーなどの古代の中南米で家畜の頭数を紐の結び目の数で表したものですが、これらの布や紐を自分が所有しているものとか家畜の頭数を示すものとして使い始めます。つまり、操作をするようになるとものとしての性質か

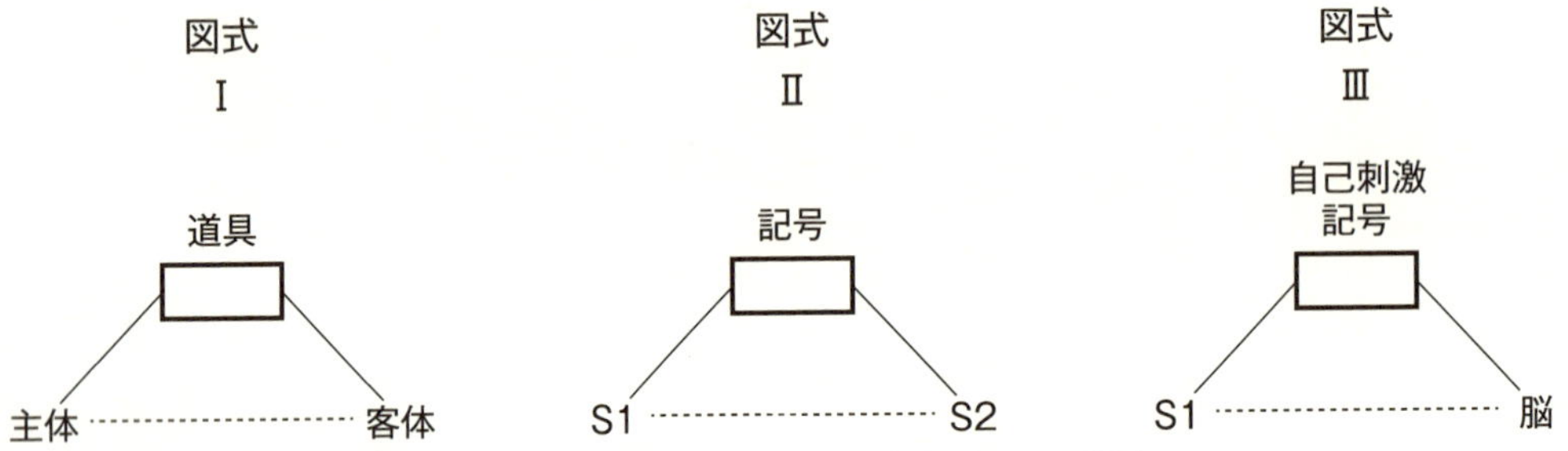

図8　道具：記号、そして自己刺激としての記号へ

ら記号へと変わっていくのです。そして、この変化は脳のなかで新しい条件結合として現れてきます。このように媒介手段として道具は記号としての機能を始めると図式Ⅱのように、S1とS2が他人同士でも、あるいは同一人であっても私（S1）と私の記憶（S2）の間で記号という心理的意味を表現するものになっていくのです。S1とS2が別の2人の場合には、私とあなたの間に共通の意味を共有する社会的関係をこの記号は担うことになります。

このことを次の例でみてみましょう。ヴィゴツキーが『文化的・歴史的精神発達の理論』の第2章「研究の方法」のなかで述べている逸話です（邦訳95ページ）。探検家のアルセーニエフが極東のウスリー地方を調査していた時、ある村で、そこの住民が中国人の李太官から迫害を受けていること、そのことをウラジオストックへ帰る時にロシア当局に伝えてくれるように頼んだのです。翌日、住人たちが旅人を村のはずれで見送ったのですが、その時、一人の老人がアルセーニエフに山猫の爪を渡し、私たちの頼みを忘れないよう、これをポケットに入れておくようにと言ったのです。この逸話は、まさに記憶の手段としての山猫の爪が記号となって、2人に共通の媒介手段として働いていることを示すものです。それが次の図9です。

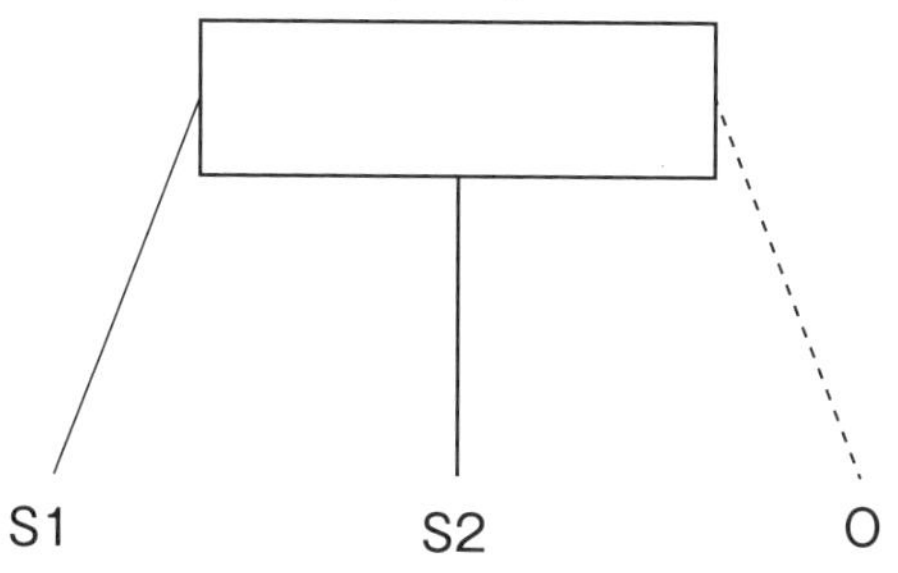

図9　記号としての道具と記憶の共有化

心理的道具が記号としての働きをしてくると、私たちの記憶の仕方、あるいは活動の仕方を大きく変え、また同時、他の人との社会的な関係も変えてきます。記号による操作はそれ自身が社会的意味を持っていることから人間を社会的に結びつけていく社会的作用であり、社会的関係をつくりだしているものです。この記号という物理的なものとは区別される心理的道具は、個人の心的世界では自己刺激としての記号となって私S1と脳のなかの新しい信号結合とその形態の間で媒介作用として働いていきます（図8の図式Ⅲ）。

ヴィゴツキーが人間心理は文化的道具を介して図式Ⅰから図式Ⅱ、さらに図式Ⅲへと変化をしていくとしたことは、彼の言う「文化的発達の三段階」の過程を表しています。つまり、人間心理は「即自─対他─対自」へと変わっていくということです。はじめは道具を媒介にしながら自己が対象と対峙している（即自）のですが、次の段階では記号によって他者とのつながりが可能になり、自己は他者に向けて活動をしていくようになります（対他）。さらに、自己は他者を通して自分自身となっていきます（対自）。その変化は脳の結合変化にもなっていきます。ヴィゴツキーが3つの図式の変化を通して言いたかったことは、この「文化的発達の三段階」という「生成変化」の過程という考えなのです。

## ●心理的道具と技術的道具

ヴィゴツキーは、『文化的・歴史的精神発達の理論』で、文化的道具を技術的道具と心理的道具の2つに分けています。技術的道具は、「労働の手段としての、自然の諸過程を支配する手段としての道具」（邦訳113ページ）であり、「自然の征服に向けられた人間の外的活動の手段」（同上115ページ）です。まさに外に何かをつくっていくためのノコギリ、カンナの類いです。これに対して、心理的道具は「社会的交通（コミュニケーション）や結合の手段としての言語」（同上113ページ）です。心理的道具の記号は、外にある対象には何の変化も起こさないのですが、「記号は、他人あるいは自分の行動に対する心理的作用の手段であり、人間自身の支配に向けられた内面的活動の手段」（同上115ページ）となっています。

ヴィゴツキーは、このように2つの道具は人間の活動に作用しているものに違いがあることを指摘します。そして、彼は、『人間行動の発達過程』のまえがきで、類人猿と人間を比較しながら、類人猿は道具を使うが、それは進化の系列のなかでの生物学的レベルの完成された段階のものに過ぎないとします。ところが、人間の場合は、心理的道具という文化的行動と思考方法を可能にする媒介手段の出現によって文化的成長が実現したのです。文化・心理的発達ですが、それはイメージ、シンボル操作、そして言語という人間特有の媒介手段を獲得したことで人間の活動と思考を飛躍的に向上させたのです。だから彼は「記号」が人間を大きく成長させていった中心になっているもので、ヴィゴツキーが道具のなかでも、心理的道具を特に重視したのはこのような理由からです。

### 心理的道具とその作用

ヴィゴツキーは心理的道具について、『心理学の危機』に収められている「心理学における道具主義的方法」で、次のように述べています。「心理的道具およびそれらの複雑な体系の実例としてあげ得るのは、言語、記数法や計算のさまざまな形式、記憶術のための諸工夫、代数記号、芸術作品、文字、図式、図表、地図、設計図、そしてあらゆる種類の記号などである」（邦訳52ページ）。このように彼が言う心理的道具は記号としての働きをしているものです。そして、彼はこれに続けて、次のようにも言います。心理的道具が行動の過程に挿入されてくると、新しい道具的な作用としての構造を規定するようになって心理的諸機能の全経過・全構造を変異させるようになる（同上ページ）。彼は、心理的道具は人間の心理過程を大きく変えて、それが人間を生み出したと言うのです。このことをヴィゴツキーは類人猿と原始人、そして現代の人間の3つの心理過程を比較しながら具体的に述べていきます。それが『人間行動の発達過程』（1930）です。

ヴィゴツキーは、類人猿の知的行動をケーラーが観察したもの（『類人猿の知恵試験』）を使いながら、その特徴を述べています。たしかに類人猿は、問題を解決する時、たとえば天井に吊したバナナを取るために、棒を使い、リンゴ箱を重ねて踏み台として使うことをします。それは下等な動物が試行錯誤で何度もくり返して新しく学習したこととは違っています。一挙に問題を解決する方法を洞察の形で発見しているのです。そのような問題解決能力を持っています。そして、彼らは道具も一部、使用できます。だが、類人猿は外にある外的自然としてあるものをただ利用しているだけなのです。その道具を変形させ、加工することで自分たちの目的に合うように自然にあるものを変化させていくようなことはしないのです。それをするのは人間だけです。人間は道具を使って自然を変え、また自然を支配します。その主要な活動の形態は労働です。人間は道具をつくり、さらには道具をつくるための道具をつくることもします。そこで類人猿と人間を分けているもう一つの大きな違いは手の発達です。人間の手は猿がまねのできない数百の手の操作をします。手を自由に使えることが労働のための前提になっており、またそれは労働によって手の自由が可能になったとも言えるのです。ちなみに、関昌家と鈴木良次が編集した『手と道具の人類史』（2008）では、系統発生的な時間のなかで人間が手と道具で物を加工することが人類の発展を可能にしたことを学際的に論じています。この本は道具の使用という観点から作業療法がめざしていくことを論じる目的で編まれたもので、関も治療のなかに作業を位置づけていくことは、「簡単な物をつくることで生活に必要な技術を学び、その過程で脳や身体機能の基本的部分を再構築することだ」（21ページ）とも述べています。人の身体的活動の基本は人類が長い歴史のなかで行ってきた物をつくることにあるとしています。それは人類史の経過をくり返していることなのかもしれません。

ヴィゴツキーは『人間行動の発達過程』の第2章「原始人とその行動」で、いかに人間は心理的道具を使いながら文化を構築し、またそのなかで人間は能力を発展させてきたのかということをめぐって、その社会・歴史的発展の経過を詳細に論じています。そこでの記述からは人類の歴史の初期から人間が利用してきたまさに心理的道具の使用の原初形態を明らかにしてくれます。それは、人間は自分たちの活動の歴史や記憶を外的で人工的な記憶装置を利用してきたということです。古代ペルーやその他の地域では、クピプとかキープと呼んでいる紐に結び目をつくって、自分の家畜の頭数を記憶したり、計算する方法として利用してきました。同時にそれらは個人の記憶装置を超えて、部族の歴史を表す年代記や彼らの世界観を表現するものとしても使われてきました。

たとえば、赤い紐は戦争、緑はとうもろこし、黄色は金を示すというようにさまざまな色の紐が特別の意味を表現しています。古代ペルーのある部族ではそこの代表者がその土地の様子や歴史を表現したもの（クピプ）を首に下げて、中央から視察にきた者にはこれを示して税の徴収、戦争のことなどを説明するものとして利用してきたというのです。その具体的なものが図10の写真です。これはアンデス文明の遺品としてされているものです。その他、ヴィゴツキーは恋人にあてた手紙に書かれた地図であるとか、芦や貝殻、果物の皮を結んでつくったものを手紙として使ったことなどを例として述べています。

今日、最新のテクノロジーの発展のなかでさまざまな記憶や活動の記録装置を私たちは手に入れ、利用してきていますし、心理的道具としての質も量も大きく変わってはいるのですが、媒介手段としてそれらに支えられ、また利用しているその基本形態は変わっていません。人間の心理的活動がいつも文化的なものに支えられているということです。私たちの活動はいつも文化的、社会的な意味を持っています。時々、人はそのことを忘れてしまいますが。

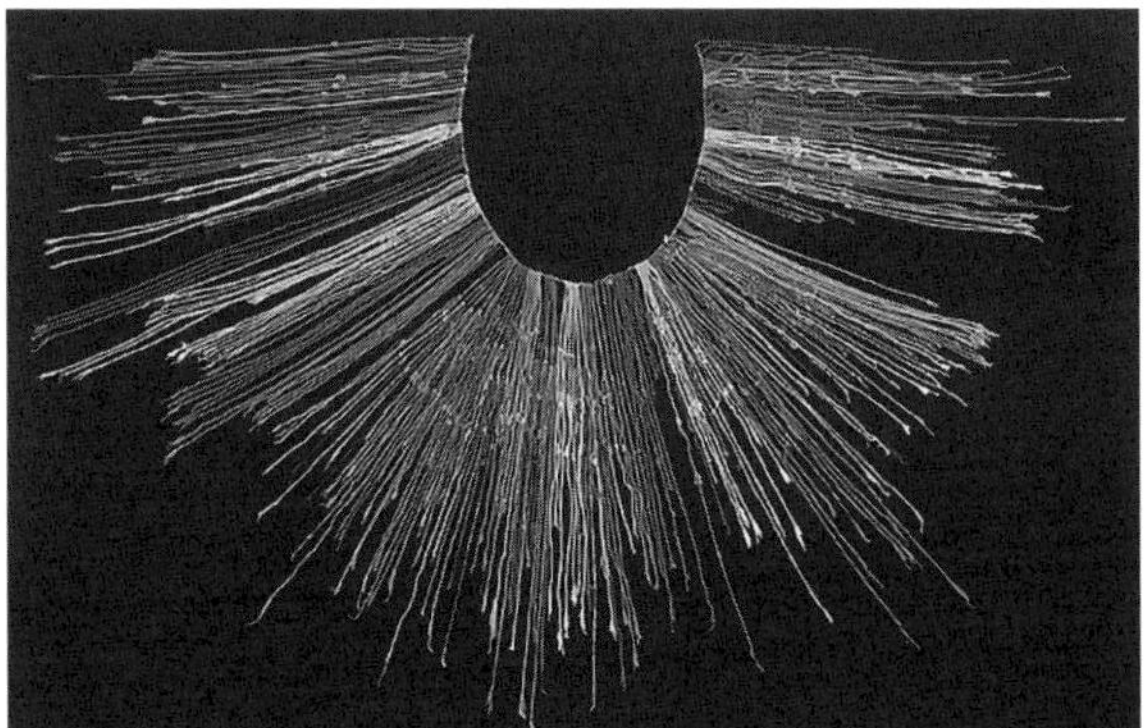

図10　インカ文明で使われたキープ

**技術的道具**

ヴィゴツキーは人間心理の形成とその発達の問題を解くことに重点を置いてきました。前のところでみたように、文化的道具のなかでも心理的道具である言語や記号、さらには記憶の方法などが主に論じられ、技術的道具についてはあまり検討されてきませんでした。だが、人間の活動を考えた時、技術的道具に支えられていることや、この道具が深く人間の日常活動に関与していることは間違いありません。そこで、ヴィゴツキーの研究では十分に検討されることのなかった技術的道具に焦点を当てているのがヴィゴツキー派のワーチです。そもそも、ヴィゴツキーが生きていた80年以上前の時代では、今日の私たちが体験しているような新しい道具の出現や技術革新の急激な変化はそれほどなかったことからすると、彼が技術的道具を重要視しなかったことは当然かもしれません。しかし、今や良くも悪くも技術的道具は私たちの生活の様式や価値観に大きな変化をもたらしています。ITやAI技術、生物学や医療の分野での分子生物学の研究、IPS細胞などの出現、あるいは内視鏡やMRIといった肉体の内部を可視化する装置の発明などは今や普通の人間が経験していることです。

技術や道具の変化が人間の活動に及ぼしていることの分かりやすい例としてワーチが『行為としての心』(1998) であげているものに、スポーツ競技の棒高跳びの記録とそこで使用されたポールがあります。ポールはヒッコリーから竹ポール、スチール、そして、今日のグラスファイバーへと変わっていったのですが、それに伴って記録も大きく塗り替えられてきました。この競技では、ポールの使用についての規定がないことで、より高い飛べる素材が使われていった。もちろん、この「棒高跳び」の記録の変遷にはポールという媒介手段の変化とそれを使いこなす競技者（行為者）の技能の習熟化が不可分に結びついていて、まさに自分の道具にしていくことが不可欠の過程として存在しています。実際、グラスファイバーがはじめて使用された1961年にG・デービスが出した世界記録は4メートル83センチで、その前年までのスチールポール時代にD・ブラッグが持っていた世界記録の4メートル80センチからわずか3センチ上まわっているだけでした。グラスファイバーを使いこなすためにはさらに時間が必要であったことがこの後の記録の変遷は示しています。この後、6メートルの大記録を樹立することになります。元々、グラスファイバーは軍需産業のなかで開発されたもので、これが棒高跳びの道具となったのです。

技術的道具が他の分野に転用されている例はこれ以外にも多数あります。無線装置もそうですし、私たちが日常使っているGPSもそうです。これについては一つの逸話があります。GPSは軍事用としてアメリカ国防省が開発し、そのために人工衛星が打ち上げられました。今日では、これは民生用としても使用されていますが、そのきっかけになったのは一つの悲しい事件が背景にあります。1983年の9月に大韓航空機がアラスカのアンカレッジからソウルへ向けて飛行している時に、カムチャッカ半島を通過したあたりから旧ソ連領内に入ってしまい、ソ連の空軍によって宗谷岬の北で撃墜されてしまったのです。この事件で269人全員が死亡しました。この事件を受けて、時のアメリカ合衆国大統領のロナルド・レーガン（Reagan, RW）は、このGPS電波を民生用にも使用する許可を出すことになったのです。

このように、本来は別の目的のために開発されたものが、使える道具として利用されてくることが多いのです。人間はこの種の技術的道具を自分たちの目的のために利用し、適応の範囲を拡大し、また自然や環境を統制するための手段として使えるものならば何でも使おうという方向で動いています。それが時には環境破壊であるとか、人間がつくった道具の制御が難しくなって暴走を始めてしまうといった負の部分を抱え込むことも多いのです。原子力装置の類いのように。

道具の使用が思いがけないことで起きることもまた多くあります。偶然の要素がそこに入り込んでいることが歴史的経過からも分かります。具体的な例として日常の生活で使われているものをあげてみましょう。今や誰もが使う紙コップは、はじめは飲料水販売機で水を飲むために1セントコインを入れると紙コップが出てくるものとして使われていました。これが駅のホームなどでブリキ製のコップで水を飲んでいたために結核菌が蔓延するということがあって、その防止のためにこの紙コップが使われ出したのです。あるいは、魔法瓶も元は、物理学者が液体ガスの保存のためにフラスコの表面に絶縁体を貼ったものでしたが、これを後になって「サーモス」として売り出し、爆発的に広まったのです。この種の道具の開発、そしてそれを利用して商品として普及されていったものには「曰く因縁」があります。小さなものではゼム・クリップ、安全ピンに鉛筆、少し大きなものでは電子レンジなどは日常何も考えずに使っているものですが、そこには道具の歴史的変遷があります。これらについては、柏木博の『日用品の文化誌』(1999)に詳しいですし、ヘンリー・ペトロスキー(Petroski, H)が書いた2冊の本『フォークの歯はなぜ四本になったか』(1992)、『ゼムクリップから技術の世界が見える』(1996)から道具と技術の変遷の様子を知ることができます。

道具、特に技術的道具は私たちがあずかり知らないところで開発され、つくられたものが広く行き渡っているものが少なくありません。そこではともすると道具の機能を考えることなく受け入れてしまうことがあります。ですが、私たちにとっては道具を自分の行為の目的と動機に沿って選択するのが本来の姿です。たくさん詰まっている道具(ハンマーやドライバーなど)のなかから今の自分の仕事に役立ちそうなものを「道具箱(tool box)」のなかから選ぶということです。あくまでも道具は手段です。道具を使い、活動をしているのはまぎれもなく当事者の私たちであり、私たちは積極的に道具を利用し、文化の消費者だけではなく、制作者だということです。このことをワーチは『心の声』では、「道具箱のアナロジー」と称しています。それは能動的に道具の選択と使用をするのが道具に支配されないようにしようという警告でもあります。

ワーチがこのように注意を促さざるを得ない事情は私たちの日常にはしばしばあります。それは今、筆者自身がこの原稿を書いているこの瞬間でも起きています。それはパソコンのキーボード配列です。今日、どのパソコンでもすべてキーボードの配列として、第1列の左端からのキーはQWERTYの順で並んでいます。これは通常、「QWERTY型」と言われる配列です。その始まりは、手打ち式のタイプライターのキー配列からです。かつてキーボードの配列は器械によってまちまちでした。たまたまレミントン社製の「QWERTY」型配列のものを使ってブラインドタッチ法を開発したタイプライター学校がタイプスピードを競う大会で優勝をしたために一気にこのブラインドタッチ法とともにこの器械のキー配列が広まり、固定化してしまったのです。このキー配列は手打ちのタイプライターでは人間が速くキーを打ってしまってアームが絡まるのを防ぐためにわざと人間工学的には打ちにくい配置にしていたという代物でした。今やタイプライターの物理的な動作の制約などまったく受けない電子的なキーボードを使っていますし、もっと人間工学的には優れたキーボード配列(たとえばドボルザーク型の配列)もあるのですが、誰一人として変えることなく昔の130年以上前に考えられた配列を当たり前のように使っているのです。ここに道具使用の固定化と強制化があります。道具にはあてがいぶちとして与えられたものとして私たちが受け入れてしまう強制力が時にはあるということなのです。

ここで、私たちと道具の関わり方に一つの示唆を与えてくれることを考えてみます。美学の研究者で、かつ教育学者の木村素衞の言う道具の「離身性」です。木村は日本を代表する哲学者・西田幾多郎の弟子で、表現手段と身体によって外部へ向けて表現したいものを形として表現すること、そのことで自己と世界とを構築していくという「表現行為論」を展開した人でした。彼は次のように述べています。身体は肉体という物質的自然の一部でもあり、同時に身体は主体の意志によって動き、意志を実現するものです。私たちは身体と道具を媒介にして自己の内にあるものを自分から離れて外へ向かって表現していきます。ここから身体と自然物である道具との融合が起きてきます。ここでは道具は身体の一部になっているのです。同時に、道具は用が済めば身体から離れて完全な自然物、客観的な存在ともなります。木村は道具を身体から離すことができる点が道具の持っている大きな意味であると言います。私たちは自分の身体を手離すことはできませんが、道具は活動を終えるといったん自分の身から離すことができるのです。このことを木村は道具の「離身性」と呼んでいます。この「離身性」から別の道具で代用するという「代用可能性」と「公共性」が出てくるのです。新しい道具がとって代わるといったこと、それによって私たちの生活も大きく変わってきます。そして、道具は自分だけの専有物ではないということです。これらは彼の「身体と精神」という論文に書かれています。

ワーチは『行為としての心』で道具が持っている二面性を指摘します。ヴィゴツキーの場合は、主に媒介手段としての記号システムに特化させながら思考や概念発達との関連で論じていることもあって、人間の合理性の発達に媒介手段が貢献することに肯定的な態度をとることが多かったのです。しかし、この媒介手段は思わぬ方向で人間の活動を妨げるような要因を含んでいることもあります。時には権威や権力と結びついて私たちの思考を方向づけてしまうこともします。私たちが日頃使っている専門用語を考えてみるとそのことがよく分かります。専門用語という文化的道具を使って私たちは現象を説明したり、分類し、また納得したりします。時にはお互いに情報を共有し合うことができたと信じたりします。このことをケネス・バーク（Burke, K）は『象徴と社会』（1989）で「用語のスクリーン（terministic screen）」と呼んでいます。私たちは道具なしで済ますことなどできなくなっていますし、この便利さを否定することなどけっしてできないのです。「用語のスクリーン」の一つの例に、専門用語や概念、理論があります。これらはたしかに物事や事象を理解し、把握するのに便利です。専門用語を熟知していると、その分野の専門家になったような気持ちになります。そうであるからこそ、逆に私たちはこの用語や概念で物事を見てしまってもいるのです。いかにこの「用語のスクリーン」に縛られてしまっているか、そのことを自覚しておかなければならないということでもあります。ワーチはこのように言うのです。

**リハビリテーションの道具**

リハビリテーションの治療で使われる道具は物理的な物体です。ですが、宮本は『リハビリテーション身体論』（2010）で、認知神経リハビリテーションで使われる道具はあくまでも患者が道具の操作を通して自己の身体図式や身体イメージを再構築する心理的道具だとします。宮本はこの著書の第7章「ヴィゴツキーとリハビリテーション」で、ヴィゴツキーの道具論、特に心理的道具の考えを述べながら、ペルフェッティらは独自の道具を開発しながら認知課題をつくりあげていったことを指摘しています。ここから認知神経リハビリテーションにとってヴィゴツキーの心理的道具論との密接な関係を知ることができるのです。宮本は次のように述べています。「認知運動療法の道具は・・・『身体を使って思考するための道具』、あるいは『身体を使って脳の認知過程を活性化するための道具』として開発されている」（208ページ）。そして、認知運動療法の道具の使用方法は身体が物体に働きかけて外部世界（客体）を変化させるものではなく、自己（主体）に働きかける問いとなっている。つまり、内面的な思考に対して働きかける手段であって、これによって、自己という内的な主体に対する『認知（cognition）』が生成する（同上ページ）」とも言います。

さらに宮本は例のヴィゴツキーの「三角形」の図式を認知神経リハビリテーションの道具を利用した訓練の問題として再解釈することを試みています。ヴィゴツキーの理論とリハビリテーションの実践とがどのように結びつくのかを媒介手段としての心理的道具の視点から論じた重要な部分です。ですが、それは新しい解釈でもあり、ヴィゴツキーの「三角形」でどこまで認知神経リハビリテーションの道具を用いたリハビリテーションの過程を説明することが可能なのかという問題を含んでいます。前述した「ヴィゴツキーの三角形」（図7）を認知神経リハビリテーションで用いる道具の使用にあてはめてみると、身体と脳による活動をする主体：Aが、目の前にある物体で物理的な形状をしたものや触覚的属性を持った客体：Bに直面します。その時、A―Bのつながりだけでは、たしかに宮本が言うように、上肢の訓練として、Aはタブレットの小型パネルの図形を見たり、触って、運動イメージ（「知覚仮説」）を持つだけになります。訓練でめざしたい問題というのは、AがBの対象から知覚の「仮説」を超えて、「認知」を獲得していくことなのです。つまり、図形の○や△の形を知覚するだけではなくて、A―Bの間で起きている双方向のフィードバック情報を通して運動と知覚を統合した身体図式あるいは身体イメージを形成していくことなのです。そこに媒介としてのX：心理的道具が加わることでこの形成が可能になってきます。それは前のセクションでも詳しくみてきたメルロ＝ポンティの「身体の（指向性）志向性」であり、ゲシュタルトの生成です。もちろん、X：心理的道具は主体が最初から持っているわけではありません。主体AがBの対象に運動的に関わっていくことと、それに加えてセラピストは患者の運動を通して感じることをガイドしたり、具体的に認知的課題を提示していくことによって患者の「気づき」を促し、それらが統合されて心理的道具：Xとなっていくのです。実は、「ヴィゴツキーの三角形」には本来はこのような形成の過程を想定していたはずなのですが、説明図式としては形成と変化の動きは表現されていません。たしかに、「ヴィゴツキーの三角形」には本来はヴィゴツキーの「発達の最近接領域」で考えている患者とセラピストとの協同の活動の過程が想定されているのです。問題はどういう課題を設定され、セラピストからのどういう課題の提示で変化が起きるのかということです。

宮本は、このリハビリテーション訓練のなかで起きているまさに「形成過程」を「ヴィゴツキーの三角形」という動きのない図のなかに動きを与えて説明しようとしているところがあります。筆者はここには説明としての無理を感じるのです。特に心理的道具として記号の意味をつくっていくこと、さらにはこの記号の形成は最終的にはA―B―Xの間の新しい信号連結を可能にする脳の結合形成という主体内部の変化を考えなければなりません。そこで、主体の変化を表したものがヴィゴツキーの書いた先の図8です（図7とは三角形が逆になっていますが意味は同じです）。この図8には図7にはない形成と移行の過程が入っています。これがまさにリハビリテーションの訓練で起きていることでしょう。ですからリハビリテーションにおける変化を言うためには図8の方を使った方がうまく説明できるのです。あるいは、使うべきなのです。図8にあるように、道具が心理的意味として機能してくると、そこでは道具が記号的意味となっていきます。そのことも図8ではうまく表すことできます。たとえば、S1とS2が同一人の場合には、対象を記号として表象していく変換が起きていますし、S1とS2が別の二人の時には記号としての意味を共有していくことをみることできます。認知神経リハビリテーションの場面では、患者とセラピストは道具とそこに運動的に関わる過程で生まれた道具の記号的表象と意味を共有しています。それと同じことが図9にはヴィゴツキーが書いた記憶装置としてウスリー地方の住民（S1）が渡した山猫の爪（O）を心理的道具の意味である記号に変え、これを渡されたアルセーニエフ（S2）は記号＝記憶として共有していったことが表されています。客観的な対象である（O）を記号として表象したものを二人は共有していったのです。そして、この図9を認知神経リハビリテーションの場面に当てはめてみると、患者（S1）とセラピスト（S2）はタブレットの図形（O）を記号という心理的道具にしたものを共有していることがここでもうまく表すことができるのです。

ペルフェッティは『認知運動療法と道具』（2004）で、治療訓練は中枢神経系の改変させるための「刺激」であり、またそれだけでなく、患者にとって重要な「生きた経験」になっていると指摘をしています。このことばからはメルロ＝ポンティが重視していた「身体を生きる」という発想が想起されます。

そもそも、心理的道具を形成していく過程には、外部にある物的対象を内部の心理的道具としての記号を生成していくようになるということがあります。具体例で考えてみましょう。缶詰製造の現場で使われる打検棒という道具と、打検士という人が持っている技能と能力があります。ものをハンマーなどで叩いて、その音と振動の具合からそのものの不具合をチェックするという方法は、打音検査と言って列車などの車両検査でも広く行われています。今とりあげている缶詰製造現場では、打検士は缶詰の製造工場の大きな騒音のなかで、一度に製造ラインから出てくる製品を叩いて不良品であるかどうかを瞬時に判別するという特別な技能が必要になっています。缶詰はなかが見えないので規定量が入っているか、腐っていないかなど、不良品を製造過程で排除しなければならないのです。そこで、打検士という技能を持った人が打検棒で缶詰の上を叩き、音と棒を通した触覚から不良品か否かを相当の精度で判別していくのです（図11）。この打検棒を通して検査する人は音と手の感覚で判断していくのです（図は横浜市の有限会社・共和包装のhttp://www.kyowahosou.co.jp/daken.htmlより）。この道具は打検士の目と手の触覚の延長として機能しているのですが、この道具そのものは何かをつくることはないのですが、打検士という人の活動と一体になった時にそれは心理的道具としてなって働いていくのです。いわば、打検士の不良品か否かを判別する認知能力を媒介する道具となっていきます。

リハビリテーションの訓練過程で、訓練道具が主体の関わりを通

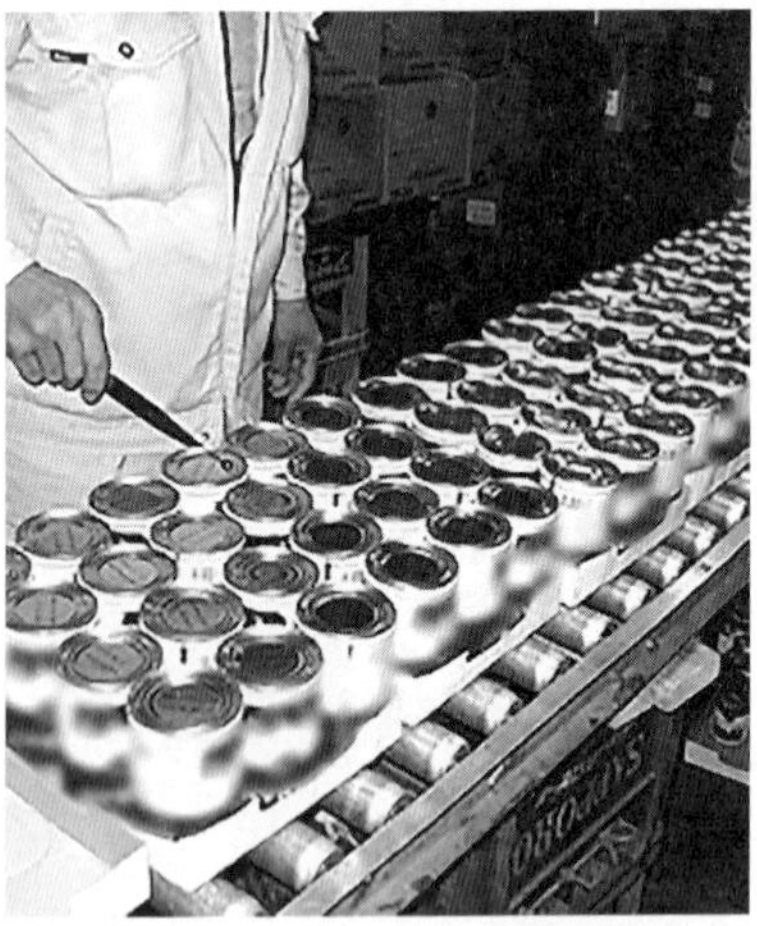

図11　打検士と打検棒

して心理的道具となっていくのと同じことです。打検士は道具を媒介にして「身体の指向性（志向性）」によって対象を手なずけ、自分のものにしているのです。そして、リハビリテーションにおけるセラピストもまた、患者との共同の作業のなかで認知課題という道具を媒介にしながら自分の身体の自由度を高め、手なずけていくことをめざしていると言えるでしょう。

人類学者のクロード・レヴィ＝ストロース（Lévi-Strauss, C）とアンドレ・ルロワ＝グーラン（Leroi-Gourhan, A）がオーストラリアの先住民が先祖の霊と交流するための道具として使われたものとして報告しているのに「チューリンガ」があります（レヴィ＝ストロース、1962）。石や木片に螺旋や直線、点などを刻んで模様を描いたもので、自分の祖先の肉体を表現したものとか、神話を表しているとも言われています。呪術師はこの道具を手でなぞることで先祖の霊と交信するために用いるとか、あるいは祭祀を行う時の朗唱の時に使われます。ルロワ＝グーラン（1965）は刻まれた線は朗誦の時にリズムをとるための外部記憶装置、今日で言えばカンニング・ペーパーのようなものだとも言うのですが、いずれにしても「チューリンガ」は心理的道具として働いています。そして、媒介手段としての働きをするためには長老の特別な経験がそこに加わることが必要です。誰でも朗誦が可能になるのではないのです。心理的道具は社会・文化的なものとして外部に用意されている場合もありますが、主体の経験や活動がそこに加わることでその働きがつくられてくることがあるということです。認知神経リハビリテーションで使用される道具が心理的道具として作用してくる過程にも課題の道具への患者の主体的な関わり、そしてセラピストの適切なガイドがあることは論を待たないでしょう。

## 語りという心理的道具

心理的道具は人間の内面的活動を展開していくための仲立ちとして機能するものです。ですから言語、文字に代表される記号としての道具、さらには芸術作品も含めることができます。

近年、語られた作品である小説（ストーリー）と、それを語る活動を含めて「ナラティブ」としてまとめて言われることがあります。この語られたもの、そして語ることは人間の心理的活動を支える心理的道具になっているのです。このように「ナラティブ」を心理的道具として位置づけているのが、先にとりあげたヴィゴツキーの文化的道具論を独自の観点から展開しているワーチです。彼が『行為としての心』のなかで論じている「文化的道具としてのナラティブ」です。ここでは、ワーチの場合は、主に国の歴史として語られ、過去の歴史的出来事を表象する形で物語として語られたものがそこに生きる人たちの民族的アイデンティティを形成していくまさに「心理的道具」として機能していることをいくつかの事例から述べています。たとえば、アメリカ合衆国の歴史については一つの固定化された視点で語られた学校教育のなかで使われる歴史教科書では、ステレオタイプ的な歴史の知識しか形成されないこと、それに対して北欧のエストニアでは、かつてソビエトブロックの一員という立場で書かれた歴史があるのに対して、それとは違う自国の歴史が自分たちのことばで語られてきたこと、まさに自分たちの歴史をつくっていくための心理的道具として語りを続けてきたことがあります。この自分たちの国の歴史を、与えられた物語ではなく自分たちのこととして語り継いできたことが彼らの民族的自立を促し、国として独立を勝ちとったのです。ここに、自分たちの活動を表象し、まとめていくことを促すものとして心理的道具としての語りがあります。

それは私たち一人ひとりが行っている活動でもあります。けっして難しい物語を書くとかということではなく、日常の何気なく発することばが自己の活動に意味を与え、また他者がそれを聞くことで、共有がつくられます。実は、このことをリハビリテーションの場面で起きていることとしてとりあげてくれているが本田の『豚足に憑依された腕』のなかでの患者の語り、そしてセラピストである本田の語りなのです。この本は臨床の治療の記録ですが、同時にそれは語りという心理的道具が当事者である患者がリハビリテーションのなかで自分と身体をどう感じ、受け止めているか、その内的心理の世界を語っていく手段=媒介として働いている様子を私たちに教えてくれているのです。そして本田自身が患者と語り合うことを通して、患者の世界を知っていく心理的道具にもなっていること、心理的道具を手にしていく過程でもあるということなのです。このことが見事に描かれています。語ること、その声を聴くこと、そして語り合うことはまさに心理的道具による活動なのです。「ナラティブ」は治療です。そして患者を知り、共感をしていく窓であります。本田の著書は大部なものです。一部だけをとりあげることは誤解を招いてしまいます。詳しいことはこの本を読んでもらうしかないのですが、ここには間違いなく、もう一つの心理的道具による内的な心理世界の構築と心理的道具の新しい可能性が展開されています。

## 6 心理システム論と具体性の心理学―ヴィゴツキーとルリヤの思想の根源にあるもの―

最後のセクションとして、ここではヴィゴツキー、そしてルリヤが人間の精神世界をどのように考え、またどのように理論化を試みようとしたのか、その思想の根源について考えます。

ヴィゴツキーが彼の心理学研究としてめざしていたのは人間の意識世界の解明でした。そして、彼が人間の精神を考えていく時にとった基本的な姿勢は、人間の活動はさまざまな要因が複雑に関連し合い、全体としてまとまって機能するというものでした。心理システム論です。この考えは、かつてヴィゴツキーとともに研究をしたルリヤも共有していました。ルリヤが神経心理学者として高次脳機能障害の研究に取り組んだ時にも、脳の機能をシステム論としてとらえ、リハビリテーションでは脳機能の再編成によって機能回復をめざすという考えに発展させていきました。そして、ルリヤの言う「体系的力動的局在論」や「機能再編成論」は認知神経リハビリテーションでは共通認識ともなっているものです。

ヴィゴツキーとルリヤはともに人間精神を考えていく時に、生活のなかで具体的に生きている人間の生の姿をとらえ、研究していくことをその基本にしました。抽象的な形で人間精神を論じるのではなく、具体のレベルまで降りて人間の心理をみていこうとしたのです。これがヴィゴツキーの「具体性の心理学」です。具体的で個性を持った「人格」として人を位置づけ、人間が生活のなかで「ドラマ」として展開していくことを論じなければ人間の精神や意識の解明はできないと考えたのです。もちろん、「人格」と言い「ドラマ」と言っても、それらはあくまでも社会的なものと切り結ぶ形で存在しているものです。

このような、ヴィゴツキーの「具体としての人間」という考えは、ルリヤが人を抽象的な形で論じるような研究ではなく、一人ひとりの人間にこだわった研究をめざした「ロマンティック・サイエンス」へ引き継がれているのです。このルリヤの姿勢を認知神経リハビリテーションでは多くの人が共有しているものでしょう。

## ◉ヴィゴツキーの心理システム論とルリヤの機能再編論

### ヴィゴツキーの心理システム論

ヴィゴツキーが人間精神は多様なものが複雑に関連し合うなかで起きていることを論じているのが「心理システムについて」（1930）です。その他「意識の問題」（1933）、「心理と意識と無意識」（1930）でも彼は人間の意識をシステムとして論じています。彼は、「心理システムについて」で、人間の高次精神機能は複合的なものが統一された形で構成されているとして、次のように言います。「発達過程、とくに行動の歴史的発達の過程において変化するのは・・・諸機能相互間の関係、結びつきが変化し、修正され、先行段階ではみられなかった新しい組み合わせが生ずるというものである。それゆえ、ある段階から別の段階に移行する場合の本質的な相異は機能内変化ではなく、機能間の変化、機能間結合、機能間の構造の変化である」（邦訳11ページ）。このように、ヴィゴツキーは諸機能を相互に結びつけて新しい可変的関係が生まれてくることを心理システムと名づけたのです。ヴィゴツキーが人間精神の発生と形成の基礎に位置づけたのが機能間の新しい組み換えでした。

ヴィゴツキーは人間の精神を歴史的・文化的な変化と、個人レベルでの成長変化という2つのレベルで考えていますが、いずれもこの変化はシステムの改変によって起きているとしたのです。それはこれまで何度もふれてきた精神間機能から精神内機能への変化というヴィゴツキーの考え方でもありました。もう一度確認をしてみますと、ことばは集団や仲間との間の合図や意思疎通の方法として使われているもの（精神間機能）が、今度は自分の思考をコントロールするためのもの（精神内機能）へと変わっていくというものでした。精神間から精神内への移行はまさにシステムの間の改変なのです。彼は子どもが指さしの機能を知っていく過程で起きていることを「心理システムについて」ではシステムの改変として説明し直しています。次のようなものです。幼児期に子どもは母親から注意を向けるように指示されたものに目を向け、視線や注意を共有することで母親と子どもの間の意識の共有が起きますが、次第に母子間の分離が起きて、自己というものが立ち上がってくるのです。そこで、注意の機能も変化が起きて、子どもは自分で自分の注意を向け始め、自分のなかに母親が指示したものを取り組んで、自分で母親役として振る舞うようになるのです。そこで、ヴィゴツキーは「子どものなかに精神間の機能と精神内の機能をまとめる諸機能の複合的なシステムが生じた」（邦訳18ページ）と言うのです。

ヴィゴツキーは、思春期特有の問題もパーキンソン病も、そして統合失調症もその背後にあるのは心理システムがみせる現象だとしています。思春期は世界観と人格の形成というシステム統合の課題を抱えた時期であり、また統合失調症は思春期とは逆にシステムの崩壊としてそれは現れ、思春期に形成されたものが崩壊される現象とするのです。要するに、問題は知的、情動的な変化というよりも既存の諸結合の崩壊、システムの崩壊として考えるべきだということなのです。

ヴィゴツキーが意識を心理学として研究していくための方向と課題を論じた「心理と意識と無意識」でも、システム論的発想を持つべきだと主張しています。ここでも彼はすべての意識活動は諸活動間が結合し合いながら展開していると言うのです。ヴィゴツキーは人間精神や意識を研究していく時に無意識も全体のシステムを構成するものとして扱うべきだとも言います。フロイトの言う無意識な過程は直接意識できるものではないし、今という現在的行為のような形で表れているものではないのですが、この今、起きているという現働的なものに影響を与えている潜在的なものがシステムのなかにあって、人間の精神構造全体のシステムを構成しているのです。彼は人間の心理過程はさまざまなものの複合的かつ複雑な過程であって、そのなかには意識の部分だけではカバーできないものがあると言います。だから心理学では心理学的意識と心理学的無意識を語ることは十分に正しいことであって、「無意識的なものは潜在的意識的なものなのである」（邦訳73ページ）としています。無意識は意識や現在的行為に関わる潜在的な役割を持ち、それらが連関しているシステムになっているとヴィゴツキーは考えるわけです。

**ヴィゴツキーの臨床に向けるまなざし**

ヴィゴツキーは研究の初期から障害児の心理とその教育の問題に取り組み、理論と実践の問題をつなげる姿勢を持ち続けていました。たとえば、彼が障害の問題として早くから取り組んでいたのが、聴覚の障害とその教育の問題でした。彼は結核という病を持っていたために、国外に出かけることは生前1回だけでしたが、彼が唯一国外の研究会に出席したのは英国で開催された国際聾唖教育研究大会でした。この時にはドイツにも寄ってクルト・レヴィン（Lewin, K）のところも訪れています。彼はルリヤとともにレヴィンと研究の交流を深めており、レヴィンの障害児の発達研究を参考にしながら研究しているところも多くあります。

ヴィゴツキーは亡くなる少し前からモスクワの実験医学研究所の精神神経学クリニックでブリューマ・ゼイガルニク（Zeigarnik, B）とともに成人の精神医学的な病態研究に取り組んでいます。彼は失語症、統合失調症、アルツハイマー症、パーキンソン病、ピック病といった多様な精神症状の患者の特有の感情レベルと知性の問題についての臨床心理学的研究を行っているのです。これらのいわば病態心理学的研究では臨床的な問題と同時に、情動と知性についての理論的問題の解明も行っています。それがヴィゴツキーの最後の未完の仕事となった情動の研究です。彼が残していった未完の手稿『情動の理論』（1931-33）は彼が障害児心理学や成人の精神病の臨床的研究を行っていた時期に書かれたものであり、情動と知性の関係についての彼の関心を背景にしたものです。ヴィゴツキーが情動の理論に取り組んだのは、情動と知性関係とそれらの組み合わせが人格＝「心理システム」であると考えたからでもあります。

失語症についてもヴィゴツキーはシステム論に基づく説明をしています。クルト・ゴルトシュタイン（Goldstein, K）らによって詳しく研究が行われ、メルロ＝ポンティもとりあげているシュナイダーという第一次世界大戦で大脳の後頭部・視覚野に銃弾が当たり負傷した症例についてです。コップの水を飲む行為や自分の鼻を指でつまんで欲しいという指示に運動動作で正しく答えることができるのに、この行為をことばで表現することができないという具体的運動と抽象的な言語表現の間の対応関係が壊れてしまっていました。ヴィゴツキーは、この症例をそれぞれの運動系と認識系には問題はないものの、脳の損傷によって複数の機能系を統合する全体のシステムが機能しなくなったことによると考えたのです。彼は「心理システムについて」では次のように述べています。「脳の精神過程の実体となるのは個々ばらばらの活動領域ではなく、脳の器官全体の複合システムである」（邦訳33ページ）。ヴィゴツキーの結論です。すべての問題が機能内だけでの変化にあるのではなく、そこから生じる結合の変化と無限に多様な運動形態にあり、一定の発達段階で新しい総合、新しい連結機能、それらの間の新しい結合形態が生じるということです。

私たちは、システムとその運命に関心をもたねばならないのです。私には、システムとその運命、これらの2つのことばのなかに、私たちの差し迫った活動のアルファとオメガ（根源）があるように思われます（同上邦訳37ページ）。障害の問題を通して人間精神はまさに多様な機能の連関、システムとしてあるとヴィゴツキーは言います。

## ルリヤのシステム論と機能再編成論

ルリヤの経歴や研究についてはすでに第1セクションでも述べましたので、ここではそこではふれなかった彼の神経心理学研究について、システム論と関連づけてみていきます。

ルリヤはモスクワ大学の実験心理学研究所でヴィゴツキーらと共同研究を行い、ヴィゴツキーが亡くなる1934年まで子どもの心理発達や文化の問題を一緒に研究していました。ヴィゴツキーは亡くなる1934年にモスクワ第一医科大学に医学生として入学し、医学の勉強を始めていますが、その時、ルリヤも同じ大学に入学し、医学的な側面からの心理学研究を始めています。その後、ルリヤは1936年にこの医科大学を卒業し、1942年に失語症の研究で博士号を取得しています。第1セクションでもふれましたが、第二次世界大戦でドイツとの戦いによって脳に損傷患者を受けた兵士が多数出て、脳損傷患者の言語、思考、記憶の障害についての治療研究を行うことになります。これがルリヤの失語症研究や高次皮質機能障害の研究です。このように、彼のリハビリテーションの研究は言語とそれに付随して生じる思考や記憶の障害といった神経心理学に特化したものです。

ここで、彼の神経心理学としてシステム論的発想がとられていることを確認しなければなりません。ルリヤの認知リハビリテーションと機能系の再編成の考えに直接影響を与えたのは、ルリヤより少し年上でしたが、ほぼ同じ時代を生きたニコライ・ベルンシュタイン（Bernstein, NA）とピョトル・アノーキン（Anokhin, PK）の2人です（ルリヤ、1973：エイラム、2003）。以下、ベルンシュタインとアノーキンについて簡単にふれてみます。

ベルンシュタインは、随意運動は複雑なシステムとして実行されているとする運動理論を展開しています。そこでは、人間が身体を動かしている随意運動は多数の関節、筋肉の組み合わせとその相互調整によって可能になっており、この限りなく自由度が高い運動を調整するのは各末梢部の運動の協応という求心性インパルスによるというものです（Bernstein, 1967）。ルリヤはベルンシュタインの考えを受けて『人間の脳と心理過程』（1963, 1970）では、次のように述べています。「『遠心性インパルスだけでは、運動を制御することは原則的に不可能である』というこの命題こそ、ベルンシュタインをして、運動行為の生理学に対する当初の見解を根本的に変えさせ、一面からは、随意運動のメカニズムにおける求心系の決定的役割に関する見解へ、他面からは、運動構築のいろいろな水準に関する見解へ到達させたのである」（邦訳44ページ）。このようにルリヤはベルンシュタインを高く評価します。あるいは、ルリヤは『神経心理学の基礎』（1973）でも、ベルンシュタインについて詳しく述べています。少し長くなりますが引用します。「空間内で移動するとか、一定の点をたたくとか、ある行為を行うとかいう企図を持つ人間の運動はけっして一つの遠心性運動性インパルスのみでは実現され得ない。可動な関節を持つ典型的な運動装置が通常著しい自由度を持つ（この自由度の程度は一群の関節に関与する程増大する）ということがすでに、遠心性インパルスだけでは運動を原則的には制御し得ないことを示している。開始された運動を遂行するには、動いている四肢の空間内での位置および諸筋肉の収縮度の変化に関する信号を伝える求心性インパルスによる間断のない補正が不可欠である。このような運動過程の複雑な構造のみが変化する（variable）手段による一定不変の（invariable）運動課題の遂行、すなわちダイナミックに変化する手段による一定不変の（invariable）有効な結果の達成を保障しているのである」（邦訳32ページ）。

『ソビエトの心理学研究』（Psychological research in the USSR）（1966）にあるベルンシュタインの論文「運動行為の制御に関する諸問題（Some problems on the control of motor acts）」でも運動に

関わっている各部位が相互に連関しながら一つのシステムを構成していることを図にまとめていますが、ここには彼の人間の運動の自由度を支えているものの背景にあるシステムとその可動性の考えがよく示されています（図12）。彼の『デクステリティ　巧みさとその発達』（1966）は一般向けに書かれた本なのですが、そこでは彼は運動の核心にあることを具体的な実例を交えながら運動の巧みさを複雑な活動であることを説いています。特に、彼自身が「著書あとがき」で運動に含まれている問題を的確に解説しています。最近もベルンシュタインの再評価が進んでいます。人間の行為の発達をダイナミックシステムとして論じたテーレンとスミスの『発達へのダイナミックシステム・アプローチ』（1994）でも、ベルンシュタインの理論をとりあげ、彼は運動発達の分野でも大きな貢献をしていると述べています。なお、ベルンシュタインの１９６７年の「運動の協調と調整（The coordination and regulation of movement.）は、ホワイティングの編集になる１９８４年の『人間の運動行為：ベルンシュタイン再評価（Human motor actions: Bernstein reassessed.）』で確認できますが、この本には、ベルンシュタインの各章の論文に続いて、この分野の有名な研究者、たとえば、プリブラム、リード、トレヴァーセン、ターヴェイ、アービッブなどがベルンシュタインの研究の重要性を指摘している論考が併せて収められています。

　アノーキンは、生体は消化機能、呼吸機能といったものが単一の機能としてあるのではなく、それぞれが全体として機能環として働いているという機能系の概念を出します。ルリヤが機能系の再編成で参考にしているのがこの考えです。アノーキンは生理学的な機能には２つあり、一つは一定の組織が特定の機能を働いているというもの（インスリンの分泌は膵臓の機能による）で、要素的な形で機能しています。これに対して、呼吸機能はそこに脳幹や高次神経から

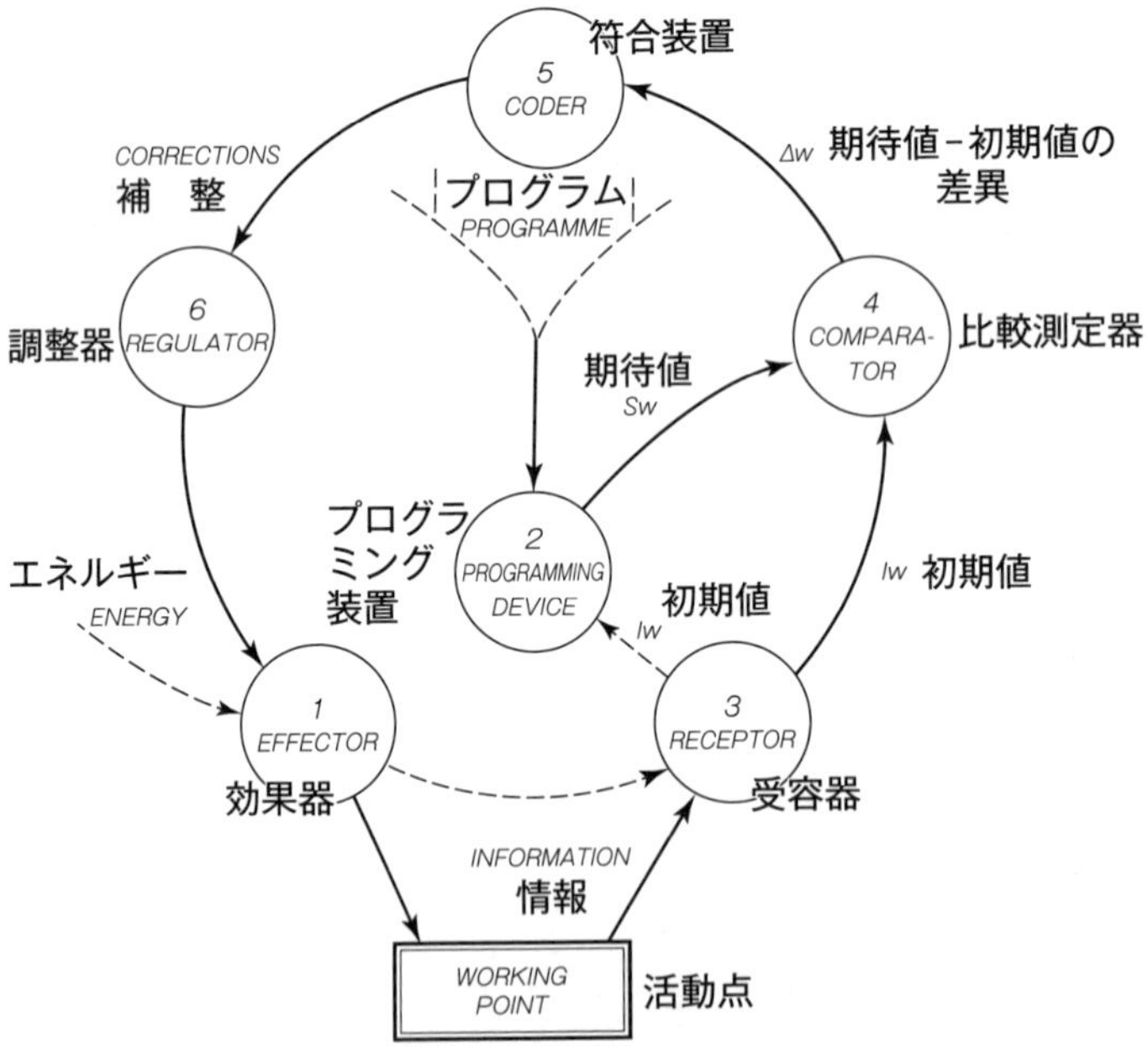


図12　ベルンシュタインの運動図式

の制御、胸郭の拡張・収縮といった全体を構成しているものの間の機能連関で行われています。機能系はこういった複雑な構造を持っているのです（鹿島他、1999、28ページ）。アノーキンはまた、運動行為が展開されている時に運動の実行による求心性と、脳で展開されている遠心性との間で情報の合致が行われていることを次の図13の模式図で説明しています。この図はアノーキンの「サイバネティックスと脳の統合的活動（Cybernetic and the integrative activity of the brain）」（1966）の一部（832ページ）を坂野登・天野清が『言語心理学』のなかで日本語に直して表したものです。

　そして、アノーキンが求心系と遠心系との間の連携という機能系とその形成過程を次のような段階を経て行われていることを宮本（2006：2010）は図14で表しています（各段階の概要は図中を参照）。宮本がこの図で説明しているように、運動する前の行為プランと実際に運動によって求心性の情報として入力されたものとが合致した時に行為は完結します。求心系と遠心系の２つのインパルスの統合が運動行為の遂行を可能にしているのです。アノーキンの『生物学と条件反射の神経生理学とその適応行動の役割（Biology and neurophysiology of the conditioned reflex and its role in adaptive behavior）』（1968）には、英語版があり、それは結論を入れると全部で23章、５７０ページという大部なものです。パブロフ条件反射学の新たな展開として生理学的研究などを駆使した内容が多く書かれており、そのボリュームの大きさ、内容の詳細さもあって近づくことは容易ではありません。ただ、リハビリテーションとの関係で重要になるのは、第6章の「行為の生理学的構成体の基礎としての機能系（The functional System as a basis of the physiological architecture of the behavior act）」のところです。

　アノーキンについて、もう一つ大切なことを付け加えておきたいと思います。彼が52歳の時に、結合性一卵性双生児が生まれまし

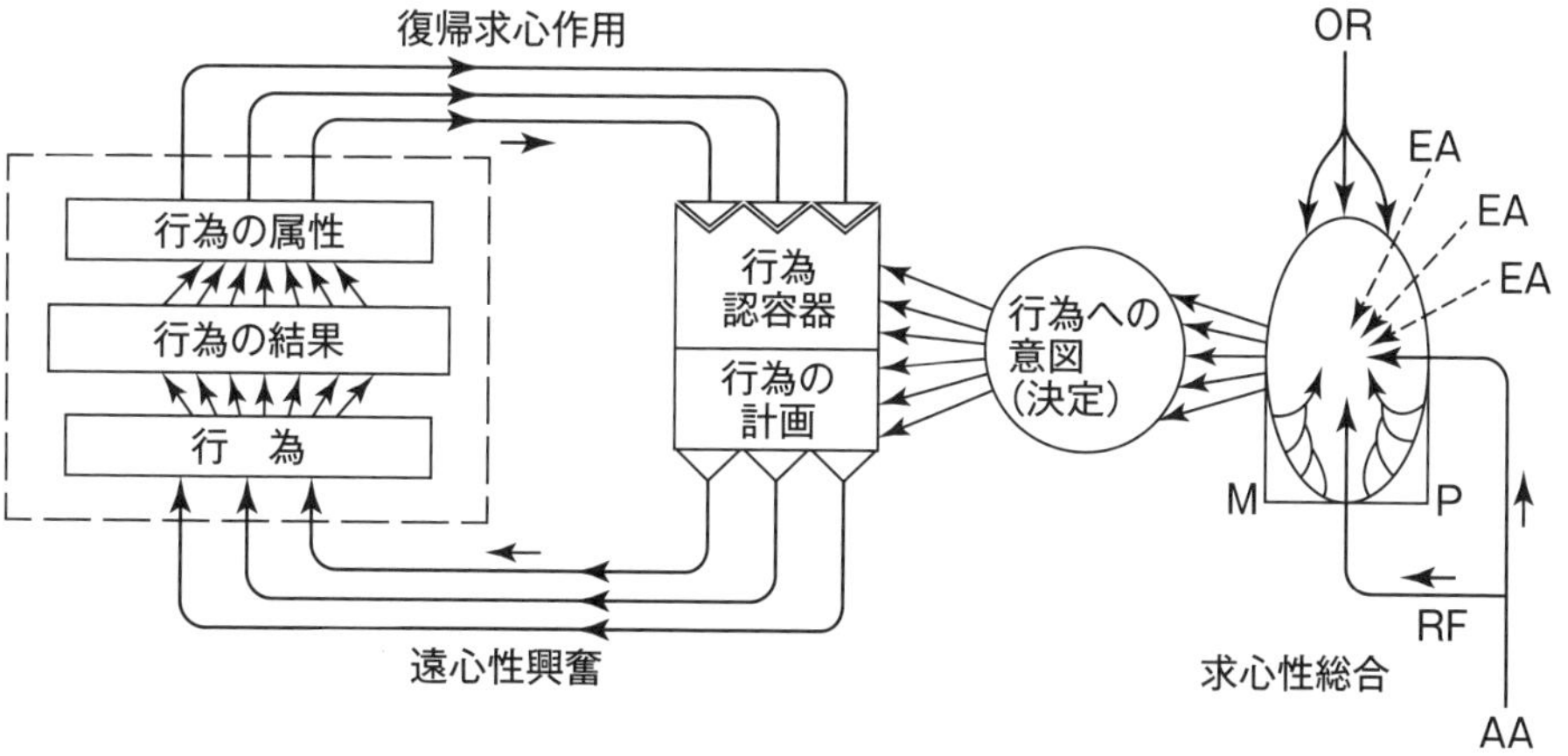


OR：定位反応、EA：環境からの求心作用、M：記憶、P：優勢な動機、
AA：刺激により活性化された求心作用、RF：網様体

図13　アノーキンによる求心系と遠心系の連携過程（アノーキン、1966）

た。マーシャとダーシャと名づけられた姉妹です。アノーキンは2人の性格がどこまで遺伝によって決定されているのかという問題に興味をもち、研究を行ったのです。この当時、人間の性格は遺伝ではなく、環境にのみ支配されているとされてきました。アノーキンはこのような状況でも同じ環境の下で育っても2人の性格に違いが出てくるのではないかと考え、あえて危険とも言える研究を行ったのです。結局、2人の性格はかなり違ったものになりました。アノーキンは人間の主体性や個性を尊重していたということでしょう。マーシャとダーシャの2人が書いた手記がまとめられており、そのなかにはアノーキンが行った研究のことが書かれています（バトラー・編『マーシャとダーシャ』）。

ルリヤの研究に話を戻したいと思います。ルリヤは、精神機能はたとえば、随意運動を考えただけでも複雑な機能の間を協応的に働く脳の各領域、運動感覚の求心機構、目的指向的運動プログラムとその遂行、言語による調整機能などが関与し合っていると言います。そこで、ルリヤは、高次脳機能障害者の機能回復には精神機能の関与している機能の再編成をめざす認知リハビリテーションをめざすわけです。ここで「機能系の再編成」とは、「障害された機能が関連する別の解剖学的領域によって、以前とは異なる操作方法で損傷前と同様の機能が達成される」ということです（宮本省三『リハビリテーション身体論』2010、183ページ）。

ルリヤのリハビリテーションの理論として「機能系の再編成」と

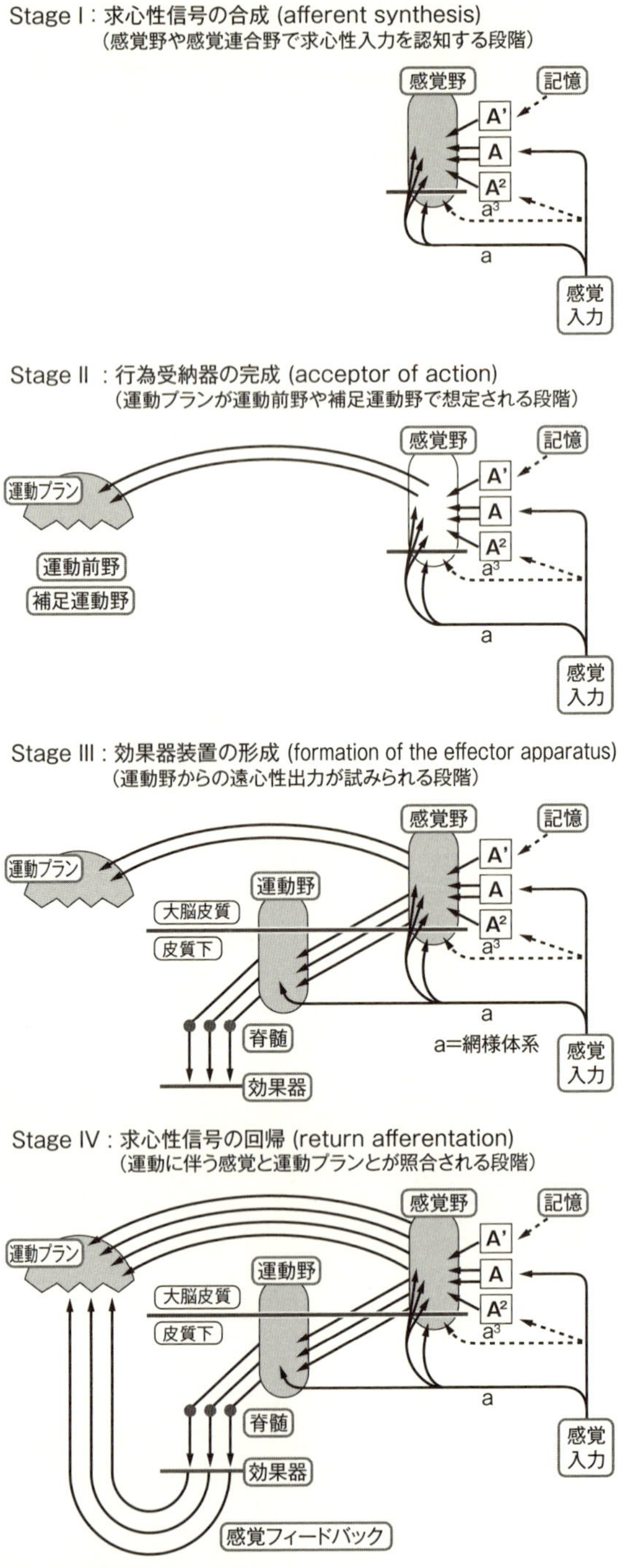

図14　運動学習の神経メカニズム（アノーキンによる）

ともにもう一つ重要なのは、「体系的力動的局在論」です（鹿島晴雄他、1999：エイラム、2003）。彼は障害に伴う脳の責任部位を限定する「脳局在論」でも、またゴルトシュタインらに代表されるような「全体論」でもなく、これとは違った立場をとっています。たしかに脳の機能は局在化されている側面はありますが、高次精神機能は脳の特定の部位に固定化されたり、不変的に局在されてはいません。まさに体系的、かつ力動的につながっているのです。特に、ルリヤは「体系的力動的局在論」を『神経心理学の基礎』の第2章で詳しく述べていますが、そこでは高次心理機能は限局した脳領域にではなく、機能の系としてそれらを構成している構成環間が協調的で相互連関しながら脳領域全体に局在していることを強調します。

ルリヤにとって、高次精神機能はそれぞれの機能系を構成する要素はダイナミックなもので、まさにシステムとして動いているのです。そこで、高次脳機能のどこがどのような形で障害されているのかを診断することと、そこから脳損傷後の機能回復の可能性をめざすリハビリテーションを行うことになります。

ルリヤのリハビリテーションは、失語症、失行症、失認症、記憶障害を中心とした高次脳機能障害の回復をめざしたもので、前頭葉損傷に起因する思考障害と言語障害とその回復が中心になっています。そういうことから、認知リハビリテーションと称しているのです。彼の基本的な考えは、人間の随意運動は複数の大脳皮質機能の知覚、注意、記憶、判断、言語などの機能間連関によって発達・回復するというものです。そこで、患者が自己の認知過程を適切に活性化させて言語活動、あるいは運動を制御することで、リハビリテーションによる回復が可能になると考えるわけです。リハビリテーションの実際の過程では、①症状（機能障害）の神経心理学的分析と評価、②課題を通して機能系の構成環を取り込み、内部構造を変えながら再構成をしていくという2段階で行われます。つまり、患者の脳（精神）に対して「問い（認知課題）」を与え、それによって高次脳機能障害を発見したり、治療するというものです。

ちなみに、ベルンシュタイン、アノーキン、ルリヤ、そしてヴィゴツキーは同じ時代を生きた人たちです。ベルンシュタインとヴィゴツキーはともに1896年生まれ、アノーキンは1898年生まれ、ルリヤは1902年生まれです。同じロシアの地で後生に大きな影響を与えた優れた研究者がほぼ同時に存在していたのです。

## ●人間心理の具体性

ここで、ヴィゴツキーとルリヤは人間心理を研究していく時、生活のなかで生き、活動している人間の現実の姿を大切にしていたことをみていきます。

### ヴィゴツキーの「人間の具体性」

ヴィゴツキーは彼の主著『思考と言語』で、言語的意味の生成を問題にしました。そこでは人間は自分を取り巻いている世界を抽象的な枠組で理解し、表現していく姿を明らかにしようとしました。それでは、彼は人間の抽象作用をもっぱら議論していたのかというとそれだけではありません。抽象的思考活動の背後には人間の活動のなかにある具体的なものとの関わりや経験についても意を注いでいたのです。

ヴィゴツキーが人間精神にある具体性に注目していたことをみていきましょう。彼が1929年に書いた「人間の具体心理学」があります。草稿メモの形で断片的に書かれているところもあって、内容が正確に理解できない部分もあるのですが、彼が人間の精神を個別具体的なものとしてみようとしたことを明確に読み取ることができます。彼はこの具体的な生活のなかで展開される人間の営みと意識世界を「ドラマ」と呼び、さまざまな出来事とそれらの相互に関連し合う動きのなかで生じてくる「こと」と「さま」をその発生の地点にまで戻って具体の「姿」としてとらえようとしたのです。人間は現実の社会では予想しないような出来事に遭遇したり、あるいはそのなかで心理的な葛藤に悩むこともあります。それを彼は内面世界で起きている「ドラマ」としましたが、そこでは複数の心理システムの衝突が起きるとしたのです。

人間は個人として外部世界と絶えず関わりながら相即的に生きていますが、同時に個人の内的世界として生を営んでいます。だから、彼は人間というのは社会的諸関係のなかで生きながら、そこで自己の考え方や価値観とは矛盾が起き、またいくつかの矛盾を抱えながら生活していると言うのです。その具体的な人間の姿を描くことこそが心理学者の仕事であるとしたのです。彼がこの論文のなかであげている例の一つが、罪を犯した妻を前にして悩む判事の内的葛藤です。これはあくまでも架空の話なのですが、判事としての社会的役割と、夫としての自分との間で葛藤が起きてしまうということです。この種の葛藤は社会的な関係のなかで生きる人間の具体的な生の姿としてしばしば起きることですが、ヴィゴツキーがこの喩えとしての例で主張したかったことは、人間は個人としてさまざまな生活を営みながらも同時に、社会的な性格を持った人間として社会的な諸関係の網の目のなかで生きており、時には個人として持っている願望とは矛盾するような社会的な役割もとらなければならないということなのです。だから、社会のなかで生きる人間としての「矛盾」や「葛藤」、「衝突」も描かなければならないと考えたのです。

ヴィゴツキーは具体的な人と人の間の関係のなかで人格は形成される、諸機能の結合と相互関係が人格（人間）をつくるとしました。そして、人々の間の諸関係が人格に移され、自己意識となっていくと言ったのです。ヴィゴツキーは、具体的な社会的な内容、つまり私たちの生活に密着した内容、私たちの生活のなかで直接、人と人が関わっていくことでつくられる具体的な個人の行為と実践を研究の基本単位にしていこうと考えたわけです。

ヴィゴツキーが人間精神を語る場合に、具体性のレベルで議論すべきだとした姿勢は、最初期の研究である『芸術心理学』にもすでに表れています。この著書は1925年に書かれたものですが、実際に刊行されたのは彼の死後1968年になってからです。『芸術心理学』は、当時のロシアで主流であった文芸運動のロシア・フォルマリズムを批判的に論じているのですが、もう一つ重要なことは「ハムレット」という具体的な作品を題材にしながらこの作品のなかに込められている主人公たちの情動について語っていることであり、またこの作品を通して読者が抱く情動的反応についてでした。『芸術心理学』を「人間の具体心理学」としてみていく時、注目しなければならないのは演劇における俳優でもこのような情動や感情の問題がそこでは起きているということなのです。彼は俳優の演劇表現を、俳優個人の内的感情の表現なのか、それとも個人の内的なものではなくて、あくまでも演技としての表現技法なのかどちらなのかということなのですが、彼は、結局は単なる演技として俳優の演劇表現として論じることはできないとしたのです。俳優の演劇の問題は最晩年でも再び問題にしています。これが「俳優の創造の心理学的問題について」(1932)の論文です。ここでは、演劇表現として表れているものには俳優個人の内的感情や個人的生活の経験が当然のこととして含まれているとしています。同時に、それが優れた演劇表現を可能にするものには、これらに感情を精製していく表現技法が加わることも必要だと指摘しています。ヴィゴツキーが晩年になって俳優の演劇表現を問題にしたのは、俳優の表現している世界はまさに現実のなかで生活している人間の具体的な精神世界を明らかにできると考えたからです。だから、「人間の具体心理学」

でも俳優の演劇表現の問題についても言及しています。彼は晩年になると人間の心理の具体性を考えるということは、とりもなおさず個人の内的体験を具体的な表現行為を通して形にしていくことであると考えたのです。

## ルリヤにみる具体性の心理学

ヴィゴツキーと同様に、ルリヤのまなざしも一人ひとりの現実のなかで生きている人間に向けられていました。それは、最初のセクションでみたことです。彼は、ザシェツキーという人物の生き方、そしてもう一人のシェレシェフスキーという特異な能力を持ちながら、最後は悲しい結末で終わった人の生涯を生き生きと描いています。そこには、神経心理学者としての優れた研究者の目線だけでなく、障害児・者を理解していこう、彼らと実践のなかで関わっていこうとする姿勢にあふれています。だから神経学者のオリヴァー・サックスは変わらずルリヤに尊敬の念を持ち続けていたのです。

ルリヤが知的障害児・者の心理学的研究に関わったことの一つの結論として、彼らの人間の精神的活動の特徴として具体性のレベルで生き、彼らの知的活動は一見すると抽象化作用が劣っているかのように見えるのですが、逆に鋭い情感と直感という独特のものがあることを見出したことです。それはむしろ、人間の精神の根源にあるものでしょう。ザシェツキーという人物は失語症になり、また局限性脳損傷のために高次脳機能障害のために抽象的な思考活動に大きなハンディを負いながらも自分に残された想像力や感情移入の能力を使って自分の人生をしっかりと受けとめ、それを一つの手記としてまとめたのです。ここにあるのは、日常生活のなかで使われる具体的な活動を使って自分の世界で起きていること、そして自分というものをしっかりと見据え、とらえていこうというものでした。彼はしっかりと世界を理解していたのです。彼はたしかに一貫性のある抽象能力は失ったのですが彼の知性は断片化されることなく、こなごなになってしまった世界で生きてはいませんでした。なぜなら、自分の人生をきちんとした手記として一冊の本にまとめているからです。

シェレシェフスキーという人物は人間が持っていた感覚的思考、つまり具体性の原初を持っていました。元来、人間は、日常経験した内容をそのまま感じとり、また鮮明なイメージでもってとらえる直観像や感覚的なレベルの記憶を保持することをやってはいました。だが、同時に私たちの人間社会では観念的、抽象的なもので世界を理解し、思考することが優位になってしまって、感覚的なものは邪魔な、不要なものになってしまったのです。そこでは「具体性」は障壁になっているのです。シェレシェフスキーという人物は「具体の世界」で生きてきた人間の姿をもう一度見せてもくれているのです。

ルリヤがザシェツキーとシェレシェフスキーという2人について論じていたことはすでに第1セクションでもとりあげましたので、ここでは彼が言語発達を日常の生活のなかから論じたものをみていくことにします。この研究からもルリヤは日常の生活のなかの具体的な経験がことばの発達に大きく関わっていること、そしてそれはまさに具体性を論じるもう一つの視点でもあることが分かります。

ルリヤが同僚のヴィゴツキーの言語発達の研究から大きな示唆を受けたものに言語研究がありますが、ヴィゴツキーの研究とは別の視点から多くの言語研究を行っています。そのなかの一つが双生児を使った研究です。これは彼の『言語と精神発達』(1956)としてまとめられています。彼は、言語発達に遅れがある2人の一卵性双生児(ユーラとリョーシャ)は彼らの間でしか使えない独特な言語を持ってしまい、かなり遅れた言語発達と構音障害になっていました。そこでルリヤとユードヴィッチは双生児2人を別々の正常なことばを使う集団に3か月の間置くという実験的研究行い、言語能力の変化をみています。ここで明らかになったことは、他の子どもたちと言語的コミュニケーションをとっていくためには他児にも理解可能な形で適切なことばを使用することを促すことになったのです。ここからは言語獲得やその使用の問題は、オペラント学習などではまったく説明できるものではなく、子どもたちが正しい言語使用を意識的に考えていくこと、その状況に置かれることでいわば主体の側の変化によって改善がみられるということでした。そして子どもの言語の変化は彼らの心理生活の全体を変え、仲間との遊びにも大きな改善をもたらしたのです。発達主体の意識変化が言語発達に大きな影響を与えていたことをこの研究で改めて確認できます。ルリヤはこの本の英語版の序でも、「この本について自分の気持ちを述べることを許してくれるなら、この本に書かれている人たちに対していくつも感じている温かい気持ちを述べておきたい」と言い、また、「この研究から受けた数年間の経験は実に鮮やかな研究をすることができた」とも述べています（5～6ページ）。ルリヤ、そしてヴィゴツキーの研究の姿勢は、いつも具体的な問題や事象に真剣に向き合い、そこで起きている問題の本質を理論としてつくりだしていこうというものでした。

### 出来事という具体性

人間心理を考える時に、なぜ、具体性が大事なのでしょうか。その意味を考えてみる必要があります。具体性は日常の出来事のことであり、それらとの関わりで人は生きているということです。そして、この出来事という具体的な行為と活動こそが具体的な意味の基本単位になっているのです。そこで、出来事と意味の関係について簡潔ながら的確に論じているウォーコップについて注目してみたいと思います。

目の前で展開されていること、あるいは自らの活動によって生まれてくる出来事は、時間的な流れや、前後の関係という空間的な関係としてとらえていくことが多いのです。ですが、実際には出来事として生まれているものは、目の前で時間とともに順次消えていきます。過去としてあったこと、そして今の現在で起きていることを私たちが時間的、空間的な連続のなかにあるものと想定しているに過ぎないとも言えます。そうすると、今という現在的な出来事はまさに瞬間という時間や偶然的なもので、空間的な位置のなかに固定的にはめ込まれているようなものではないのです。このように出来事を定義したのは、イギリスの哲学者のオズワルド・ウォーコップ（Wauchope, OS）でした。彼の唯一の著書『ものの考え方』（1948）では、以下のように述べています。「出来事をば、単に時間においてのみ在り、もしくは空間においてのみ在るとして語ることが窮極においては無意味であるとはいえ、現在的出来事をば、時間・空間において同時に在るものとしてすら語ることもまた無意味なのである」（邦訳151ページ）。ウォーコップは純粋の時間、純粋の空間などというものを考えることはできないとしたのです。時間や空間は、出来事という形で私たちがそれを感じている形でしか存在していないということです。そういう意味で、「純粋なもの」はないと彼は言ったのです。

それでは、彼はどうしてこのように考えたのでしょうか。ここが重要なところです。彼はこの本の第7章「感覚」で、私たちの知覚というものが持っている本性について語っています。彼は、ものを知覚するということは、私たちがそのものが何であるかを知ることであると言います。このこと自体は、知覚の本質を述べたものとして特別、不自然な物言いではありません。ですが、この後からウォーコップ独自の主張が展開されています。物質は出来事だとする考えです。彼の発言です。「すでにわれわれは、物質ということばが普通に使用されている意味では、物質というような物はない。在るものはただ出来事である、ということを知った。同様に光というようなそんな物はない、在るものは、視る・出来事である」（邦訳164ページ）。要するに、彼は物質といった客観的なものなどはないと言うのです。それでは、私たちが何を見ているのかというと、それは物質をものとして、彼の表現では出来事として見ているというのです。しかもそれは先に確認したように、時間的、空間的に安定した形で存在などしていないものなのです。このように、私たちが見ているものは、私たちにとって意味を持っているもの、認識の対象としているものであって、それは出来事に他ならないというのです。彼がここで言う出来事を、五十嵐沙千子（2015）はいくぶん分かりやすい例で次のように説明しています。次の文章です。「『出来事』とは『われわれが見ている〈もの〉』のすべて、たとえばわれわれが今現に『見て』いるこの『椅子』、この『教室』、そのすべてが出来事だということになる。なぜなら『物質というようなものはない、あるのはただ出来事』なのであるから。だとすれば『椅子』とは『椅子』という出来事なのである。そこには『椅子』があるのではない、『椅子』という出来事があるのであり、われわれがそこに見ているのは『椅子』という出来事に他ならない」（4ページ）。

ウォーコップのユニークな考えを広めてくれた研究者に精神医学の安永浩がいます。彼は『精神の幾何学』（1987）で、精神の病理的現象を世界についての「パターン」としてとらえる営み、そのとらえ方に統合失調症という人の特異性があると説明するのです。この「パターン」を、まさにウォーコップの言う出来事として、さらには意味としてとらえるということで安永はこれを「ファントム空間」と称しています。こういった発想の根底には、ウォーコップの考えがあるということです。だから、安永は『精神の幾何学』でも、「純粋の時間、純粋の空間、というものは考え得ない。あるのは『パターン』としての時・空である」（107ページ）と言うのです。

ここで、なぜ、私たちが出来事というものに注目し、出来事はそれ自体、意味として立ち現れているのかを確認することができます。しかも、この出来事は単に外部に存在するものだけでないのです。「椅子」が出来事としての意味を表している時には、この「椅子」と関わっている私たち当事者の活動があるのです。行為的関わりです。あるいは対象と身体的な関わりのなかで出来事は生まれているということです。身体行為からつくりだされる出来事、それは自己にとっての意味生成なのです。人間は出来事についてそれを意味として再解釈し、意味としてその出来事と行為を把握します。そこに自己の意味世界の生成があり、それはまさしく自己としての世界なのです。時にはそれは「身体的自己」とも不可分なものと言ってもよいでしょう。このことを深く追究し、一つの理論的枠組として「世界内存在としての身体」というメッセージを提示しているのが前のセクションでみてきたメルロ＝ポンティであり、彼の『知覚の現象学』でした。

## ◉具体のなかで生きる人々に向ける視線

ここで、ルリヤとヴィゴツキーが共同で行った中央アジア・ウズベキスタンの調査をみていきましょう。この研究から彼らが人間心理を研究するうえで常に持っていた姿勢がみえてきます。彼らは、人は文化・歴史的なものと常に切り結びながら現実の生を営んでいること、人間の心理と活動を明らかにする心理学はここから出発すべきだと考えたのです。

そして、ヴィゴツキーとルリヤが人間精神のなかにある「具体性」を位置づけていたのは彼らの研究初期から一貫してあったことでした。それがはっきり表れているのは、彼らのウズベキスタンの住民を対象にした認識能力の比較文化研究でした。これはルリヤによって『認識の史的発達』(1974)としてまとめられています。この本が刊行されたのは1974年ですが、彼らがこの研究を始めたのはモスクワ大学の実験心理学研究所における仕事として1930年前後から辺境の地で生活している人たちの知性の改善が教育改革でどこまで可能になっているかを明らかにしていこうとするものでした。これは時の革命政府が求めていたもので、教育の力によって認識能力は進むに違いないという期待を寄せていたものでした。ですが、調査結果では、政府が期待したような教育の改善はみられなかったのです。そこで、その後も何度かにわたって調査が行われましたが、結果は同じで教育の効果はみられなかったのです。そこでこの調査結果をまとめた『認識の史的発達』も出版停止になったのです。この当時の政府は期待に反するような調査結果を公表したくなかったのです。

結局、ルリヤとヴィゴツキーが明らかにしたことは、文明人からすると未開人として扱われていた人たちが持っている思考の「具体性」は人間の本質にあるものとして持っているということでした。たとえば、三角形や四角形の図形を見せて、それをどのように命名するかを尋ねると、彼らはそれらを範疇的なカテゴリー名で答えずに、「ウズベクのお守り」とか、「鏡」や「ドアー」といった自分たちの周りにある事物の名前で呼んだのです。あるいは、三段論法を使う推論課題でも、自分たちが見たり経験したことだけを判断可能な基礎にしています。たとえば、「綿は暑くて乾燥した所だけに育つ。イギリスは寒くて湿気が多い。そこでは綿は育つだろうか?」という問いに、彼らは「分からない。私はカシュガルにしか居たことがないからそれ以上のことは分からない」と答えるのです。このようなウズベキスタンの人たちの思考様式を無視して中央でつくった教科書や教育を持ち込んでも教育改革の実が上がることなどはなかったのです。ヴィゴツキーとルリヤがこの調査から得た教訓は、たとえ教育改革に手を着けたとしても、そこに住む人たちの文化とそこでの具体的な実践のありようを尊重して進めていくべきだということでした。彼らはけっして知的障害の人でも、子どもでもない。むしろ、人間の認識の本質部分を持っていた人たちでした。

ヴィゴツキー、そしてルリヤの共通の問題意識は共著である『人間行動の発達過程―猿・原始人・子ども』(1930)でも確認できます。ヴィゴツキーが類人猿と原始人の行動について、そしてルリヤは子どもの行動について書いていますが、彼らは人間の心理的発達を歴史的な発達という視点を入れて考えていこうとするもので、系統的発達、歴史・文化的発達、そして個人の発達という個体発生の3つの異なった時間変数のなかで論じていくことで人間発達が変化していく様相を明らかにしようとしたのです。同時に、彼らは原始人にみられる表象活動はまさに人間の記号表現の原初形態として存在していることも示しています。そこには人間心理の根源として「具体」のレベルで世界をとらえ、理解していく人間の姿が表れています。ここを基礎にして人間はさらに言語による抽象活動とその世界へと向かって行ったのです。

最初のセクションでも簡単にふれておきましたが、欧米のヴィゴツキー研究の第一人者であるマイケル・コールはルリヤが存命中にモスクワに留学し、ルリヤから直接、指導を受けた人物です。当然、彼はここでヴィゴツキー派の研究の重要性を認識することになりますが、特に彼がルリヤから学んだことで後のコールの研究へとつながっていくのが、ウズベキスタンで行った研究でした。ルリヤとヴィゴツキーからは、上からの教育の押しつけは失敗するというもので、人の営みに基礎がある彼らの社会・文化的基盤を無視しては何も彼らのことは理解できないということでした。そこでコールは、その土地に特有の文化はそこに住む人たちの日常の実践を支えており、この実践過程から人間心理と活動を解いていかなければならないとして「文化的実践理論」を提唱するのです。これが彼の『文化心理学』（1996）です。

ヴィゴツキー、ルリヤの影響を強く受けながら独自の心理学研究を展開したジェローム・ブルーナー（Bruner, J）も実は、『意味の復権―フォークサイコロジーに向けて』（1990）で、人間の心理的活動の中心にあるのは外からのあてがいぶちの「規範的なもの（canonical）」ではなく、自己の主体的な経験を自分のことばで語っていく「物語的なもの（narrative）」にあることを強調しています。自分のことばで出来事を語ることは具体的なものを通してそこで感じた感情や想像という内的世界に入り、自分の心的世界を形にしていくことができるのです。具体的なものには感情や意味という人間心理の基本単位にあるものを与えることが可能になっています。ブルーナーが「物語る」という行為で言っていることは、ヴィゴツキーが「人間の具体心理学」で指摘していた人間のリアルな心的世界の存在や「心的体験」という具体的な心理的内容を自分のことばで形にしていくことを述べたものです。その後、ブルーナーはいくつかの著書で、この「物語ること」という人間心理にある具体的なものを重視した考え方を述べていきます（『教育という文化』1996、『ストーリーの心理学』2002）。

［各セクションの文献は本書の巻末に収録］

対話
「対話の理論」を読む

**本田慎一郎**　佐藤先生のテキストを読んで私が一番興味を持ちましたのは、やはり自分の仕事がリハビリテーション治療ということがありますから、ヴィゴツキーが学習というものをどう考えていたか、特に「最近接領域」をどのようなことと考えていたのかということです。私の場合、認知神経リハビリテーションというものに出会うことがなければ、ヴィゴツキーや彼の考えたことの説明によく使われる「ヴィゴツキーの三角形」のことを知ることはなかったと思います。ただ私は作業療法をやっていることから、患者さんがいて、セラピストがいて、そして両者の前にいろいろな治療道具やアクティビティの素材が置かれているという治療の設定条件には馴染みがありましたから、ヴィゴツキーの三角形のことを知った時、何かまったく新しいものに出会った気はしなかったのです。

**佐藤公治**　ああ、なるほど。テキストでとりあげたのはこの図ですね。

**本田**　そうです。ただ、そうは言っても私に馴染みがあったのは、この3つ並んで描かれている三角形の左端だけで、ここから始めてヴィゴツキーが学習というもののプロセスをまんなか、そして右の三角形へと考えていった、その理論については頭のなかにはなかったのです。先生の書かれていることばで言えば「内化」ということです。その内化のプロセスを先生は「即自→対他→対自」というようにも説明されています。

**佐藤**　はい。なぜヴィゴツキーがこんなことを言ったのかと考えると、彼には「道具」、この左の三角形の頂点にあるものですけど、この道具には2つのものがあるのじゃないか、それは「技術的道具」と「心理的道具」ではないかと、まず彼の学習理論の出発点にはこの道具の持っている性質のなかでも特に後者の「心理的道具」、つまり人が何かを学習する際に最初に向き合う対象として現れてくる道具の持っている人間の心理に及ぼす性質のことに注目したわけです。こういう性質があるから、結局のところ人間というものは道具に支えられながら行為するしかないのではないか、というところから考え始めたわけです。これはマルクスの唱えた「対象行為論」という考え方をベースにしているのですが、それについてここで詳しく説明するのは控えるとして、この話のポイントは、人間というのは何か元からそこにあったものから便利なものを道具として選ぶのではなく、それを使って自分の活動を支えるための手段を考えてそれを

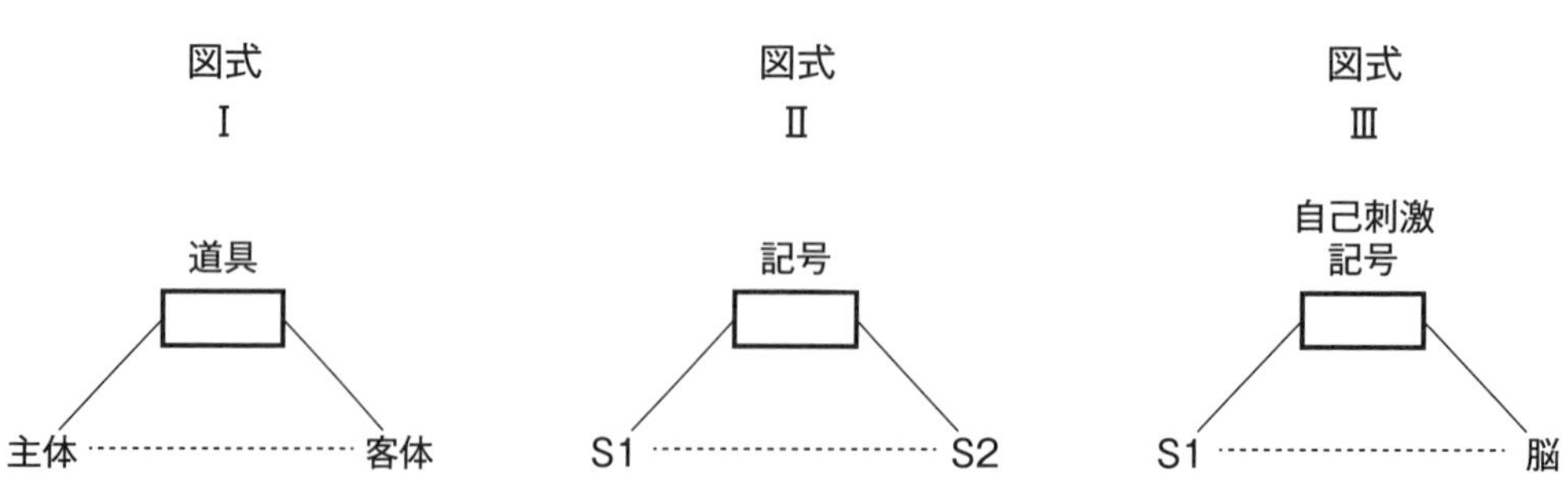

道具としてつくりだす、加工するための対象として道具というものの性質を理解した、そうしたヴィゴツキーの着想にはマルクスの考え方が大いに利用されているということです。ここまでの話はこのようなことでいいと思うんです。行為は人間の外側にある道具に媒介されて成り立つ、だから道具は人間の行為の実現を媒介しているのだと、それがポイントです。

**本田**　はい。だからその、「媒介」という関係のありかたを使って道具は人間の行為の実現に利用されているということですか。

**佐藤**　そう。で、そこでどのようなことが起こっているのかという説明として「内化」ということが出てきます。

**本田**　はい。

**佐藤**　ヴィゴツキーは発達心理学者ですから、発達と学習との関係を第一に考えたのです。これらは切り離せないんだと考えたのです。学習したことをどういうふうに自分のものにしていくかというプロセスが発達だろうと。発達を学習によって生成されていくものの過程として考えたのです。この三角形の図で見るように、私たちは道具に向き合っている、このように発達していく人間は一個の主体として道具に向き合い、それを自分の行為の実現に利用している、主体的に利用している、このように発達は主体的な生成のプロセスなんだと、これがヴィゴツキーの発達心理学者としての真骨頂だと思います。残念なことに、一部の心理学には、人間の発達のためには外の世界に良い資源があればいい、資源をたくさん増やせばいいんだ、良いものに囲まれれば人間は良くなるんだというような考え方があります。私はそうした考え方のすべてが間違っているとは思いませんが、自分の活動のために、やりたいことのために何が必要なのかという主体の側の要素がその人間の発達していく大きな部分だということは常に大事だと思います。行為は主体の側の問題です。「内化」というのは「自分のものにする」という意味です。

**本田**　分かります。

**佐藤**　さらに言えば、「自分のものにする」は「自分をそれによって生成していく」、つまりは「自分というものは学習による内化によって生成されていく」というように彼は考えたのです。発達プロセスをこのように考えた時に出てきたのがこの三角形の図です。ただしこれはとても理念的なモデルです。実際には、たとえば教育の現場とかリハビリテーションの現場でこうした理念をどう使っていくかということが大事になってきます。まさに本田さんがそれをされていると思うんです。本田さんの『豚足に憑依された腕』…これはまさにその現場の仕事だと思います。

**本田**　ありがとうございます。私も先生の『認知心理学からみた読みの世界～対話と協同的学習をめざして』は学びのプロセスをフィールドワークしてその学習プロセスを分析した素晴らしい仕事だと思います。

**佐藤**　ありがとうございます。ヴィゴツキーは最初、左の三角形から始めて学習プロセスがどのように進んでいくか、どのように内化していくかを考えていきました。そのプロセスの最後、右端の三角形にある「自己刺激」として道具をいかに自分の行為のなかに取り込んでいくのかということがリハビリテーションでも、教育でも仕事の中身だと思います。この右側の三角形は、彼にとっては内化の最終段階を表現したものですから。

**本田**　このプロセスの流れは「即自→対他→対自」ということばでも説明されていますね。

**佐藤**　これは右端の三角形に「自己刺激」とありますように、発達とはいかにして自分というものを生成していくかということを表現したものですね。つまり、これは主体の変化を表現しているのだと思います。まずそれが何かよく分からないが何かがあるという状態、次にそれが何かを他者に向かって言ってみる状態、その応答を取り入れて最初は何かよく分からなかったものの意味が分かった状態になった自分を意識できるようになる、ということだと思います。これはいわば自意識が生成していくプロセスを一般的に表現したものでしょうが、ヴィゴツキーがすごいと思うのは、この自意識の生成のプロセスに彼は道具、次に記号、そして自己刺激、つまり自分にとっての、自分が知っている意味という状況を重ねたということだと思います。それによって「即自→対他→対自」というプロセスをより具体的に観察し、考えられるものにしてくれたということですね。

**本田**　はい。

**佐藤**　学習というのはその時々の出来事であり、それがプロセスとして連続していくことが発達であると、そんなふうに考えればいいと思います。で、その連続する発達というプロセスも実はいろいろな時間単位で考えることができます。たとえば一日単位、一年単位、10年単位、あるいは子どもと大人、といったようにですね。ヴィゴツキーはこの時間単位をとても「微視」的に考えたところが特徴です。

**本田**　微視的とはどういうことですか？

**佐藤**　つまり、変化の蓄積が発達であるなら、それは必ず具体的で小さな活動のなかで起こる変化をその発達の単位としてとらえるべきであろうと考えたのです。発達とは小さな出来事のくり返しのなかで生成されていくものだという考え方です。この3つの三角形のステップを行きつ戻りつしながら最終的には右端の内化の完成へと向かう、それがいろいろな行為の実現ごとに起こっているということですね。

**本田**　リハビリテーションもまさにそういうことですね。たとえば手がうまく動かないということを大きな問題、解決すべき最終的な目標と考えた時、その手がたとえば指や手首、あるいは肘や肩との協同的な関係のなかでどのように動いていたかということを考えないでいては、その手のどのような動き、どのような知覚、どのような役割からその患者さんの手の治療を組み立てていくかを考えることはできません。この右端の三角形、つまり患者さんが自分の手を、まさしく自然に自分の行為に必要な目的に叶った状態で動かし、感じられている状態へと再び発達するためには、その手前にあるプロセス、つまり三角形の左端からまんなかへ、それがうまく行かなければ再度まんなかから左へ戻って行きつ戻りつする。リハビリテーション治療でやっていることもまさに同じことです。

**佐藤**　そう思います。

**本田**　それを踏まえてなんですが、私がリハビリテーションのゴールの位置、つまり右端の三角形の最終段階で患者さんが獲得すべき能力として頭に浮かぶのが「随意性」、つまり自分なりになれる、自分自身が病理を背負った自分自身から自由になるということです。具体的に言えば、ある行為のなかには動きとしては自動的に進むプロセスを人間が行為の目的とか状況の変化に応じて、意図的に止めることができる、あるいは遅らせることができるということです。さらに言えば、行為の意味が変化すれば人間はいつだってその身体の動きを変えることができるという能力のことです。治療を通して私は患者さんとともにある種、身体の機能的な使い方を追求しているわけで、三角形で言えば右端、つまり行為の目的に応じた機能的な運動の制御ができる身体というのは治療の最終段階にあるように思えます。

**佐藤**　はい、はい。

**本田**　で、今思っているのは、この治療の最終段階にはさらに何かがある、人間の随意性、行為に欠かせない人間の自由というさらに高次な領域というか…ヴィゴツキーはもちろんそうしたことも考えていたと思うのですが。

**佐藤**　ヴィゴツキーが考えていたことは発達なんだということは忘れてはならないところです。彼がモデルとして考えた三角形では勢い「道具」との関係性が考えやすいので強調され過ぎるところがありますが、先ほども言いましたように、発達とは主体のなか、というより主体そのものとして生成されていくものだとヴィゴツキーは考えました。道具との相互作用がなぜ記号としての意味作用を獲得し、それが自分の行為への意図のトリガーとなっていくか、そのエネルギーというか、その動機となっていくものについて考えていくために「最近接領域」を理解しなければならないということです。この三角形に描かれたことが起こるかどうかは、主体のなかにそうした動機が生まれるかどうか次第だということですね。ここでは詳しく話しませんが、ヴィゴツキーは最晩年には「児童学」ということを提唱し始めましたが、当時のスターリン体制のソ連では教育とは教師が子どもに与えるプログラムであり、子どもの望ましい自己の形成は教師が与えるものによって一律につくられると考えられていました。つまり、ヴィゴツキーのように学びは主体側の条件に負っているという考え方は異端です。もっと言えば粛清の対象になる異端思想で、当然、弾圧の対象です。これはたぶん、私としてはリハビリテーションに無縁なことではないような気がします。リハビリテーションのなかで患者さんがどのように変化していくか、どのように良くなっていくかということのためにセラピストは黒子として何ができるか、何をしなければならないかという原則があると思いますが、患者さんにとって必要な小さな、微視的な経験の一つ一つをセラピストが考える時、そこに患者さん側の視点、それが患者さん本人を前に一歩踏み出される動機となっているのかどうかがとても重要だと思うのです。

**本田**　セラピストでヴィゴツキーのことを少し知っている人たちの理解の度合いということで言えば、それは左端の三角形止まりの傾向があることは先ほど自分の告白も兼ねて言いました。それは極端に言えば、患者さんが何を学ぶべきかはセラピストが教師として考え、その学習に必要な環境としてある設定で道具と相互作用してもらえばいいのだ…というシンプルな図式です。でも今回、こうしてヴィゴツキーの考え方を詳しく見ていくと、まずはセラピストであればあまり目にする機会のないあと2つの三角形も加えて、むしろ自分という意識の段階的な変化を発達ととらえなおしますと、逆にリハビリテーションの目的とか、大人に限らず子どものリハビリテーションにおいても共通した理解のベースが見えてくるように思います。

**佐藤**　私もそうだと思うんです。ヴィゴツキーが問題としたのは人間の精神や意識ですから先ほど言いました道具の2つの性質、つまり技術的道具と心理的道具のうちでもとくに心理的道具の働きです。三角形のまんなかですが、私たちが物理的世界に向き合った時にその世界は意味を持って立ち上がってくる、つまりそれを媒介する物理的道具は記号としての利用価値を備えるわけです。このように道具を技術的道具、心理的道具と便宜上分けても、それを媒介として利用する人間にとってはその性質と言いますか、利用価値は移行していくわけで、その境目にはっきりとした線が引かれているわけではありません。そういった移行が起こるのが、先に言いましたような微視的な出来事のなかであり、それによって人間の精神が変わる、それをヴィゴツキーは発達と呼んだということです。

**本田**　私がなぜそれを大切なことだと考えるのかと言いますと、今でも「体のリハビリは体を動かせばいい」、つまりはその背景にたとえ精神というような内的なものがあるとしても、あるいはそのための脳の機能があることは認めるとしても、暫定的な方法としては体を動かすことでそういった目に見えない背景も変化していくのだろう、そんなふうに考えながら、基本的に体を動かせばよい、というのが今のリハビリテーション一般の考え方のように思えます。それに対して、今話しているような、特に心理的道具が人間の精神に強力に関わっている仕組みを踏まえると、今言いました「目に見えない」、しかしながら背景ではけっしてない、非常に具体的な形で技術的道具から心理的道具への移行に沿って人間が行為する能力が生成されていくプロセスを助けていくことができるのではないかと思います。そこに私は「ことば」が心理的道具としてとても重要な役割を果たしていると思うわけです。体を動かすのにたいした「ことば」は必要ないだろうということではないと思うのです。むしろ「ことば」は体が動くためには、行為のために欠かせないだろう、ということです。たとえばそれは、ある子どもが自転車に乗れるようになったとします。そして次に「丸く円を描くように自転車をこぐ」といった行為を表現する場合、「丸」という概念を理解できなかったとしたら、たとえ自転車をこげるくらい運動能力が高くてもそれを使って円軌道を描くことはできないし、あるいはその子どもが10秒で移動できたところを20秒で移動しろと言われても、1/2速で動くということは身体で感じなければならないけど、そこには時間の概念を身体感覚に移していく時に「カメのようにもっとゆっくり」とか「ここはもっと足の動きを遅くして」といったように体を動かすいろいろな表現が必要になってきます。だから「ことば」と運動は別物ではなく、むしろリンクして発達してくるものだと思うのです。だから当然それは治療でも活用されなければならないことだと。

**佐藤**　私もそう思います。さらに言えば、まんなかの三角形の頂点に「言語」ではなく「記号」と書いてあることが私は大事だと思います。記号というのは「意味」ということです。ここにはもちろん言語も入るわけですが、さらにはことばにはしにくいものも含まれる、つまり言語も記号から生まれてきたという意味でここは「記号」と書いてあるのです。

**本田**　分かります。たとえば「トイレはこちら」ということで壁に矢印という記号が貼ってあればそれも、どこへ向かえばトイレがあるのかという空間的な方向を表す意味ですからね。

**佐藤**　そうです。もっと言えば、その矢印の記号はトイレに行きたい人にはいっそう重要な意味を持つわけです。記号から意味が立ち上がる…（笑）

**本田**　そうですね（笑）。

**佐藤**　で、そうした意味作用、意味が立ち上がる働きをいっそう抽象化したものが言語であろうと、私はそう思います。

**本田**　患者さんによっては、こうした記号の意味が分からなくなる人、今の考えで言えばその記号を見てもそこから意味が立ち上がってこない人もいます。特に脳の左半球を損傷した患者さんのなかにそんな方が多いです。そんな状態の時、患者さんのなかで何が起こっているのか想像することも難しいわけで、そんな時にどうすればよいかを考えると、立ち上がってこない意味を患者さんがどうやって自分で探していけるか、そのための設定をセラピストはどうつくっていけばよいのかということになると思うのです。そこで言語がきわめて重要になってくる。言語と運動とがつながっているということがきわめて重要な治療手段になってくると思うのです。認知神経リハビリテーションの治療では、患者さんの抱えた身体に関する問題を提示し、患者さんが解答するという方法で介入していきます。つまり、セラピストの問いかけに応じて患者さんが思考して解答し、その解答の意味解釈を通して患者さんの認知プロセスに働きかけいくという方法をとります。セラピストの問いかけとは患者さんが自分の身体をもってとらえることのできる知覚を使ってイメージしたり、思考、つまり判断できるものにデザインされています。問題と解答といっても正しい答えを見つけるということが何より重要なのではなく、正しい場合でも間違っている場合でも、それが患者さんの思考の結果として導き出されてきたものである限り、それはなぜかということを患者さんとセラピストのそれぞれが考え、やりとりをしていくプロセスを治療と考えているのです。言い換えれば、どのように患者さんはその答えを導いたかという、思考の道筋を探り、そして、その内容をまた治療介入の糸口として、やりとりをするのです。このやりとりのプロセスで言語が使われているのです。

**佐藤**　それは認知神経リハビリテーションの治療原理ということですね。私は心理学者ですが個人的な興味があって認知神経リハビリテーション学会が主催するベーシックコースに出てみたこともあるんですが、そのあたりのことをどの程度しっかりと教育されているのかな、語弊があるかもしれませんがちょっと不十分なんじゃないかなと思うところがあります。もちろんリハビリを実践していくために言語学や記号論といったある意味、別の業界の知識や議論を詳しく知る必要はないとは思いますが、それでもある程度の水準では、リハビリの現場で患者さんがやっていること、その振る舞いやその意味解釈に対して理論の裏打ちをしていくことが大事だと思います。ヴィゴツキーを詳しく研究する必要はなくとも、彼がやろうとしていたことはつかまえておいて欲しいと思います。そこからリハビリという現場に敷衍していくことのできる問題を改めて発見していくことが大事だと思います。ヴィゴツキーが世のなかに残した業績からダイレクトにリハビリが抱えている問題を見つけることはできないでしょう。むしろその逆で、リハビリの現場で見たり聞いたりすることを深く考えていくことで、逆にヴィゴツキーの解明したかったことも見えてくる、私はそれくらいリハビリテーションはとても興味深い領域だと思います。ちなみにヴィゴツキーは37歳で亡くなっています。

**佐藤**　若い。

**本田**　そうです。

**佐藤**　これまでヴィゴツキーの、特に彼の描いた三角形のモデルをもとにお話ししてきましたが、そうしているうちに、この学習モデル、あるいは発達モデルと呼んだ方が適切なのだろう思いますが、この段階的な自己形成のモデルは、認知神経リハビリテーションで当初から常に参照されてきたアノーキンの学習メカニズム（行為比較）モデルにとても似通っていると思えてきました。この1970年代に生まれたアノーキンのモデルは、古びるどころか、今では比較照合（コンパレータ）モデル、誤差学習モデルといったように呼び方を変えてとても普遍的にその存在が認められているものになってきました。

**本田**　ああ、アノーキン。まず知っておいてもらいたいこととして、アノーキン、ルリア、ヴィゴツキー、あるいはベルンシュタインもいますね。こうした人たちはほぼ同じ時代を生きたということです。文献的にその証拠が残っているわけではなくとも、皆の思考方法はとてもよく似ている、つまりお互い何を考えているかはよく理解していたと考えるのが自然です。そして彼らに共通する視点が「システム論」だったということです。分かりやすく言いますと、人間は他の動物種よりも多様な要素が、なおかつ複雑に絡んで一つの有機体となっていると考えたのです。これはだから当時のソ連の伝統的な心理学や生理学、あるいは哲学の世界に共通した性質とも思えるわけです。人間の行為はたくさんの要素が複雑に絡んだものだととらえ、じゃあその多くの要素をどのように絡ませ、なおかつそれを制御するのかということを心理プロセスに向ければヴィゴツキーだし、その生理学的な仕組みに関心を向ければアノーキン、そうしたことを見事に引き継いでいったのがルリアと、こうした人たちは人間を複数の仕組みをさらにより大きな仕組みで制御するシステムと考えていたのだと思います。それは今でもというか、今でこそ通じる話、ちゃんとした根拠を持って通じる見方になってきたということですね。

**本田** そうです。そしてリハビリテーションではそうしたシステムによる制御を「自分」とか「主体性」の姿としてとらえることで、治療もまたそうした人間のシステムに働きかけるものと考えられるようになってきた…うん…そうなっていきたいということです。

**佐藤** 本田さんはご存知と思いますが、ユクスキュルの環世界という概念があります。

**本田** はい、知っています。

**佐藤** システム論になった場合には、内部と外部の境目がはっきりと固定的に考えることはしなくなると思います。内部、つまり主体の意識世界とその主体が自分の外部に自分の環境として意味づけている世界との境界は常に、主体が生きている限り常につくられ続けているという見方が出てきます。内部と外部は常に絡み合いながらそれぞれをつくっているという見方です。患者さんがリハビリによって変化しながらその意識世界がその環境世界に対する意味づけ、解釈とともにつくられていくということもそんなことだと思うんです。ユクスキュルはエストニアといってロシアの隣の国の人で、彼も相当にソ連の人たちや、さらにはメルロ＝ポンティといった哲学者にも影響を与えたアイデアを考えたと思います。

**本田** ユクスキュルの環世界の概念を知った時に思ったことは動物にはそれぞれに独自に生きる世界があるということです。それはそれで十分に魅力的なことだと思ったのですが、同時に思ったのは、では人間独自の世界と言えども、それが健常者の世界と障害がある人の世界とは違うのではないかということです。つまりリハビリテーションに即して言えば、人間の世界について想像するセラピストが根拠にしているのはあくまでも自分で分かる範囲、あるいは正常機能について知っていることの知識の枠を出られていないのだということを常に忘れてはいけないということです。つまり健常であるがゆえにオートマティックに動いている世界が壊れた時、そこでは動くとか感じるということも健常者の根拠だけでは理解できない事態が起こるということを忘れてはならないと思います。

**佐藤** そうですね。環世界ということを単なる「環境」とか自分の生活空間にあるいろいろなものというように単純に物（もの）として考えてはいけないと思うんです。環世界というアイデアのポイントはこれが「行為論」の概念だということです。行為する主体が外側と関わるなかで自分の内的世界をつくっていくという主張なのだということです。ですから健常者であるセラピストが外側と関わるなかで自分の根拠として知っている外部世界との相互作用の方法が、障害を持つ人たちにそのまま通用すると考えるのは明らかな間違いです。患者さんにとっての行為論が成り立つ方法を考えなければならない。患者さんが生きていく世界をもう一度つくっていくことなんだからと、本田さんがおっしゃっているのはそういうことですね。

**本田**　その通りです。リハビリテーションの昔ながらの考え方として、患者さんの回復には3つのレベルが想定されていて、それは機能の回復、能力の回復、そして社会的な不利からの回復という区分です。これで言うと、今の時代の流れは能力の回復および社会的不利への介入に重点が置かれていると思います。一方で、認知神経リハビリテーションが強く軸足を置いているところは最初の機能の回復で、行為はただ動ければ良い、できれば良いということではなく、どのように動けるのかが大事だと考えます。

**佐藤**　はい。

**本田**　たとえば麻痺がある患者さんにとって、健側で何かを手に取るのと、患側でそれをするのとでは、環世界の考え方であればまるっきりその両者は意味が違う、まるっきり違う意味をそれぞれの手は得ている、もっと言えばまるっきり異なった世界がそこに現れてきてしまう、ということです。ですから、それは単に手が動く・動かないという問題ではなく、その手の状態が成立させている世界が食い違っているということで、セラピストにとっては目に見える動きだけでは患者の経験する世界は見えないという難しさがあります。

**佐藤**　「行為」ということばはとてもいろいろな意味を含んでいて難しいですね。だから動く・動かないということをとってみてもそれによって生成してくる意味のことをとらえようとすると、動きも細かく見ていきながらそこで意味の生成というのかな…患者さんにとっての世界の手がかりとしてどんな意味がそこに出てきたのかと、そうですね、それを細かく考えられないといけないのでしょうね。

**本田**　そうなんです。「行為」をペルフェッティ先生がどう定義しているかと言いますと、それは「行為とは意図から結果の確認までのプロセスによって成立しているもの」です。

**佐藤**　ああ、その通りですね。

**本田**　たとえば喉が渇いたから何かを飲もうという意図から、実際に手をペットボトルに伸ばそうとする、ではその時にどのように手を伸ばせばそのペットボトルを手に取ることができるかをまず脳内でシミュレーションする、そして行動する、うまくいく、あるいはいかなかった、うまくいけば私は水を飲むことに移れるけれど、うまくいかなかったら、ではどのようにすればうまくいくか、こうしたことをうまくいくまでくり返すことを、ペルフェッティ先生はリハビリテーションで起こる学習だとおっしゃっています。ここからさっき言いましたアノーキンの比較照合の仕組みに話が戻ってくるわけです。さらに言えば、ユクスキュルの環世界モデルはこの比較照合の仕組みととても強く関係していると私は思っているのです。

**佐藤**　それはどういう理由でですか?

**本田**　ユクスキュルの環世界モデルで私が注目するのは、さっき言いましたように健側と麻痺側とではそれがとらえる環境は異なるということです。一方、アノーキンの比較照合の仕組みにおいては、運動学習は学ぶというサイクルであると同時に身体意識の生成サイクルでもある、なぜならそこで比較されているものは脳内シミュレーションと実際の行為との比較によって誤差が無くなるまで続けられる情報の構築だからです。そうなのであれば、患者さんの脳内で障害によって崩れてしまっている身体意識の整合性を細かな運動を媒介とした訓練によって、より整合性のとれた、つまりは、より脳内シミュレーションと実際の行為との誤差が最小に近づいていく状態へと患者さんの脳機能を変化させていけるのではないか、これがリハビリテーションにおける学習プロセスと言えるものであろうと、そんなふうに考えているのです。患者さんと対話して本人の内的世界を類推するための記述を得て、それをきっかけとして病態を何度もり返し再解釈していき、治療を組み立てる材料として活用していく、という進め方です。

**佐藤**　私はアノーキンについてはそれほど深く研究してきたわけではないですが、今お聞きしていてアノーキンの仕事をまたちょっと違った視点から見させてくれたのかなと思ったんです。と言いますのは、アノーキンより50歳ほど年上の先輩にパブロフがいました。彼の研究は条件反射学だから「形成」、つまりある仕組みから生まれてくるものばかりを問題にしたんだと思います。それに対してアノーキンは「止める」という自由度を持った仕組みに着目したんだなって…

**本田**　ああ…そうなんだ、そこが大事なんですね…

**佐藤**　彼はパブロフの弟子だったんだろうけれども、パブロフがやらなかったところになんとか攻め込もうとしたのでしょうね。面白いなと思うんです。人間の自由というはただ前に突っ走るだけじゃなくて

「止める」、止まるための自己制御ができることも自由度のなかにあるということがすごく大事だなと思います。

**本田**　それはリハビリテーションにとても関わりがあることと思います。私たちが臨床で前提にしていることは、行為というものは状況に応じて、つまり目的に応じてその行動に複数の方法があるということで、その方法のそれぞれにそれをする主体の意味づけがあるということです。ですから行動の豊かなバリエーションとは、逆に言うとその人が行為に対して豊かな意図を持っていて、なおかつそれを選択できる能力を持っているということです。

**佐藤**　だから患者さんにとってみれば、自分が体を動かすことができるようになるということはそうした自由度を備えた制御ができるようになるということなのでしょうが、そこにはやはりセラピストの助けが、それも非常に細かいフィードバックが必要なんだろうと思います。

**本田**　それが自分たちの仕事だと思っていますし、その細かなところに入っていって患者さんの身体表象をターゲットにしていくためには言語がとても重要な方法になっていると思います。

**佐藤**　身体的な気づきのトリガーになるような言語のやりとりということですね。

**本田**　おっしゃる通りだと思います。だから患者さんの気づきにつながるようなことばを投げかけようとするなら、患者さんの世界をよく知っていく必要があります。それは理解しきれない世界だと思います。だけどそれに近づいていく努力をするためには本人が感じている世界のことについてまずは尋ねるしかないんです。

**佐藤**　尋ねると同時に、それをことばの世界だけのことにしないで、そうしたことばが出てくる身体感覚、体で感じていることもそこにはあるんだと考えたほうがいいだろうと思います。その体で感じることにもことばを乗せていくということです。

**本田**　身体感覚のことばというものだと思います。人間は豊かにそれを持っていると思います。これがあるがゆえに治療もまた複雑にと言いますか、考えなければならないことがたくさん出てくるんだと思います。そこでやはり「最近接領域」が気になります。セラピストは訓練課題の「難易度」をよく問題にします。これまでの話から、訓練でセラピストが注意深く考えなければならないことは課題に対する患者さんの答えが当たっているか、外れているかということではなくて、その答えが導き出されてきたその理由だということは分かります。答えが出てくるプロセスこそが患者さんの認知プロセスの活性化の度合いを表すものであり、訓練の効果を判断する目安にもなるものだということも分かります。さらに臨床で実感するのは、患者さんのその認知プロセスの活性化を支えている思考というものは、セラピストが問題として患者さんに投げかけることばの内容によっても「うまく働く・働かない」の幅があるということです。ですからセラピストは患者さんにできるだけ適切なことばで問いを投げかけないといけない、それが患者さんの最近接領域を質的に左右することになる、という難しさです。治療においても言語の役割はとても大きいということです。

**佐藤**　ヴィゴツキーが「最近接領域」について書いている内容で、特に彼が強調しているのはそれが「安定」と「危機」とのはざまという緊張関係のなかにある時こそ、その真価が最も現れるということです。「安定」というのはすでにできあがっていることというように容易にイメージできますが、問題は「危機」で、これは「できない」という状態で変化が生じている時期ということです。「安定」に対してこちらは「変化」です。ただしそれは「できない」という気づきに支えられていなければならないということです。何かを教えれば済む話だろうということではなくて、その子どもなり患者さんという主体の内部で何ができないかという気づきがあってその先の話なのかということが大事だということです。これはだからもっぱら教える側の問題であって、教えられる側が考えなければならない話ではありません。患者さんにとってそれは「葛藤」というものであって、そこではできないことが分かった、ではどうすればできそうなのかというレベルを狙うことは当たり前だと思います。できそうにない高い目標を出しても起こることは失敗の連続なのですからやる気もなくなりますでしょ？

**本田**　はい。ですから、できないということの気づきとか、できそうに思えるレベルを見つけるために、セラピストの力が必要になってくるのだということはよく分かります。

**佐藤**　患者さんが自分で何かを変えたいと思うその動機をセラピストが何か小さな成功へのヒントで引っ掛けてくれるような、そんなやりとりなんでしょうね。

**本田**　できないことができるようになるための、その沸々とした動機というか、意欲というか、それをつくることが大事だということはリハビリテーションの理念としての前提だということは分かります。そうした前提を踏まえて、治療というものが患者さんにとっての小さな成功を積み上げて学習していく具体的な方法にならなければならないのですが、それがとても難しいということです。先生のテキストを通してヴィゴツキーがどんな実例をもとに彼の理論をつくっていったかを読み取ることはできるのですが、それを私が臨床で接している患者さんたちに即して重ねていくことは、さっきのユクスキュルの環世界から話してきましたようにあまりに健常者と病理を持っている人たちの経験している世界が違うがゆえに難しいと思います。これは結局、私のようにリハビリテーションに従事している者が、患者さんにとっての小さな成功体験までの道筋を、彼らと対話していくなかで、つまりは健常者にとって新しい世界の経験について知識を増やしていくなかで細かく見つけていくしかないのだろうと思います。

**佐藤**　そう思います。ヴィゴツキーは37歳でなくなりました。20数歳で結核を発症しました。一人の人間が生きているうちにどれくらいのことができるのかと考えると彼にもっと研究する時間があればよかったのにと思います。本田さんの『豚足に憑依された腕』を読んだ時に私が最初に持った印象は、この本のなかで患者さんが本田さんに語っている内容は患者さん一人ひとりの自己生成だと思いました。先ほど話しました「即自→対他→対自」ということに重ねれば患者さんにとっては本田さんがいるから自分が今、その治療のなかで経験していることに意味づけを与えようとする、これが「対他」、そしてそれによって自分がどのような体験の主人公で回復へのどの地点にいるのかを知る、これが「対自」、こうしたことが起こっているのがリハビリテーションの現場だと思います。ヴィゴツキーにもっと時間があればよかったと私が思うのは、彼ならばこうした現場を実際に見ながらさらに考え続けたかっただろうと思います。彼はもっと現場に踏み込んでいきたかったのだろうと思います。彼の現場というのは学校教育の現場です。ちなみに言えば、ルリアの現場は医療の現場です。でも二人に通じる理念はとても似ていると私は思います。ヴィゴツキーは確かにこうしたことを抽象的に書くしかなかったけれど、それを本田さんは具体的に臨床のなかで考えていけるわけです。

**本田**　臨床のなかで見えてくるものはいろいろあるんですが、そうしたなかで最も印象深いことは、患者さんたちはいろいろと語ってくれるのですが、本人たちが気づいていないことはことばにはなってこないわけです。ですからそうした事態に私のような専門家が加えることができるものとしては病理や病態、あるいは人間の脳機能に関する知識があります。患者さんの語っていることのたぶん理由として、あるそういった専門知識からの解釈を加味して、さらにその人との対話を続けていく、という構図なんだろうと思います。本人が意識化することができなかったところをそうしたやりとりで意識化できるようにする、つまり意識化できるということは言語を介して成立するし共有できるということは、このヴィゴツキーの3つの三角形の図から素直に読み取れます。

**佐藤**　発達の「最近接領域」を、発達のために存在するいくつもの気づきであると考えても、それもまた素直な読み方だと思うのです。その気づきを得るために対話的な活動が欠かせないと素直に読んでいいと思います。

**本田**　そうですね。

**佐藤**　ところが発達とは対話的活動による気づきによって進んでいくのだと、ヴィゴツキー自身は直接には何にも書いていないのです。理由は明らかで、それをする前に彼は亡くなってしまったからです。ですからその後の理論を補足していくために、私はバフチンがふさわしいのだろうと考えているのです。この「対話的活動」というのはバフチンのことばです。ヴィゴツキーが書いている「内化」という作業の方法論が「対話的活動」ということです。対話こそが二人の人間の間に起こっている小さなことの変化をとらえてそれを意味づける適切な手段である、というのが彼の主旨です。ここで何かに注目して、ここで起こっていることに即してその意味づけを探していこうということで、これはまさにリハビリの現場で実践できる方法ではないでしょうか。バフチンが言っていることですが、対話的活動がその意義を発揮するのは、それが気づきにつながっていくことばを持った時ということです。相手に投げかけたあることばがその人にとって何かの気づきにつながるという関係をずっと維持していくこと、その時々に何かの結論は出てくるかもしれないけれど、対話的に他者と対している存在として自分を生かしていくことの意義はずっと維持され途切れることはないと、こんなことです。対話的関係を通してあるセラピストがその患者さんのことをよく知れば知るほど、その患者さんにとって必要なたくさんの「その大事な一言」が出せる可能性も高くなるのではないですか、ということをバフチンは言っているということです。

**本田**　それを聞けば聞くほど、逆にセラピストは自分の使うことば、自分が使う考え方に対して慎重に構えなければいけないなと思います。心理的道具、記号、自己刺激、あるいはことばの威力、一言の持っている魔法の力…いろいろな言い方ができてそのどれでもあるのだろうということですね、どうやら…

**佐藤**　人間は生きている限りことばを使わざるを得ない。けれどもそれはやはり自分のことばなんだ、自分がうまく生きていくために自分が必要としていることばなんだ、ということがバフチンの考えていることの根底にあります。バフチンは生身の人間の実に小さな振る舞いこそが人間の本質にあることだと教えてくれているのではないでしょうか。人と人とのことばのやりとりから人はどう振る舞うべきか、他人にどう接し、どう関わることが人間として大事なことなのかを説教がましくなく、あくまでも対話や会話を通して言っているのでしょう。だから彼は対話関係こそが重要だと言ったのだと思います。小さな相手の発話に注意を向け、自分の発話や声にも注意をしていく、こんな毎日が私たち、そして私をつくっている。バフチンを言語理論としてだけ読むとリハビリとは関係のない世界になってしまいますが、リハビリだけでなく私たちの日常生活の問題としてあるべきことを鋭く衝いているのがバフチンなのでしょう。

**本田**　自分の経験から言うと、自分には語ろうとしていることばがあったり、語ろうとしたけど語れなかったことばがあったりするんですが、それ以外に、語られることによって語ろうと思うことばが生まれてくることもあるんだと思います。こういうことは治療で患者さんにとっても同じことが言えるのだろうなと思います。ことばが相手の持っている潜在的なものを引き上げてきたり、あるいはもっと新しく生まれてきたりということがある。そう考えると、ますますセラピストの資質の側、言ってみればそれはセラピストという私自身のこと、つまりはリハビリテーション治療のなかでそうした重大な役割を担っているはずの自分の側のことは、リハビリテーションの治療論の重要な半分と言ってもいいぐらい大事なことだということです。こんなに大事なことなのに、治療論、治療者・患者関係論といったものはあってもセラピスト論みたいな、対話のこちら側の資質向上の話はまだまだ乏しいなと思います。

**佐藤**　そんな状況ならなおさらですが、ヴィゴツキーやバフチンについてよく知ってもらうことはそうした資質向上に大いに利用できるのではないでしょうか。

**本田**　そう思います。彼らの考えたことに助けてもらってリハビリテーション治療の原理や技法について今こそじっくり見つめないといけない時だと思います。

**佐藤**　きっと得るものがたくさんあると思います。…ところで、この話の最初からずっと理解の助けにしてきたヴィゴツキーの3つの三角形ですが、これを本田さんはリハビリの臨床向けにアレンジして下さいましたね。この話の後にそれを掲示し、その読み方を本田さんに説明してもらいたいと思います。

**本田**　分かりました。

ヴィゴツキーの3つの三角形（図式Ⅰ～Ⅲ）を、認知神経リハビリテーションによる効果として想定している学習プロセスと対応させたものが次ページの図です。第一段階の空間課題は認知の道具として機能し、それは言語的意味を伴ったものとなっています。それが次の第二段階ではブルーナーの言う行為・映像・象徴という3つの表象体系を含む記号として患者さんとセラピストとの対話を媒介する働きをします。この段階を経て第三段階では、患者さんが自分自身の行為を制御する自己刺激を確立させて自己と脳の活動に介在させていくようになります。

以下、この3つの段階ごとにセラピストが治療をどのようにとらえているかについて、私（本田）の経験をもとに説明します。

**◆第一段階（図式Ⅰに相当）**

セラピストAは、道具（身体を介して空間を知るための道具）として、患者さんBの眼前に直径の異なる円が描かれたものを提示する（X）。この場面設定は上肢に運動・感覚麻痺のある患者さんにとって、自己身体を介して世界（対象）との関わり方を学ぶ機会となる。

世界（対象）との関わりとは、この場合、どのような上肢の動いた感じが得られれば、意図した対象物に手を適切に伸ばすことができるのかという対象と自己との関係性のことである。

患者さんの多くは通常私たちが感じる身体を介した空間世界ではなくなっており、私たちのように、運動の方向や距離をうまく把握できないという経験になっている。

具体的には、患者さんの麻痺した腕は、胸ぐらいの高さしか上がっていないのに、顔の額ぐらいまで上がったと感じたり（上下空間）、手は肩の手前にある位置にもかかわらず、かなり外にあると感じたり（左右空間）、20～30センチ程度しか腕は前に動いていないのに、その倍ぐらい伸びたと感じたりする（前後空間）、あるいは逆に動かされた感じが非常に乏しく、少ししか動いている感じがしない、あるいは分からないなど自己身体を介した空間世界の変質が生じている。

治療介入の原則は、①訓練の提示（認知問題）→②知覚仮説→③解答の順で進めるが、オリエンテーションとして患者さんは、セラピストに腕を動かされるなかで、目の前にある直径の異なる円のどの円をたどったかということについて、開眼で確認する。その後、閉眼下で、どの円をたどったか解答するように求められる。世界（対象）との関わりを常に視覚に頼らなくても、思ったように「そこに手が伸びている」という予期ができることは決定的に重要なことである。

このような訓練設定では、患者さんは、自分の肩関節を中心とした運動覚を介して解答する（知覚仮説を立てる）ことを求められている。

適切な知覚仮説に基づいた解答にたどりつくために、患者さんは、大きい円をたどった時の腕の感じと、小さな円をたどった時の感じの違いについての知覚経験を記憶し、比較していく必要がある。そしてこの違いはどのような意味があるのか思考し探っていく。つまり世界（対象）が、自分自身にとって遠く（近く）にあるのか、低い（高い）のか、外側（内側）なのか、という空間に合わせた腕との関係性について言語も含め探っていくのである。

しかしながら、当初はなかなか、適切な解答とならない。一例あげると、その時、セラピストは「どのようにして（何を手がかりとして）、その答えを導いたのですか、教えてください」と患者さんへ問いかける（心理的道具として言語を活用）。

そして患者さんから、それを聴くことによって、患者さんの思考の道筋が見えてくる。

どのような道筋で、その答えを導いたかを知れば、こちらの黒子としての打つ手も変化する。

たとえば、患者さんの意識の志向性は、問い（認知問題）を解くために必要な向きになっていないことに気づいていないことが多い。このような場合、意識の志向性の適切化を図るために、再度心理的道具である言語を用いて、問いかけなおすこともできる。気づきを促すためには言語はとても重要な道具である。言語という道具の活用は、患者さんの向けるべき注意の身体部位の変更の場合、感覚モダリティの変更の場合、注意の持続の喚起の場合、想起の喚起の場合などがある。

このように、ヴィゴツキーの文化的発達の第一段階では、当初はセラピストAから認知的道具（X）を介して、一方向的に患者さんへ向かっていくようにみえるが（実線矢印）、実は知覚仮説の解答

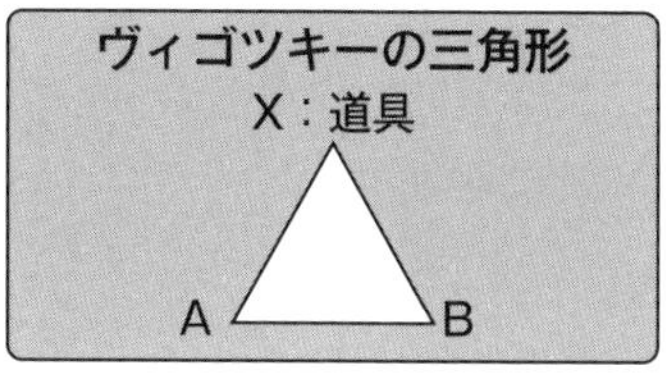


ヴィゴツキーの文化的発達の三段階を認知神経リハビリテーションへ

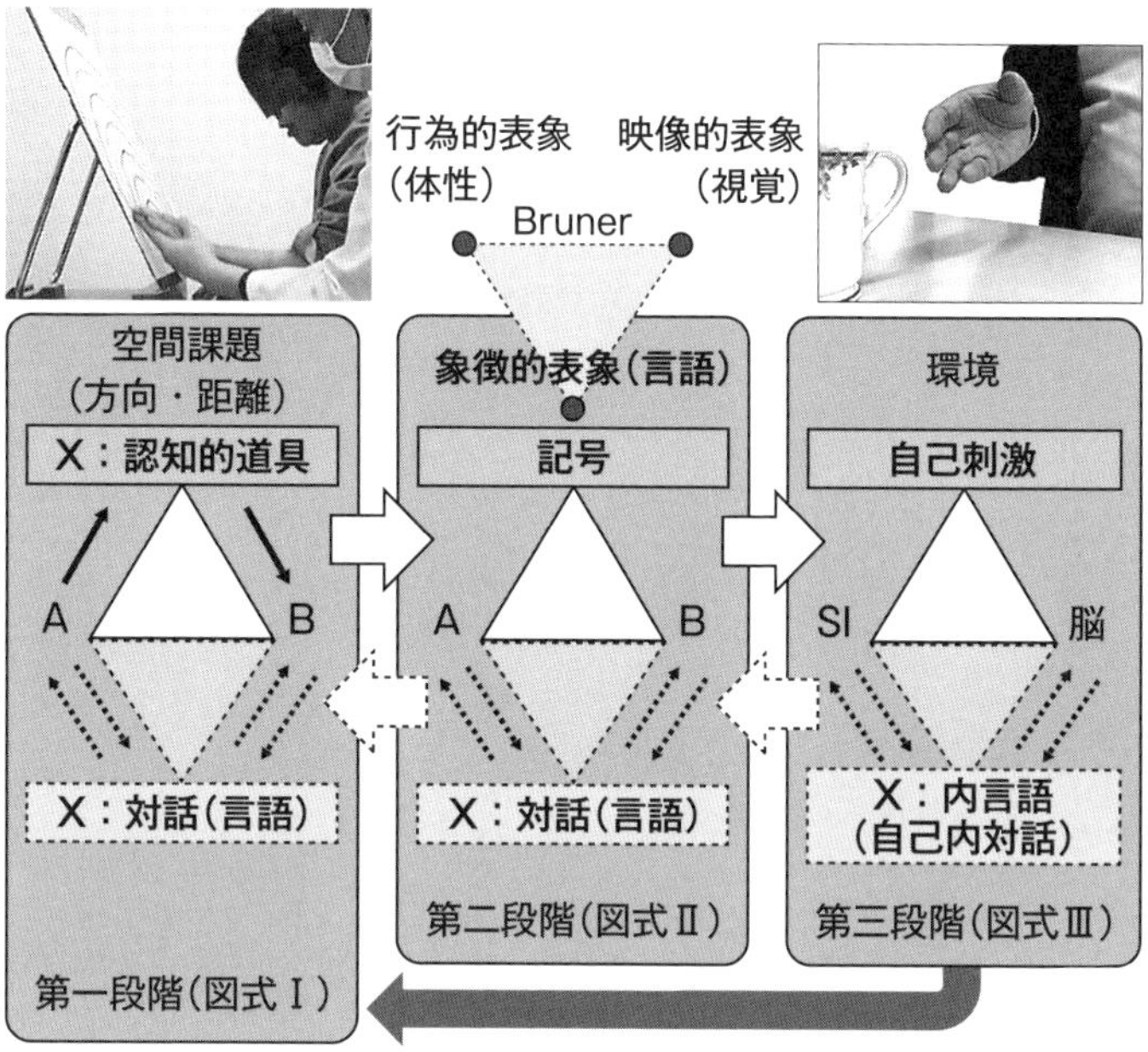


A：セラピスト、B：患者、SI：患者自身の進退、脳：患者の脳

※1　点線の▽は、ヴィゴツキーの三角形に内包されているが、分かりやすくするために、分けて示した。

※2　第一段階から第二段階、そして第二段階から第三段階の間に挿入された右方向の実線の矢印の意味は概念図として移行過程を表している。しかしながら、治療過程は常に順調に一方向的に進むわけではなく、むしろ試行錯誤をくり返していく。佐藤先生のことばを借りると、行きつ戻りつということになる。したがって訓練の状況によっては、第三段階から第二段階、あるいは第二段階から第一段階へ戻るということもある。それを表しているのが、左方向の向きの破線の矢印である。

※3　第三段階から第一段階へつながっている一番下の太い矢印は、訓練において、ある身体部位の改善が得られたならば、次の身体部位へ移行するか、ないしは、同じ身体部位において、さらに巧緻的な行為の実現に向けた訓練へ移行するということを意味する。このような循環的な訓練構造は、まさにヴィゴツキーの文化的発達の3段階と同じであることが分かる。すなわちこの訓練構造が機能回復につながる構造であり、学習過程である。

（正解であろうと不正解であろうと）をどのように導いたかをこちら側が知ることを通して、双方向のやりとり（対話）が頻繁になっていくようになっていく（点線矢印）。

◆第二段階（図式Ⅱに相当）

訓練状況（物理的道具）と対話（心理的道具）によって、徐々に患者さんは知覚仮説（自己の体性感覚を介して得られるであろう自己の運動の結果の予想）を適切に立てられるようになり始める。この時の訓練設定の状況で見えるのは、正解か不正解かであるが、実は患者さんの内的世界では、「このような動きがある時、こんな感じがするのか。あれ？違うな」とか「このような感じ方がする時、こんなふうに動くのか」ということを思考（内言語化）している。すなわちけっして成功体験の結果の蓄積のみで、できないことができるようになる、分からないことが分かるようになるのではない。失敗経験も含めた試行錯誤の経験を踏まえた思考が、予期の形成につながり、学習が成立していく。この学びの過程によって、部分的ではあれ異常な筋緊張の制御や知覚能力の改善へとつながっていく（上肢の運動に関する随意性の萌芽）。この時、世界（対象）との関わり方に変化が現れる。それは、セラピストが感じている世界と患者さんの感じている世界がおおむね共有できるような身体意識に近づいていくことを意味する。そして佐藤先生のことばを借りると、社会的な共通の意味の記号となり始めていることを意味する。

自己身体を基準とした、上下、左右、前後というような空間性に関する方向や距離が、私たちとおおむね共有可能性を帯びてくる。それはたとえば数字で表された距離が単なる概念的なものではなく、身体を介した50センチ（眼前）という意味性が出てくる。つまり、喉の渇きを潤すために、テーブルの上には水の入ったコップがある。距離は50センチ、これが言語表象。そしてそれを目でとらえたものが視覚表象、そして肩関節の曲がり具合、肘の伸び具合のトータルな身体感覚として、「こんな感じが50センチ眼前のものをとる時の腕全体の伸びた感覚だ」と自覚し始める。

この第二段階で重要な点は、他者と共有できる世界は、基本的に目で見る世界、身体で感じる世界、ことばの世界が等価性で結ばれ安定している世界であるということに対する気づきである。このことは患者さんが、できないことに気づき、できないことができるようになりたいという動機を、そして意欲を持たせることとは意味がまったく異なる。

患者さんに気づいてもらいたいことは、麻痺していない上肢は、目で見る世界と身体で感じる世界、そしてことばの世界のそれぞれが同じ意味としてつながっている。一方、麻痺している上肢は、まったくそうではないということである。そして患者さんの意欲の向かう先は、ブルーナーの言う行為・映像・象徴という3つの表象体系の世界をつなげる思考へ向かわせることが重要なのである。なぜなら「随意性」が保たれているのは、麻痺のない上肢であり、麻痺のない上肢は、くり返しだが、この3つの表象世界は、等しく「意味」が結ばれている。

ということは、麻痺して動けなくなった「私」、感じなくなった「私」の身体が、再び「できるようになる」という新たな自分を取り戻すには、この3つの表象のつながりを取り戻すことにエネルギーを注ぐべきだと自覚してもらうことが重要であると考える。この点は「自分というものは学習による内化によって生成されていく」というヴィゴツキーの文化的発達の考え方そのものである。

◆第三段階（図式Ⅲに相当）

患者さん（ＳＩ）は、セラピストが用意した訓練道具（Ｘ）や、セラピストからの心理的道具である言語を必要としなくても、自らの意図に伴う適切な運動イメージを自ら生成し、随意運動が部分的だが可能となる。つまり何かしようと思えば、いつでもできる能力が獲得されている段階で意識せずとも、自動的な行為ができるようになっている状態で、おのずと動いているという状態に相当する。あるいはテーブルにあるコップの水を飲みたいという欲求に対する運動意図と結果との間に齟齬が生じなくなる段階と言い換えることができる。仮に何かうまくできなくなった場面に遭遇しても、経験に自覚が伴うので後からでも、その経験を（内言語で）想起し、過去に戻り、今を見つめ、自己修正ができるようになることを意味する。そう考えると、ここでいう「自己刺激」とは自分自身が自律的である状態を意味している。

◆リハビリテーション治療における最近接領域について

１つの訓練をセラピストが設定することは、患者さんの最近接領域を意識した訓練であることに間違いはない。

しかし過去の治療において設定されてきた最近接領域とは、ある行為を課題として指示し、「できる」か「できない」か、「分かる」か「分からない」かという結果をもとに物理的道具を選定し、それを訓練の難易度としてきた。このような設定は、課題によって観察できる病的な運動の異常要素や高次脳的要素の結果だけで、最近接領域の量的側面、ないしは表層にしかたどりついていない。とはいえ、大きく外しているわけではない訓練設定なので、一定の治療効果が得られる可能性は担保されているとも言える。

しかしながら、最近接領域の質的側面、あるいは深層への接近は、常に患者さんとセラピストが対峙し、対話を続けるなかでしか見つけられない。つまり、患者さんの認知プロセスがどの程度活性化されたかという点が重要なのである。たとえばセラピストの問いかけ方によって、対象および身体を認識するありかたを変え得るということである。問いかけによって意識の志向性を、注意の持続性を、記憶の想起を、判断する傾向性を、イメージの想起を、訓練経験の意識化に伴う言語化を変えるのである。

どの程度変化させ得るかは、「何を問うか」「どのように問うか」「誰が問うか」「いつ問うか」などによって大きく幅があると考える。この変化は患者さんと「私」というセラピストの関係性のなかで、そして、まさに治療介入というライブ中のある瞬間に現れる。よって原則論はあっても、決まりきった手順、型など存在せず、むしろ関係性のなかで流動的に変化する可能性がある。だからこそ、今この瞬間という最近接領域の深層への接近には、観察眼のみならず、最近接領域の質的側面を引き上げるこちら側の「ことば」が大事なのである。

人間の治療には「ことば」が必要なのである。

# 第2部

## あなたへと開かれることばをさがす

### リハビリテーション治療の現場、詩作の現場から

# ことばをさがす

**菊谷浩至**　まずはじめに言いたいことは、「詩はおそらくことばでは捕まえられない」ということ。

**本田慎一郎**　えっ…いきなりな気がするのですが、詩はことばでできていますね?

**菊谷**　そうですね。ただ、この「詩はことばでは捕まえられない」あるいは「詩は文字どおりのことばじゃない」ということを前提にすると、これからの話の筋道が見えやすいのではないかな。

**本田**　「詩はことばではない」というのは、単純なことではなさそうですね…もうちょっと説明が必要だと思うのですが、それはまずは「詩とはなにか?」っていう前提の話ですね。

**菊谷**　そう。詩とはなにかって話は「詩論」ってことだけど、この世界にはたくさんの詩人がいて、いろいろな詩が書かれていて、詩とはなにかということについてもいろいろな考え方、つまり詩論がある。ですからこれはあくまでも僕の詩論だということはわかっておいてほしい。

**本田**　それはそうですね。

**菊谷**　僕は詩をつくるためにはことばを使うけれども、ことばでは書けない、描けないところに行きたい。詩によって到達したいところはことばが必要ではないところです。ことばがなくても存在できているところ、人間の「原質」と言ったら一番近いかな。僕にはある意味、ことばで組み立てられた意味というのは、そうした人間の経験全体の一部にしか触れることのできない不自由な世界だと思う。でもそんなふうにことばで保証、限定された意味に支えられない世界というのも、逆にどこか果てしない奈落のような怖い世界だとも思う。

**本田**　人間の原質って、平たく言うと人間の本来の性質ってことですね。それはなんとも僕には想像できない話だから、もう少し続けてください…

**菊谷**　僕の場合、詩をつくるということは、奈落を心の一方で意識しつつ一方でそれと格闘する危うい快楽のようなものでもある。で、そんなことをやっている目的ということでさっき言った人間の「原質」の世界、ことばは無いけれど、広々とした、制限のない世界に到達したいということです。でもこれは詩をつくることによって到達したい僕の究極の目的なのであって、実際の詩作というのはそこをめざすためのプロセスです。で、本田さんの著書『豚足に憑依された腕』には患者さんが語られたことばがたくさん書かれてあるでしょ。それを読んでいて、患者さんが本田さんに自分の経験していることをなんとかことばを使って伝えようとしている様子が、まさしく僕が詩をつくろうとしている時にやっていることと同じだと思った。

**本田**　つまり確認のために、くり返しますが、患者さんがセラピストである僕に、自分の経験世界をなんとか伝えようとして、自分のなかからことばを見つけようとしている過程と浩至さんが浩至さん自身のなかからことばを見つけて詩をつくろうとしている過程が同じということですね？　言い換えると患者さんの記述が浩至さんには詩に見えるということ？

**菊谷**　そのものだと思う。それにはもう少し説明がいるだろうけど。詩作の究極の到達点が遠くにあろうとも、それをめざしているプロセスというのは、目に見えるものと目に見えないものとの隙間をつなげるためのことばを探すというふうにも言えますね。

**本田**　隙間？　つなげる？　もう少しわかりやすく説明してくれますか？

**菊谷**　隙間をつなげる。それにふさわしいことばを探し出してその隙間をつなぐ足場をつくっていくこと。うまく次のことばの足場を置ければその先にあるであろう目的地に少し近づける、それをくり返しながら手探りで進んでいくという感覚かな。それが本田さんの本に出てくる患者さんたちがやろうとしていることと同じだと僕は思ったんです。

**本田**　ということはですよ、先日、佐藤先生とヴィゴツキーのやった仕事のことを話していて、ヴィゴツキーが概念化した発達の3つの段階を「即自→対他→対自」という学習プロセスという観点からとらえるという視点（103ページ参照）は、リハビリテーションの治療構造と非常に似ているという結論に至ったんです。治療は、患者さんの機能回復のためには、どのようなプロセスをたどるべきかと考える。そして、具体的な1つの訓練は、どのような学習プロセスをたどるべきであるかを考える思考方法ととてもよく似ているということなんです。つまりはヴィゴツキーの唱えた発達の3つの段階は、リハビリテーション治療においても、その訓練の段階づけとして活用できるだろう、という話になったんです。その時、僕にとってとても印象深かったのは、ある1つの訓練によって患者さんの意識経験が変化していくプロセスは、ヴィゴツキーの学習の3段階という観点からその学習進度を判断できるのではないかということです。であるならば、患者さんが自分に起こっていることをセラピストという他者からの問いかけによってはじめて記述していくことができる。つまり対話関係によって意識化されていくということです。このプロセスもまた詩作のプロセスと同じであると言えるならば、詩作もまたなにかしらの学習のプロセスであるかもしれない、ということですか？

**菊谷**　学ぶということを敢えて詩作に持ってくると、それはどんなことばが、そのどんな配列が自分の行きたいところに近づけるのか、ことばの精度を高めていく、その力を身につけていくということかな。

**本田**　ああ、それもまた確かに学ぶということですね。

**菊谷**　この間の本田さんと佐藤先生との対話を読ませてもらって、僕にはものすごく興味深かったんです。そのなかで佐藤先生は人間がなにかを学ぶ時のその主体の変化の仕方を「即自↓対他↓対自」とされていて、まずそれがなにかよくわからないがなにかがあるという状態を「即自」、次にそれがなにであるかを他者に向かって言ってみる状態を「対他」、その他者からの応答を取り入れて最初はなにかがよくわからなかったものの意味がわかった状態になった自分を意識できるようになる状態を「対自」と、これはまさに詩作のプロセスとして詩人がことばとそれが意味するものとのつながりを探すプロセスと一致しているということです。この概念では最終的には学習の段階は「自己刺激」に至るんだけれども、詩の場合にはそういったふうに明確にそのプロセスとその結果とが一致してわかることはそんなにないかもしれないが、そこまでのプロセスは同じだと思う。これはヴィゴツキーというより、その後で佐藤先生が話されているバフチン、自己刺激という明確な学習成果というよりもそこへ至ろうとするプロセスに着目し、その意義を強調したバフチンの考え方の方が文字どおり詩作のプロセスそのものの説明になるかもしれないですね。

**本田**　なるほど、バフチンですか。僕は、特にこのヴィゴツキーの教育の考え方とリハビリテーション治療は、共通点があり、すごく驚いたんですね。今、浩至さんが言った「自己刺激」も、リハビリテーション治療での位置づけはセラピストという他者の存在や物理的な道具を介在させなくても患者さんが自分のなかで「自律的に」自分の意図した欲求に合わせて運動イメージをつくり行為を遂行していく回復の最後の段階、つまり「対自」の段階、佐藤先生との対話のところで最初にあげた図（90ページ）で言えば図式のⅢの段階に相当すると考えればとても自分のやっていることがよく理解できると思ったんです。そして今度はさらに患者さんがセラピストに向かってことばを探し、それを記述していくプロセスが詩作のプロセスととてもよく似ているということを理解するうえで、またしても「即自↓対他↓対自」という概念が手がかりになることがわかりました。たぶんこれは、リハビリテーション治療のなかでは患者さんの学習段階として考えられ、詩作のなかではなにかがわかった、なにかを理解した自分になるためにことばを探すやり方として考えられてはいるけれど、実のところはヴィゴツキーが言うところの人間が発達するプロセスのなかにその人間が成長する契機とかチャンスといったものがあって、リハビリテーション治療による回復も、そして詩作もそうしたバネのような力を活用しているということなのでしょうか。

**菊谷**　そう思っていいと思う。この話も第1部の話を読み返せば、言っていることの一致してくるところが何箇所も出てくると思いますね。

**本田**　そうでしょうね。ただ、今回は浩至さんとの話なので話題を詩にしてみましょう。これは以前に読ませてもらいました浩至さんの「マフラー」という詩です。僕は正直言ってこの詩の意味がぜんぜん理解できませんでした（笑）。

**菊谷**　（笑）

**本田**　なので、なんとか理解しようといろいろやってみました。

**マフラー**

マフラーを外すと首も外れた
不便なのでマフラーをもういちど巻いた
首は元に戻らない
マフラーはなにを巻いたのか
戻らない首を探しながら道を渡りきらないうちに雨になった
カバンから傘をとりだし傘をひらいたら傘のなかに首はあり
首を元に戻すのにマフラーを外し首を戻してまたマフラーを巻くと
首は見えなくなったとたんに雨はやんだ
傘をとじて渡りきらないうちに道は消えた
しばらく待っても道は現れないが手袋をしていない人は裸だとわかった
いろんな人に話しかけられて声を失った
それでも声をしぼって足をとめるのはなにかの培地

培地の坩堝を覗くと
一つ欠けたのか
どうってことのない
違うのか
なにも変わらない
家を出るときに奥から
声がしたのはいつもの声だと知っていたのに家から遠ざかるにつれて忘れ
忘れられた声は遠くへは行かずについてきた
早くも一日は過ぎ去って帰宅途上に
うずくまる人がすり替わっていると教えてくれた人の首には雲が巻かれており
消えたはずの道を軽やかに渡っていった
手袋の一つを拾うともう一つの手袋も見えてくる
一つを手にはめるともう一つも自然と手になじむ
そんな素敵な経緯を抱えて一日ははじまり果てがわからなくなることもあった
明日の声を取り戻す祈りを捧げて湧きあがる水の面で沈まないように踊った
危険は常々あるがそのうち失ったものから順々に姿を現し姿は見つめられると知った
見つめられ元に戻る
戻らなくても見つめていればそのうち姿はゆれはじめ光りはじめる
時の推移の美しさ
噛みしめて
外の空気をマフラーに巻いた
それだけでよかった

**本田**　僕は今までやってきたリハビリテーションのなかで患者さんのことばを解釈する時にいくつかの考え方でやってきました。それと同じようにやってみようと思ったんです。たとえば患者さんが身体のある部位が在るとか無いとか、そんなことをおっしゃる時、患者さんはちゃんとそこには在ることと無いこととの間に差異があることを自覚されていると考えるんです。そこでまず考えたのは、この「マフラー」のなかにことばが並んでいるのも、ちゃんとそれが意識化されているわけで、逆に意識化できていないことはことばとしては出てこないと。同様なことは患者さんにもあって、彼らが語らないことには彼らがそれを意識できないという理由がある。ならばこの「マフラー」で語られていない世界とはなんだろうか？と考えたんですけど、わからない（笑）。

**菊谷** （笑）

**本田** そこでこの詩のなかでは身体とかその部位がどんな形で表象されているのだろうかと、今度は身体感覚に着目してそれを読もうと思いました。首や手や足、裸と出てくるんだけれど、これは首が中心テーマじゃないかと考えそれがなにを意味するのか考えたけれどまだわからない。じゃあ次のなにを考えたか、そうかマフラーが出てくる、だから登場する物品について考えた。マフラー、傘、手袋、カバン、これらがたとえば首にマフラーを巻くというように身体感覚とどういう関係があるかとも考えたけれども意味解釈が浮かばない、なので雨とか道とか空気とか、培地とか水の面とか、そう言った環境要素と行為との関係も考えたけれどもいっこうにその意味が浮かんでこない。じゃあマフラーが巻いたものはいったいなんなのか、それは首、雲、空気、これはだめだ、ぜんぜんわからないのです（笑）

**菊谷** その分析の流れ、すごいですねえ（笑）。

**本田** まだ続くわけです。そこでこうしたものがどういう身体行為とつながっているかを考えた。マフラーを巻く、外す、これには手が関わっている、首を探す、これは目が関係している、カバンから傘を出してさす、これは手だ、話しかけられる、これは聞いたわけだから耳だ、覗くは目だ、音や声は耳、こんなふうに列挙しても見えてこない、で、ここで僕は人生ではじめて詩とはなんだろうと考え、浩至さんはこの詩でなにが言いたかったのだろうと考えた時にハッとしたんですね。これは確かに詩なんだからなにか伝えたいことがあるんだろうけど、この詩は実はこの詩に出てくる人の意識経験そのものの記述なんだろう、そしてある意味、これは心を病んだ人の世界をことばで表している詩なんじゃないだろうかということにたどりついたんですね。僕の本（『豚足に憑依された腕』）のなかでも患者さんが豚足、あるいは舌の先が無いといった記述が出てきて、これらが、なんらかの身体の麻痺によるなどによる病的な世界だと解釈できるなら、そうした世界を患者さんたちは生きているという事実がまさに自分（僕）の目の前に現れてしまったわけです。目の前に生きた人間として存在するのに、こうしてその存在のありようの意味を解釈しようとするとすごく難しい世界が自分の外にあったんだということがわかった。その存在によく気づいていなかったということになると思います…

**菊谷**　心を病んだ人の世界をことばで表している詩、そういうふうに読むこともできますね。ただ、人間の意識、想像って、心を病んでいなくても、現実、非現実どちらでも、自由にどこへでも行けますよね。そうしてそれは身体の麻痺を抱えた患者さんの世界を垣間見ることにも通じているかもしれない。その可能性をはらんだ詩という言い方もできます。それから僕の詩の背景として、第1部の佐藤先生との対話にあるユクスキュルの「環世界」の話が繋がると感じました。そこで佐藤先生が話されていることで「内部」つまり主体の意識世界と、その主体が自分の「外部」に自分の環境として意味づけている世界との境界は常に、主体が生きている限り常につくられ続けているとあります。僕の書いた詩「マフラー」の世界観と似ていると感じました。どういうことかと言うと、この詩には自分の内部の意識世界と自分が感じている外部の世界との境界を行き来するような、固定されないゆらぎがあります。詩のなかに具体的なことばとして登場する意味というか、そのことばを聞いてみんなが端的に思い浮かべる意味、その意味内容そのものではなくて、そうしたことばがこんなふうに配列されていくことによって生まれる意味作用が描きだそうとしているのは、見えるものと見えないもの、ことばにできるものとできないものとの間にある世界、この話の最初に言った隙間の領域が流動的に動いている、主体、つまり僕が生きている限りそうした領域が常につくられ続けているというそのことです。違うのは患者さんがそれを切実にやるしかないことを詩人は詩作という手段で人為的にやっているということ。でも人為的だとしても真剣なわけだけど。

**本田**　意味解釈がどうという以前に、真剣なものがここに在るということは別の回路で伝わってくる。そういうことですか?

**菊谷**　真剣というのは、境界のゆらぎに翻弄されながらも食らいつくみたいな。足掻きかな（笑）。それから僕の詩の分析ですが、すごく細かくやってくれましたね。聞いていて、だから本田さんはセラピストなのかなと思いました。本田さんが僕の詩を身体の部位、物品、環境、行為などに分解して分析されたことは、とても興味深いです。その分析の仕方は、本田さんの本のなかで見つけた「知覚の細分化による運動の多様性」（568ページ）と一致していて、それは詩作の基本とも一致しています。「マフラー」に使ったことばは、日常的なありふれたことばです。なにも詩だからということで特別につくったものではないですね。僕の詩作は、知覚の細分化されたいくつものことばが連鎖することで生まれる運動が、さらにいくつもの運動へと派生していく多様性を目指しています。また、僕は、詩はことばでは表現できないと思っていて、でもそれをことばで書くわけだから最初からもう矛盾をはらんでいるわけです。だけどそうしてことばで表現しながら詩の領域に入っていくという言い方が一方でできるのは、ことばを自然や生理に逆らわないで探してきてそれを連鎖させることによって、そこには物理的に存在しないとしても確たる世界がちゃんと生まれてくるということがあるからです。それがわかりやすかったり、わかりにくかったり、幸福感に溢れていたり、さっき僕が言ったようにそのことばのすぐ向こうに奈落を予感したりするような、とにかくそこにはことばによって確たる世界をつくりだすことができるという執念のようなものがあります。患者さんも生身の身体を通してことばを探すことで自分の経験している世界の様子を語ろうとする。語られている世界がどんな様子なのかを想像する時、どんなことばによって世界を描こうとしているのかということに、詩に触れる行為としての共通性を感じます。本田さんの本に書いてある患者さんたちのことば探しはどれも刺激的ですね。

**本田**　浩至さんの詩と僕なりの方法で格闘していて考えたことというのは、詩というものはその意味を解釈する前にまずそれに触れるというか、ことばがあるなにかの動機でもってそこに並んでいるということにまず触れるという感覚があるのだなと思ったのです。それがさっき言った解釈以前にその存在の真剣さが伝わってくるということです。詩と治療のなかでの患者さんのことばとの共通性というのが、その「感じ」なんだろう思いました。治療の場面では、患者さんのことばはセラピストからの問いかけに応じて探されることが多いと思います。特に患者さんの記述を治療で活用しようとする場合、セラピストの側から患者さんにことば探しを要求することになるわけですが、患者さんにとっては、その要求が自分に対してある意識化された世界をつくりだすための記述に向かわせる時の感じと同じもののように思えてきました。

**菊谷**　同じだと思いますよ。それはある種のショックというか、自分がそれまで意識していなかったことに気づいた時の驚きや違和感のようななにか、その問いかけが入り口になって自分のなかに手がかりとなることばを探すという行為が始まる、つまり自分が意識しないまま受け容れていた世界が「異化」される、そうすることによって意識の対象になってそれが別の意味を帯びてくるということが始まるということじゃないか。自分が潜在的に接していた異界に触れてしまう。

**本田**　だからふさわしいことばというものが試されると、今、そんなふうに思いました。というのはセラピストが治療で患者さんに投げかけることばがそのように患者さんにとっては彼らが潜在的に接している異質な世界に遭遇させる入り口となるのであれば、それは治療にとって有効であるかどうかということはもちろん第一義に重要ではありますが、その「有効」ということの中身を患者さんの意識を通して見ることは難しいです。

**菊谷** 詩人にとっては文句なく異界への入り口が開かれるということは幸せなことなんですが、ただ必ずしもそれは明るく幸福なものとは限らないということはあります。むしろその世界は生き続けていくのに大変な世界かもしれません。もちろんこれは詩の話ですよ。治療を意識して言ってるわけではありません。

**本田** そうですね。僕たちセラピストがまず普通に理解できることは次のようなことだろうと思います。つまり、治療者であるセラピストは、ある意味、患者さんに適切な、その治療目的にふさわしいことばを投げかけられるかどうかということで患者さんが自分の抱えている問題に気づき、彼ら自身の力で自分の世界を改良していく、見直し正していくための道筋を方向づけられるかということで治療効果としての違いが出てくる。だからセラピストは患者さんに対することば選びには治療目的に応じて慎重になれ、という戒めとみることができるのです。で、もう一つ、これは浩至さんとのこれまでの話のなかで見えてきたこと、つまり、ふさわしいことばというのは患者さんが自分の経験している世界の苦しさとかそうした苦しさから自由になりたいという欲求や希望とか、そんな切実な動機をもって探されるものではないかということです。つまりリハビリテーション治療では、セラピストもまた患者さんから自分のことを記述するために見つけたことばをセラピストに対する問いかけとして投げかけるのです。セラピストは患者さんに回復のための問いを投げかける、同時に、患者さんはセラピストに自らの治療のための問いを投げかけるというように、臨床でのことばにはその解釈というところで二重性があるのではないかということです。だから「ふさわしい」ことばということの意味は、二重に条件を満たしているかどうかを判断するための基準がセラピストのなかに確立してきてこそ臨床能力としての意味が出てくる、と。これはとてもきつい話だと思いはするのですが…

**菊谷** 詩人はことばによって詩となる世界を提示しますが、そこにある世界の解釈というか、意味作用は最終的には読者に委ねられています。詩には個人を超えて不特定多数に向けて、つまりはそんな形で普遍性に向かいたいという欲求があります。詩作と患者さんによる世界の記述にはとても似ているところがあるとしても、そうした世界がつくられる場所というものを考えてみると、詩作は不特定多数へ、患者の記述はセラピスト個人になにかを伝えるという明確な意味をもっていて、つまりそのことば探しは差出人と宛名のような個人の関係になりますね。

**本田**　では浩至さん、詩人の向かう普遍性というのは…

**菊谷**　解放…救済…希望…でしょうね。

**本田**　なるほど。ところで、第1部で佐藤先生がバフチンの対話理論を紹介してくれています。浩至さんはバフチンのことは知っていましたでしょ？

**菊谷**　ええ。それは佐藤先生がお詳しいと思いますから僕はほどほどに文学の側面から説明しますと、僕がバフチンに興味をもったのは、まずはポリフォニー論です。ポリフォニー、つまり多声のことで、元は複数の異なる旋律を複数の楽器、男声、女声で奏する多声音楽のことです。それをバフチンは、ドストエフスキーの小説の解読などに援用しました。作家は複数の登場人物をつくって物語をつくる。一人の作家から複数の人間が生み出される時、一人の作家の複数の分身に過ぎないと思われる小説も数多くある。ドストエフスキーが生み出す登場人物は作家の分身ではなくて、個々が完全に独立した思想、人格を持っている。それが完全な多声として物語をつくっている。その完全な多声をつくるために、対話というツールを駆使する。簡単に言えば、登場人物どうしをどんどん対話させる。ここで言う対話ということの意味は単なる会話ではなく、一つ一つのことばに仕掛け、問いかけがある、相手のなかでまだ気づかれていない世界を触発して顕在化させていく、そうした互いの影響力を意識しながらことばを使うという意味です。常に仕掛けを持続させながら対話を続けていくことによって、個々の存在を明確にしていく。このバフチンの対話は、先ほど本田さんが言われた、セラピストは患者さんに回復のための問いを投げかける、同時に、患者さんはセラピストに治療のための問いを投げかける、この二重性と密につながる話だと思います。互いの考え、状態を明確に浮き彫りにさせるために、どんな対話が必要かということ。相手が意識していないことをわかりやすく表面化させるために、刺激のある問いかけをする。相手はその刺激に反応して、無意識から意識へと変化していく。手を抜かない問いかけの交差が細部に渡って延々続く相乗効果の対話になりますね。

**本田**　その話は治療ということで言えば、知覚の細分化の運動の多様性という話につながってくるように思います。つまりセラピストがことばで患者さんに問いかけることが仕掛けをつくることになるとするなら、その時にどんなことばを探せばいいのかという判断のためには自分の知覚した経験のなかにあるもののなかから抽出されたことばを当然選んでいるはずだし、その知覚経験が患者さんのなかで細分化されていればいるほど、ことばもいっそう多くなるし、その意味合いの違いもいっそう細分化されてくるはずだということです。逆に、患者さんの記述を通してその人の知覚の細分化の程度を類推することもできます。記述の細分化というのは、そこで使うことばの、記述の違いによって脳が活性化される状況にも変化が出てくるという意味で、直接的に脳の働きにアクセスできる仕掛けだということです。

**菊谷**　そうですね。患者さんの記述からその人の知覚の細分化の程度を類推して、そこから脳の働きにアクセスできる仕掛けに至るという流れは対話が持つ醍醐味であり、大きな可能性を感じます。それはことばの大きな可能性であり、ことばの力ですね。

**本田**　ちょっと整理のために振り返りますけど、リハビリテーション治療における対話的関係ということは、話題としては昔からあったと思います。ただそこで言われている「対話」というのは日常的なもので、意思の疎通とか良い人間関係を維持していくためのことばのやりとりというぐらいの意味です。ところが2004年くらいの時期にイタリアのペルフェッティ先生が、言語というものは脳の可塑性を使って回復の道筋をつくろうとした時にその人間の認知プロセスの重要な要素なのではあるが、もっと積極的にとらえればそのプロセスの病理のありかを判断したり、それに対して治療的に働きかけるためにもっとその真価を活用しなければならないだろうという方向性を主張されて、人間の意識経験がリハビリテーションの重要な研究テーマになりました。それは今でも継続して続けられている探求です。その探求の根本的な理念は、今もまだ「患者さんに問いかけてみなさい」「患者さんに教えてもらいなさい」ということだと思っています。

**菊谷**　それはとてもいい着眼だと思います。

**本田**　患者さんの生きている世界を治療の出発点にするということ、簡単じゃないから今もまだその探求が続いているわけですけど、そうした研究が進んできて、まず患者さんの経験している世界を本人がどのように意識しているのかということから着眼が次第に移ってきて、今は患者さんがその経験世界のなかでいろいろなこと、たとえば僕の本でとりあげた患者さんの例で言えば、豚足が取り憑いた患側とそうではないと非麻痺側を比べてみるとか、治療の前と後とを比べてみるとか、あるいは患者さん自身とセラピストの僕という他人との違いを比べてみてどう想像するかとか、過去と現在の自分を比べてみてはどうかとか、患者さんの世界がどのようなものかを観察することからさらに進んで、その世界に生きる患者さん自身がその世界をいろいろな形で変化させていくためにセラピストがどのようなトリガーとしての問いかけを提供できるのかというように、治療のフィールドが徐々に患者さんの意識世界の内部に入り込んできたとも言えるのではないかと思いました。そのようにして患者さんの内面で治療をするためには、ことばによる仕掛けはいっそう重要になってきたと言えるのです。

**菊谷**　そうですね。先ほどのバフチンの対話論との関係で言えば、当然のことながら彼は対話ということでなにも「こんにちは」とか「お元気ですか」といったような日常会話のことを言っているわけではありません。対話は多くの他者どうしがことばの仕掛けをきっかけとして心のなかになにかの世界をつくるという作業を始めるための重要な共同作業になりますね。それは今、本田さんが話してくれたリハビリテーションの展開ととてもフィットしていて、やはり人間が良かれ悪しかれ変化していくのは内面世界でのことなのであって、そこに可能性として変化できるものがあるなら、他者どうしのやりとりの舞台もそこになりますね。ヴィゴツキーはそれを発達論とか学習論として考えたのでしょうし、バフチンは対話の重要性を『ドストエフスキーの詩学』というドストエフスキーの作品分析を軸とする本に、僕たちにも読めるものとして残してくれています。

**本田**　まさにそうですね…自分の腕に豚足が圧し掛かったと語った患者さんのことを今思い出したんですが、あの方はそう言った時、実はその一方で、たぶん本人は意識していないのでしょうけど豚足が圧し掛かったと語っていない側の腕ということも実は知っていて、それと豚足の腕とを比較することができるという潜在的な可能性がそこでちゃんと発言されていたんだなと思ったんです。それを言う直接のことばがなかったけど、言わなかったということで言ってくれたんだなということ。時系列で豚足のない腕が存在していたことを知っているはずなのに、意識には別のものが出てくるということが起こるんだなということです。おそらくここには先ほどでていた「切実さ」が関与しているのでしょうが。

**菊谷**　それは患者さんにとって豚足に憑依された左腕と自由な右腕という二つの世界を意識の上にあげてくることによって自己内対話をする、ということかな。左腕と右腕が自己内対話するという具合で。異質なものどうしがぶつかり合うところに、実は詩が生まれてくる。詩を書く時、その魅力を無視できないですね。

**本田**　ああ…今、思ったんですが、浩至さんに聞いてみたいなと。つまりリハビリテーション治療においては身体というか、身体感覚も含めていろいろな知覚の拠りどころになっている自分の身体という軸はけっして外せないわけです。で、詩人は詩をつくる時に自分の身体のことをどのように感じているのだろうか、詩作のプロセスのなかでその詩人の身体、つまり自分の身体はどんな役割を持っているのだろうか…ということです。

**菊谷**　自分の身体を客観的に見つめて、分解して、また再構築して、身体を通しての可能性とことばを繋ぎながら、あれこれ探る対象ですね。詩人の身体と口にすると、なんだかカッコいいから、特別な意味を与えたくなるけれど、誰にでも共通していることがあるだけかもしれない。だから、患者さんのことを思うと、違うということから接するというよりも、同じ可能性のなかで、できるだけ客観的に見つめるという目線で、自分の身体と重ねながら、その世界を体感したくなる。でも無理がある。それでも可能な限り寄り添って、自分の身体感覚を人為的に、技法上の選択肢として柔軟に利用できればいいなと思っています。

**本田**　それが健常者と患者さんとのそもそもの条件の違いなのかもしれませんね。自分が動いているという世界、目に見える世界、ことばでその意味が記述できる世界、こうした複数の世界が等価性を備えて合致している状態が健常者の状態だとするなら、病理を持っている人の状態というのは、これらのどれかが不十分だとか、滞っている、つながっていない、なにかしら、そうした不具合な状態だと考えます。たとえば目の前のテーブルの上にあるコップと自分との距離は目で見て約50センチ、でその50センチとはおおむね自分が腕をいっぱいに伸ばした身体感覚といったような合致は健常者には意識することがなくても成立しているんだけれども、病理があってそれができなくなっている人に対して必要なのは本来合致しているはずの状態をその人にも取り戻してほしいということです。セラピストはだいたいそんなふうに考えます。ところが詩作の場合、ことばによって出現させる世界はこうした複数の世界が等価性を備えて合致している世界でなくてもいいのか、あるいは詩人は自分の身体感覚そのものには逆らわない…？　それってなんだろう…

**菊谷**　詩をつくる時、自分はそうして選んだことばによって意味をつくりだしていく、というか、意味のある世界をつくりだしていくというふうには考えないですね。逆にむしろ、意味を消していくプロセスだろうなと思います。これは僕の場合のことですよ。消された意味を読んでそれを読者がどう考えるか、そんなことを考えながら詩をつくるということかな。一個の解釈を読者に話したいから詩を書いているわけではないということかな。ことばを使うのだけれど、それによって表現したいこと、読者の心のなかに出

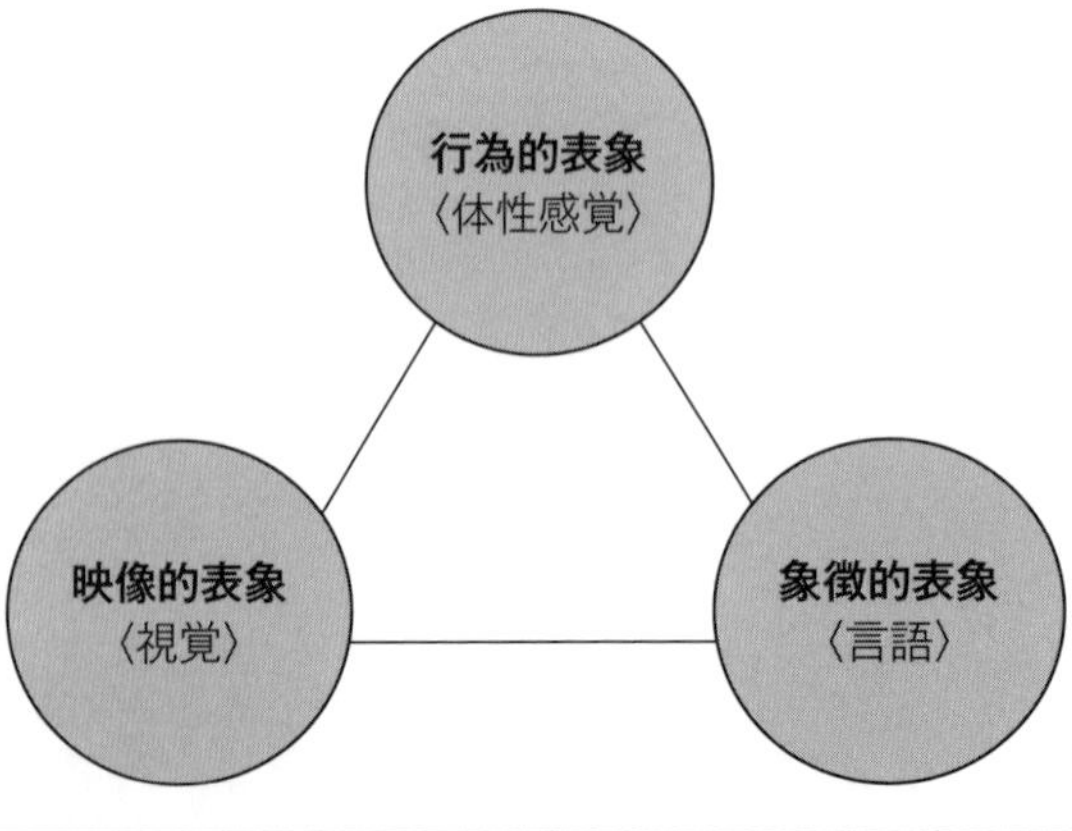


知るということの3つの表象

(Bruner et al, 1966)

現させたいことは「言語以前」、この話の最初に言ったように「詩はことばでは捕まえられない」あるいは「詩は文字どおりのことばじゃない」、つまりそこに人間の原質のようなものが在るはずで、そこに行きたいということです。ことばを選び並べるということには、一つのことばの意味を次に選ぶことばによってその意味作用を消し去り、意味というものを極端に言えば、この現実をつくっている網の目のような意味世界とは異なったものとして読者の想像に働きかけたい、これを「異化」と言うのでしょうが、それだけのためにその存在価値があると言い切りたい。その方法に関して、現代詩と言われているものにはいろいろな形態があって、たとえばシネポエムのような映画じたいが詩と言う人もいます。でも基本的に詩にはことばが使われる。そのことばが身体感覚と直結する、あるいは何段階もの抽象がことばと身体感覚との間にあるなど、それらは詩人ごとに違うと言えるでしょう。身体とことばとの関わりを最初から度外視しているような詩人は一人もいないかもしれないですね。

**本田** うーん…だから詩というのは、それがとても悩ましく、かつ興味深いところなんです。僕たちセラピストが考えることは、患者さんは病理を抱えてしまっているがゆえにその世界が分断されている。だからある意味、健常者からみれば異質で病的な世界に生きている。それが現実に生きられている世界ならそれは苦しいだろう、リハビリテーションの目的はその原因となっている分断の状態をなんとか改善することなんだけど、そのためにはその患者さんの世界と関わる方法としてことばは無くてはならない。さっき浩至さんは詩作のめざしているものは救済、希望だと言いました。詩作で探されることばはある意味、患者さんが生きている苦しい世界そのものでもあるのかもしれない。でもセラピストはそうした世界が意味のある、苦しみの少ない世界に変わっていくことを望み、そのための治療を考える。

**菊谷** それは矛盾しているわけではないでしょうね。詩をつくるということは世界を写生することに似ていると思います。その世界がどのようなものであろうとそこに現象として実在感を持って現れるものであれば、それは詩にとっては現実的な世界です。患者さんが生きている苦しい世界そのもの、そのことを想像すると、患者さんが目の前にある世界をことばに置き換える時、あるいは詩人がことばをある意図を持って次々と並べていく時の関心というか、その目的は、目の前にある世界には不調和とか不安とか理不尽があるということを証言したいということだと思います。

**本田** 治療過程のなかで、僕に自分の経験していることを話した後に泣き出した患者さんがいました。なぜ涙があふれ出るような感情が沸き上がってきたか、それはいくつかの解釈ができるのですが、僕は脳損傷によって、その方が自分のなかに閉じ込められていた、鬱積していた内実が治療と対話によってでてきたからだと思います。浩至さんのことばを借りるとおそらく解放…救済…希望…だったと思います。

**菊谷**　本田さんの本にありましたね。患者さんが誰にも言えなかったことを初めて本田さんに話し出して、泣き出す場面が。切実ですよね。まさにそれがセラピストの仕事として、患者さんが抱えている切実さを引き出すことばをもって、そこから始まる。素晴らしいです。セラピストは患者さんとことばを通して直結していて、本音を言えば詩人もそうありたいと願う。セラピーと詩作とは両方ともに人間の営みとしてことばが重要な役割を担っているからこそ、ことばを有益な方法、目的をもって使いたいですね。

**本田**　見える世界と身体で感じる世界とことばの世界の頭のなかで浮かぶ表象というものを等価性という意味で繋いでいこうというのはリハビリテーションの発想なんでしょうね。つまりこれはことばの性質を理解したうえでそれをどう使うかということの問題で、臨床で患者さんが記述するその方法はなにも患者さん的でも詩人的でもなく、むしろ人間的だということなのかな。

**菊谷**　先ほども言いましたが写生に関して、詩人がやっていることはそれがどのようにしてそこに在るのかを写生していく感覚で、同じことを患者さんも病理を抱えながら、あるいは抱えているがゆえにというのか、詩人と同じことをやっていると思えるんです。だから本田さんの本のなかに出てくる患者さんたちのことばはすべて、僕には詩になっていると思えます。でもそうした患者さんのやっていることが、ある意味、切実な努力が効果をあげて、やがて彼らにはセラピストの問いかけや治療のための道具が必要なくなる、そんな時にはヴィゴツキーのあの図式にある「自己刺激」、その…本田さんがさっき言っていた…「自律」がその人の利用できるものになるということじゃないかな。それが等価性として結実する。

**本田**　よくわかります。…今、その自己刺激で思い出したんですけど、先日、ある学会で哲学者と話したことがとても印象深く僕のなかに残っているんですけどね、その方はリハビリテーションの最後の段階、つまり患者がよくなるという、回復とは学習であるという考えに準拠すると、身体イメージから身体図式へ変換する過程には運動イメージが媒体になっていて、「あっ、この感じ」というコツを掴むことが大事だと教えてくれました。そして「あっ、この感じ」という経験にはことばが内在されていると。でも普段の当たり前の行為は、いちいち意識していない、だから自然なふるまいとしての行為にいたるには「最後にはことばは消さなくてならない」という考えを示してくれました。おそらくそれがリハビリテーションの目的の最後に立ちはだかる難関だと言ってくれたと解釈したんです。なぜこんなことを思い出したかと言うと、自己刺激とは行為を準備するための表象、もっと言えば「意図」を自由に選択できることだと思います。選択するためには比較して選べなくてはならない、第1部の佐藤先生との話で印象深かったのは運動の自由さとは「なにかをやれること」というより「なにかをやめること」、もっと言えば「なにかをするかしないかを自分で判断すること」ということです。自己刺激は自分が自律的に自分の行為を決定していける能力のことでしょうが、そこではことばという手続きを必要とするプロセスはずっと背景に消えているとみなすことができます。従来からある言い方をすれば「運動の自動化」ということなのですが、僕にはもっとそこには別の大事な観点があるように思えます。浩至さんが詩をつくることの目的は、ことばが必要なくなるところを発見すること、そこに到達することと言ったことと重なるように思いますけど。

**菊谷** そう思います。詩人の作業を考えた時、それはことばの意味を消すことだとしても実際にはそのためのことばを探しています。それがそもそも矛盾した前提なんだけど、ことばを使うということは人間がこの世界に生まれた後に、人間が発明したものでしょう。自分で発明した道具が人間を支配するというか、人間にとってそれ無しでは生きられない生活条件にまでなってしまったというのが現実ですね。そんな境遇だったら、ことばに対する親和と疎外、従属と独立のような相容れない心理だって当然生まれるのではないか。ことばを持ちながら、ことばの意味が消える自動化、あるいは言語以前の原点回帰に至る、というふうにも言えたり・・・

**本田** ことばの意味を消すというよりは、その意味を潜在化させると言ってもいいのではないかな…と。

**菊谷** ああ…そうだね。そう言ったほうがしっくりくるかな。詩の1行目から最終行までの間のプロセスも、目に見えるものと見えないものとの隙間にある領域を潜在化させていくためのプロセスだという言い方もできますね。読者が潜在化させてきたものと詩のなかの潜在化が触れあった瞬間に、読者の意識に上がってくる、それができれば、その詩は詩になっている。

**本田** つまりその潜在ということの意味は、通常は意識化されないことだけれどもきっかけがあれば意識に上っているという作用だと、そんなふうに詩のことを理解してもいいですか?

**菊谷** いいと思う。

**本田** だとすればね、リハビリテーション治療の方法と先日その哲学者と話した「ことばを消す」という話、それから詩人の方法の話、これがうまくつながるんです。(笑)

**菊谷** よかったねえ。(笑)

**本田**　これがたぶん僕の本の最後に紹介した症例Pの患者さんが語っていることなんです。自己内対話をする…そして結論としては言語というものは欠かせないけど、それはたとえばライトをパチっと消したり点けたりする、そうしたことが言語によって記憶に沈殿して見えなくなったものが、その行為が自動化されたということ、でもなにかうまくいかなくなった時とか再認識したい時には自由にひっぱり出せる状態にある、これをつないでいるのが言語だと、だから言語はリハビリテーションによる学習のためには欠かせないものだとこの患者さんは言っている。なにかハッと気づいただけではすぐにその気づきは、色褪せ消えていくけれども、それを言語によって明確に意味づけていく、それを行為と連動させていく、そうしたことをくり返していくうちにその意味づけも身体に染み込んで見えなくなっていくと…これがたぶん浩至さんの言う意味を消すということとつながっていると思います。

**菊谷**　そうだね。

**【症例P】**

60歳代、男性、頸椎脊柱管狭窄症術後、自宅療養している最中に転倒し、長期臥床の生活となり、家族懸念し、リハビリ目的の入院となった。介入初期時の下肢筋力は要素的にはまったく問題がなかったが、まったく立てず、本人は「どのように立てばいいかわからない」と語っていた。しかし介入約1か月後には、立てるようになるという著明な改善があった。そこで、次の段階として歩行の際に問題となり得る点に訓練の焦点を移していった。その時期の訓練の一部が以下である。

ベッドの表面に対して踵が接触している感覚を手がかりに足の向きを認識していることがわかったので、そういう方法では答えを導けない設定に変更した。つまりセラピストが下肢を介助し、踵がベッドの表面に接触できない状況にしたわけだ。

確かに背臥位では踵の擦れた感じと足の向き（股関節）は、ある程度相関した関係になる。例えば背臥位から寝返りをする際には、股関節の外（内）旋と踵部の外（内）側の擦れ具合（触・圧覚）は相関するので、股関節の運動方向という空間性と踵部の接触面の変化は関連づけていく必要があり、いずれ訓練の対象となる。しかし今取り戻したいと考えていた機能は、股関節の方向性だ。いずれ意識しなくてもできる円滑な随意運動へつなげるために、股関節の運動覚に注意を向けてほしかったのだ。症例の記述からも

（本田慎一郎『豚足に憑依された腕』p.556-580，2017，協同医書出版社）

わかるように、彼は歩行時において右足を振り出す際に、まっすぐに出そうと思っても外へ出てしまうと言っていたではないか。前方に障害物があったり人が歩いてきて自分の前に立ちはだかった場合、自ら瞬時に回避する動きをつくることを想定した場合、足の踵の擦れ具合を手がかりにしていくわけにはいかないのだ。

Th●どうですか？

Pt◆わかりません。

Th●太ももの付け根ではどうですか？（他動運動で左右の動きを比較してもらう）

Pt◆（しばらく沈黙し、考えている様子のあと）あっ！そうか！

Th●何があっそうか！ですか？

Pt◆違うんだということです。気づいたんです。太ももの付け根の感じが・・・。

Th●あなたのいう「気づき」とはなんですか？

Pt◆ここでの「気づき」っていうのは、記憶の曖昧模糊とした覚醒状態みたいなもので、自分の間違いに気づくことです。「気づき」の状態は瞬間的でホットな感じで、情動的で、すぐに色褪せてしまうものです。でも「自覚」の状態になると色褪せないのです。自覚とは自分の言動を脳裏に明確化することです。明確化とは、常識的にいえば、言語化することで、内容を整理し反復実践、つまり訓練をして、脳の神経回路を通すことです。熟慮のうえで知ったことといえます。Cool down!していて落ちついた感じですね。ですから自覚した事柄は、一度記憶したことですから、思いだすことが比較的容易に可能なのです。電球でいうと、消したり、つけたりのON-OFFを意図的に自由に頭の中で操作が可能ということです。

Th●よくわかりました。一つは自分が思っていたこととは違う、いわば、自分の考えていることと実際の身体のありようとの差異への「気づき」ですね。つまり、Pさんがいつも教えてくれてますね。これがヘーゲルのいう「意識の自己吟味」の重要性ということですか？二つ目は「気づき」と自覚の違いについてでしょうか。

Pt◆そうですね。はい。

――中略――

Th●他に今までの訓練を通して何か感じることがありますか？

Pt◆最初、立てないということはわかっていました。しかし何がそうさせているかはわからなかった。でもそれがわかったということかな。

Th●そのわからない何かを、わかるように気づかせてくれる存在がセラピストであり、訓練によって気づくことができた。つまりそういうことですか？

Pt◆そうです。先生が言っていたように、できないことをただがむしゃらに反復するだけではダメなんです。無駄なところに力を入れて、悪戦苦闘してもダメなんです。

Th●今まで受けたリハビリテーションで何か思うことはありますか？

Pt◆（座位からの立ち上がり訓練で）よく頭を下げて立ってくださいと言われて・・・こうするんです！と無理やり何度も立たそうとされました。立てませんでしたけど（笑）。そんなことは言われなくてもわかってるんです。でもそれがわかっていても、転ぶのが怖くてできないから困っているのに・・・。

Th●ここに来てから、訓練をして立てるようになりました。自分の身体の感じで何か変わったことがありましたか？

Pt◆立つのに全然力がいらなくなった。力を抜いていられるんですよね。前はしがみついて、という感じでした。

立つのに踵の働きが必要だなんて、意識していなかった。踵に注意を向けることで、それほど無駄な力がいらない。その立ち方がわかってから、立ったときのふらつきが少なくなりましたね。バランスを崩しても余裕ができました。踵に注意を向けることで。その後足の裏の外や内に体重が多く乗っている方向とバランスを崩しそうな感じが相関しているということが・・・。

―中略―

Th●イメージされたこと、感じたことを言語化するということは、どういう意味だと思っておられますか？

Pt◆コツを自覚することです。

Th●もう少しわかりやすく説明願えますか？

Pt◆感覚で捉えた世界を他者に伝えられるようにする言語化、この過程を経て動作の要点を明確に再記憶します。すると、後でこのことを振り返ったとき、いつでも自分で思いだせて、呟くことができるということです。

自分の心の中で自我と他の自我とが対話する際に、記憶をふんだんに活用しうる状態を、自覚しているっていうんじゃないんですか。

**Th**● 自覚は言語を介さないとできない?

**Pt**◆ もちろんそうです。

広い意味での言語を用いてきちっと整理する、頭に入れるということをしないと猿と一緒で、いつも同じことを繰り返すだけですよ。がむしゃらに頑張っているだけと同じです。

**Th**● つまり自覚するには意識化が必要で、自覚するということは感じた対象を焦点化させて記憶し、いつでも想起できるようにする。そのためには言語化が必要だということですね。

**Pt**◆ でなければ、特に作業が複雑になるほど、ものにならない。

健常者でさえもが、作業レベルにもよりますが、それを発展させて何かをしようと思ったとき、言語化がなされていなければ全くできないか、想像し難い困難を味わうことになるでしょう。

**Th**● では望まない形で出現してしまったPさんの症状、つまり僕たちは病理といいますが、その病理を再びクリアにしていく、すなわち再び病理部分を治していくために感じてもらう、そしてその感じ、いわば「気づき」、この時に得られたことを言語化してもらい自覚してもらう、そして無意識のうちに普通に動作をしてもらう、つまり「気づき」で得られた事柄を自分の身体に意識してもらう、という今までやってきたこのプロセスは、治療上とても欠かせないことだったと(…略…)。

**Pt**◆ 私もそう思います。

## 「気づき」と自覚の円環

上記の症例Pの記述から、以下の4つの留意点が抽出された。

(1) リハビリにおける患者の「気づき」には、気づくための基となる材料、すなわち現実の正否を計る尺度である健康時の経験に関する記憶を活用する。

(2) 記憶している経験内容と現状との比較、つまり意識の自己吟味をし、判断を下すという一連の作用の進行を、徐々にでも円滑なものにしてゆくことが不可欠である。この時に、言語が役立つ。病状を本来的な動作像へと回復させるには、患者の自己意識内で自我(病態)と他の自我(健常)とが対話し訓練イメージを正確なものにすることが必要で、そのためには言語が欠かせない。このこと

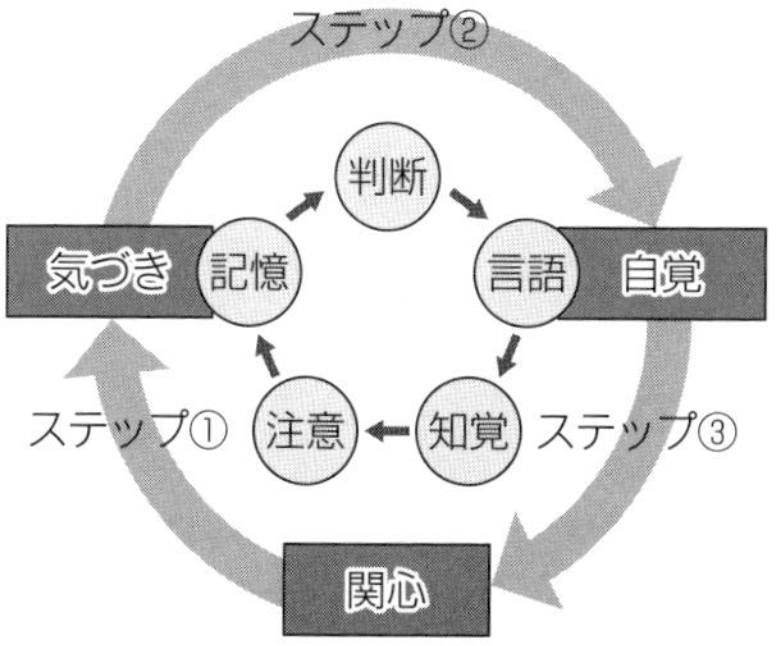


図13　気づきと自覚の円環

はセラピストと患者との意思疎通で言語が必要なのと同じことである。

(3) リハビリにおいて、できなかった何かができるようになる過程、誰が見てもわかる行為の円滑化には、最初患者にとって、動作の要点に関する「気づき」が必要である。

(4) 再認識の過程を適切に活性化させるには、セラピストは患者に、動作回復の要領をアドバイスすることが重要である。

これらのことを図式化したのが図13である。訓練（ステップ①）では、その「気づき」を促すために、自分の身体に「関心」を、すなわち認知過程でいう注意、意識の向きを特定の場へ向かわせる働きを、特定の知覚対象（身体部位）に焦点化するように設定していく。そして患者はそのステップ①の中で、行為の失敗が生まれる本質—自己の身体の左右差などの差異に、身体を介した問題に解答をだしていく過程で気づく。

そしてステップ②では、同じ訓練状況であっても更に気づいたことを言語化し、差異を明確なものにする。訓練を反復することによって、特定の身体部位の再組織化がなされる。そして、このことが自覚される。

ステップ③では、その自覚が更に他の機能や、身体の細部へ進むための訓練に向かう。身体を介した脳の再組織化（再学習の過程）は、「気づき」によって形成を開始し、運動が適切かつ自然に行われるレベルへ至るためには、自覚が必要だということになる。

図13の内側の円環は再学習の過程、すなわち認知過程を表し、外側が身体を介した訓練によって生じる認知過程活性化に必要な、もうひとつの心的な過程を表している。私たちの体内で起きている脳の再組織化（再学習の過程）という現象は、それぞれの内円と外円が相互に行きかうような状態で作動し、自己が再形成（更新）されていると考えられる。

## 情動、とりわけ羞恥心のリハビリ上の意味

自己意識は常に他者を媒体としながら自己に還帰し、自己と一致する自己還帰の運動だ。これの意味する事柄を図式化したのが図14であり、情動との関係性を示したのが図15である。

その意味を羞恥心という観点から考察したいと思う。羞恥心とは習俗や慣習などに関する行為規範から

の逸脱によって生じた、自己内から湧き上がってくるような感情、人前にでるのがためらわれるような気持ちで、生活維持のために社会性ないしは人間性に適応し、他者に同調しようとする思いだといえるだろう。

この感情を、アダムとイヴがリンゴを食べたことによって生じた事態を例にとって比較してみたい。アダムとイヴが神から身を隠したり、下半身をイチジクの葉で隠したのは、彼らが「恥ずかしい」と感じたからである。では、なぜ恥ずかしかったのであろうか。ヘーゲルは、この事態を「内的分裂」と呼び、牧野はこの分裂を「意識をもつがゆえにひきおこされる分裂」だと解釈している。

この『旧約聖書』のエピソードの根本は、アダムとイヴに自他の区別に気づく能力が発生し、人間に何かと何かを分別する能力の備わったことを意味していると解釈できる。そして、他者という視点から自分を捉える能力が発生した。自己内に、自分とこれを見つめる良心との分裂が発生したのである。思春期を越え成年に達して以降もこの能力は、他人から自分がどう見えるか、どう思われているか、どう思われたか、という他者との時空間的な関係性の中で、生まれているといえる。差異に気づくこの能力が、他者との関係を維持する中で羞恥心につながり、自分自身をいっそう強く自覚するということになる。

しかしリハビリの場合には、患者個人は健常時の明瞭な記憶を身につけていたのであって（発達障害はそうとはいえない）、自我と自我以外のものとの相違を知る前の子供の無思考状態とは決定的に異なる。子供は、親を中心とした近しい人にほとんどの面で助けてもらわなければ生活がままならない。これに対して患者は既に、社会生活を個人生活に優先させることを記憶している。それに反すれば、極論だが、自分の生命維持が成り立たなくなることを経験している。だから、恥ずかしいという感情が湧きもする（過去の善や悪の判断とそれに基づく行動化の記憶の想起）。恥ずかしいという情動的な記憶を、感慨込めて回顧することが、自分の身体の容体を再認識させるというきっかけ、つまり「気づき」になり、このことが身体機能回復の一助になるのである。ここでいう「恥ずかしいという感情」とは、患者自身に対して自尊心を傷つける「できなさ」を突き付けろという意味では決してない。

やろうと思えばできる身体とそうではなくなってしまった身体の差異を、その事実をありのまま受け止めることで生じる感情のことだ（おそらく病識ではなく病覚に近いと思う）。

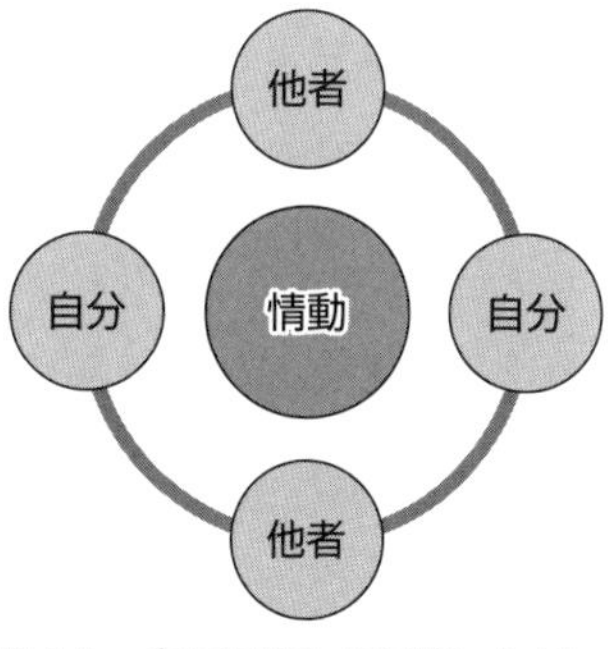

図14　自己意識（自覚）とは…

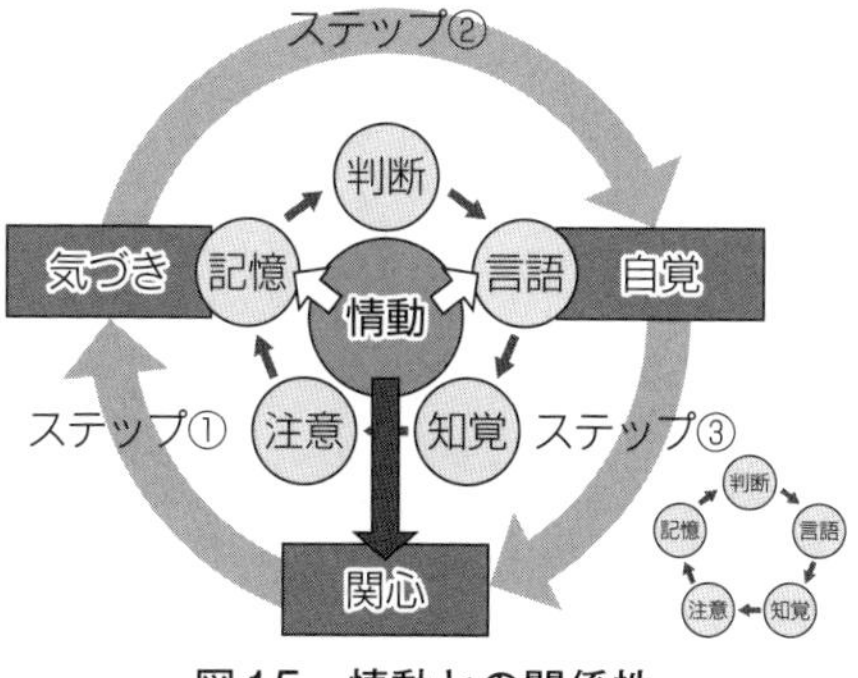

図15　情動との関係性

## 結果

症例Ｐは自宅退院し、自分で上がり框に腰かけ、靴を脱いだり、杖歩行は勿論、手すりを把持すれば階段を昇降したりするまで回復した（図16）。

## 症例自身のリハビリを介した意識経験

症例Ｐから以下のように文章を書面でいただいたので紹介しよう。

偶然恥ずかしさに襲われ（受傷、発症し、今までの自分とは異なる状態にさらされる）、生活維持のためにはスムーズな行動が必要だ、と感じたのであった。この時、その感情は、障害克服への抽象的可能性が啓いたのだ。羞恥心も自己意識形成の一端に位置付けられ、自己を客観視することにつながる情動なのだ。しかし確かに、恥ずかしさの度合いは患者によって異なるだろうが、この差によってリハビリテーションに対する患者の取り組む程度も違ってくる。だがこの違いは、訓練の過程で修正可能なものなのであろう。

患者の回復力は、実在的可能性であって、広い意味で訓練時には機会さえあれば、いつでも、どこでも、それを発揮することが多分に考えられる行動水準である。患者は現在もっている回復力に対応して、セラピストとの実在的な関係を結ぶ。この関係の中で患者の回復力は、羞恥心の強さやリハビリ環境を条件として、セラピストや本人の考えに基づいて訓練されてゆく。訓練経過は機会あるごとに、意図と結果とを一致させる自己還帰の運動によって注意が喚起され、正否が反省され、自覚が高められてゆく。ここに指摘した条件には、セラピストが治療上の道具として用いているスポンジも含まれているのであるが、これは訓練の反復性と発展可能性とに必要な、永続性という絶対条件を満足させるものである。しかし、回復力の向上は結局、患者本人の主体的努力（意欲）によってしかもたらされないかもしれない。

自己意識をもつ患者は、訓練経過中の一定時期までの回復力を反省し、回復力を対象化して考える。したがって、また、回復力の満足状態の内容を考えるようになる。そのように考えるようになる

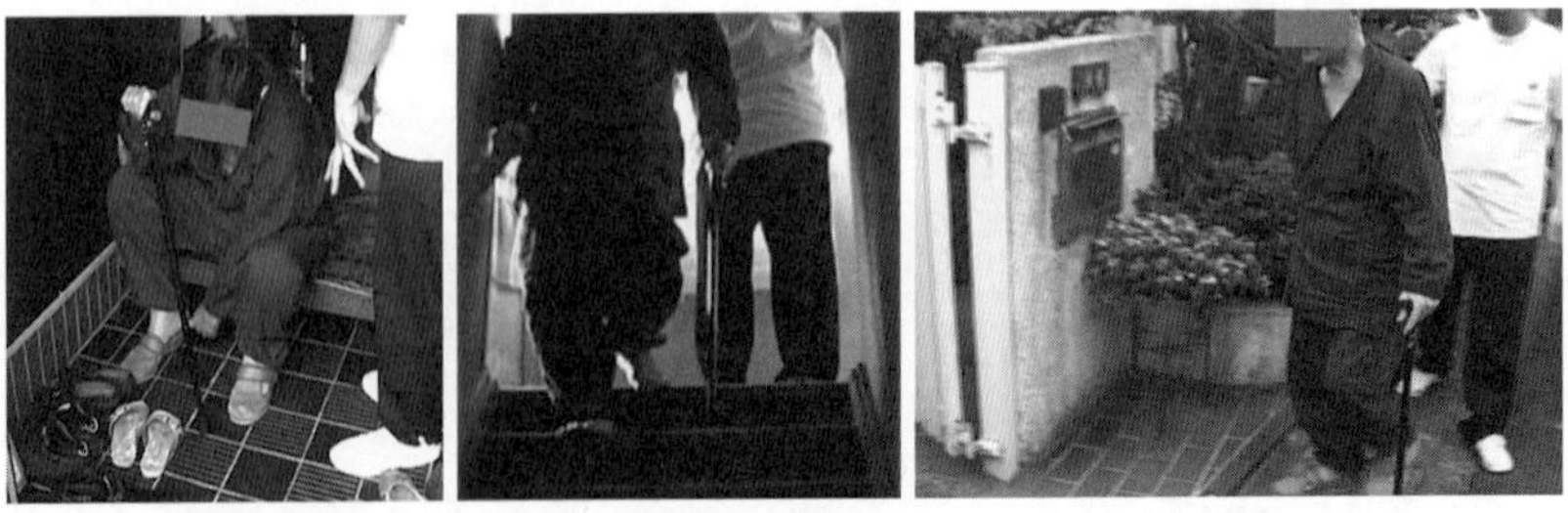

図16　退院後

のは、患者の自己意識＝自我の自覚的向上に結びついているからである。

回復力の発揮された結果が実績である。そして、実績は同時に回復力を増進させるという形で回復力に帰ってゆく。回復力を向上させるということは、二つの面から考えられる。一つは患者個人にとってであり、もう一つは社会に対して、療法技術全体の進歩に対してである。障害克服の抽象的可能性は、何もせずに回復力、実在的可能性になるわけではない。それは訓練を何度も反復して、現実の回復力になるのである。その鍛錬は、患者から見れば、適切な訓練をするということである。妥当な運動をすれば正しい結果が得られる。これが実績である。つまり、或る練習をして何等かの実績を上げるということは、同時に回復力を新たにレベルアップさせるということなのである。

かくしてリハビリテーションは、概ね、個人の成長過程の再現であって、このことは個体発生が系統発生を繰り返すことと同じではないだろうか。そして、患者にとってのトレーニングの最終目標は、病前のように、本来的な動作を無意識のうちに行えるようにすることである。なお、リハビリテーションにおいては、患者のほとんどが社会での生活維持を経験してきているがゆえに、社会生活に復帰させる指導・訓練は、患者個人の記憶を梃子とするものなのである。

**【何がリハビリテーションを深化させるか】**

症例Pからいただいた書面を読み直しリハビリテーション全般における「対話」の意味と重要性を再認識したので、その点を述べて終わりとしよう。

## 対話（二人称の対話と自己内対話）

リハビリテーションの臨床における対話には、セラピストの側からみた側面と患者の側からみた2つの側面があると思う（図1参照）。セラピスト側からは、患者の抱えた内的世界の理解のための言葉の「やりとり」という側面がある。それはまた治療的に意味のある言葉を患者に投げかけることである。この「治療的に意味のある言葉」とは、機能回復につながるきっかけとなる言葉のことであり、患者に自らの病理に関して「気づき」を促す言葉という意味である。促す言葉の内容としては、患者自らの身体を介した外界の感覚情報の（存在そのものや）変化、あるいは身体意識の変容などに対して、重要であるが患者自身が見落としている（見逃している）点についてである。従って見落としていた（見逃していた）点を発見する瞬間がリハビリテーションでいうところの患者の「気づき」である。

なぜ促す必要があるか―それは患者ひとりでは気づけないからであり、時に羞恥心を揺さぶるようなことにつながると更に促進的となる。また患者の「気づき」は、セラピストとの対話（言語）によって生じさせられることが多いといえる。

一方、患者にとってはどうか。患者は「（セラピストから）投げかけられた言葉によって自分自身の身体が訴えているものを感じ取り、あるいは訴えているものを感じ取りなおし、可能な限り経験している世界を言葉でセラピストへ表出する」という側面がある。当然、患者自身が抱えている内的世界を理解してほしいという願いをセラピストへ投げかけるという側面もある（受け取ってもらえると信じて）。

では、患者がセラピストへ投げかける言葉が表出される直前には何が起きているのだろうか。そう、患者自身の脳では自己内対話がなされているはずである。ここでいう自己内対話とは、患者自身の頭の中で、自らの身体が訴えてくること（つぶやいてくること）と、それに応えること（つぶやきかえすこと）の2つをさす。

では、つぶやきあう（自己内における対話の）目的は何だろう。それは、自らの身体に生じていることの「意味」を、自らが「理解」するためだと思う。自らの頭の中で、自分の身体に生じている事柄に関して、「（今）どう感じているか」、「どうしてそう思ったのか」などについて理解することではないか。

自ら理解を進めるための場は自己の内（うち）、すなわち「脳」ということになるが、対話する場合、何について対話するかというテーマと対話のきっかけ（機会）が必要である。先ほども述べたが、このきっかけの多くは病理を抱えた患者自身だけではなかなかつくれない。だからセラピストの存在が必要といえる。セラピストによるきっかけ（機会）の提供は、言い換えると、患者の身体を介した問い（認知問題）のことを意味する。認知問題を提示することで初めて、患者自身は「何を自らに問えばいいか（自己の内で対話すればよいか）」が明らかになると思う。

つまり症例Pの言葉を借りれば、自我（病気後の自分）と他我（病前の自分の記憶にあるもう一人の自我）によって対話がなされるというわけだ。「身体を介した問い（認知問題）」に応えるためには、患者自身の身体を介した訴え（認知問題に対峙した際に入ってきた感覚情報）に耳を傾ける必要がでてくる（注意を特定の対象へ向け知覚すること）。そして身体を介した経験に対する傾聴（過去の身体経験の記憶と比較照合するという意味）であり、その声に対して答える、すなわち心の中で声をだしあって脳内で話し合う（内言語）ことなのである（図13参照）。

このように「自己内対話」という、言語を介することによってなんとなく漠然とした身体経験のイメージの状態は明確な意識的経験となっていく。脳という生物学的な器官は、思考器官であるというならば、まさしく自己内対話をすることは、目には見えない現象なのだが、言語で思考するという「行為」そのものであるといえる。

このような流れが基本的なセラピストと患者の二人称の対話の世界である。このことは本書で紹介している症例Aから症例Pまでに共通している「やりとり」であり、この「やりとり」こそが、機能回復に必要な重要な要素であったことも気づいていただけたことだろう。

ところで、セラピストの自己内対話も当然あると思う。それは、患者から受け取った記述（経験を言語化した意識経験の内容）をセラピストの脳内で想起し、つぶやきながら（内言語）、一方で過去の担当した症例の記述と比較し類似点や差異についてつぶやく、あるいは過去の知識としての研究知見とすり合わせるというつぶやき、そして最終的な病態解釈へ導く過程のつぶやきがある。そして自ら導いた病態解釈に基づいて、患者に対してまた新たな「言葉を投げかける」。そして患者はそれを受け止め自己内対話を始める。このような二人のそれぞれの自己内対話は、訓練という環境下の中で円環的に流れ続けている。

おそらくこれが「自己意識は、常に他者を媒介しながら、自己に還帰し自己と一致する自己還帰の運動である」という意味だろう。この一文の具体性は、本書で紹介した多くの症例の訓練において展開された対話の中に見出せるだろうと思う。

言い換えると認知神経リハビリテーションの治療構造の中には、自己内対話が内包されている（知覚—注意—記憶—判断—言語という認知過程）。この自己内対話は、随意運動の学習メカニズム（Anokhin）における意図と結果の比較照合プロセスにも認められると思われる。つまり比較照合プロセスでは、自分が何をしようとしたかという運動意図（予測情報）と実際の結果（感覚フィードバック情報）が仮に違った場合、運動を修正するために、この2つの情報を言語的に比較する必要がある。なぜなら「どこ」を「どのように」修正すればよいか自覚できたほうが、その運動の修正は的確となることが多く、再現可能性が高いと考えられるからだ。

本当に自覚できたほうが、再現可能性が高いのか。それはルリヤの言葉の一部を借りると以下のように説明できる（「08」章で詳細は記述）。人間は言語によって自らの注意を随意的に制御することで必要に応じた対象を知覚し、必要に応じて随意的に過去に戻り、想起の過程で最も重要と思われるものを選択することができ、また直接的経験から離れることを可能とし、（未来を）想像することができるようになった

（運動イメージの形成ができるようになった）といえる。つまり、病理を抱えた身体の回復（現在）は、生きてきた経験の記憶（過去）を活用し、あるべき姿を（未来を）想像するということが可能となったのだ。

「自覚には言語が欠かせない」という症例Pの記述の意味がここでつながってくる。

セラピストと患者間で繰り広げられる二人称の対話、およびその臨床の最中で互いになされている「自己内対話」によって、リハビリテーションは深化していく可能性があるのではなかろうか。

**本田**　こう話してくると対話はリハビリテーション治療には欠かせないものだと改めて思います。でも今の現実は、手足が動かない問題は手足を動かせばいいじゃないかというシンプルさが主流なのが残念ですけど。

**菊谷**　ああ、そんな人がいるんだ。

**本田**　人間の抱える問題は動く・動かないというシンプルな構造はしていないと思うんですね。人間らしい問題には人間らしい解決方法を考えなければと、今いろいろな科学研究もされて人間の脳のこともかなりわかってきたけれど、それで仮に人間の病理の70～80パーセントがわかったとしても、残りの部分で患者さんとの対話を通してなにか光が当たるかもしれないと、そんな余地がいつもなければなと思います。

**菊谷**　本田さんの本のなかで風船を使った訓練の話があったけれど、あれはまさに「マフラー」の主題と同じように、見える世界と見えない世界とは永続性で繋がっているという認識へと向かうプロセスだと思ったんです。この永続性への信頼というか、見えないものもこの先に見えてくるという希望というか、それはリハビリテーションの重大な動機だと思うし、それはああして対話を続けるからこそ発見できるものでしょう。それが必要ないという発想はもうどうかしてると思うけど。こんなふうに患者さんは正直に自分のことを語ろうとしているのにね。掛け値なしの生身のところで、そこから出発するために他にどんな手段があるっていうのか。詩をつくるプロセスもことばの発見の後にきっと見えてくる世界がある、ことばはその世界へと繋がっているという希望が前提にあるわけです。ことばの向こうになにか自分を惹きつける世界が現れるという希望をもてなきゃ、詩なんてつくれない。詩も嘘からは始められない。患者さんのようにね。

（本田慎一郎『豚足に憑依された腕』p.332-387, 2017, 協同医書出版社）

**[症例I]**

80歳代、男性、心原性脳塞栓による右片麻痺となり、重度な感覚性失語、失行症、右半側空間無視、右半側身体無視と意図的に見るという行為の障害としての失行症（眼球および眼瞼運動に関する意図性と自動性の解離）が疑われた。

### 訓練1　見える世界と見えない世界をつなぐ物体の永続性を活用した訓練

治療者の目と患者の目が合うには、まずは眼瞼下垂の状態から必要に応じてある程度は眼瞼の挙上ができ、そして特定の対象を注視し続ける（眼球運動における選択的注意から持続性へ）ことが求められる。そこから考えて訓練をつくっていく。

さまざまな観察結果から、症例Iの眼瞼下垂、注視、追視の改善傾向が著明となったのは唯一、風船という媒体であること、そして物体の永続性という概念が残存していることが分かった。そこで、この2つの要素を活用すれば、右側の半側空間無視という症状と意図的に対象を見ることができないという症状の2つを同時に改善することができるのではないかと考えた。

では実際の課題の様子を示そう。

まず最初に視覚的に捉えられる場所へ風船を提示する（図33-1）。すると瞬時に症例Iはそれに反応する。ここまでが自動性のレベルだ。そこから風船に注意を向け続けるようにわずかに、そしてこちらは注意深く彼の目を見ながら、風船の動きに注意を向けさせ続けていることを確認しながら、風船を操作していく。そして追視できることを確認していくのだ（図33-2、3）。この段階が自動性から、本人の意図性へスライドさせていくという考えに従った治療的操作である。

そして、風船と私の顔が重なり合うように、風船を私の後頭部へ移動させ、私と目が合う瞬間をつくり（図34-1）、視覚的に一部消えるような状況をつくる、つまり遮蔽化していくのだ（図34-2）。これを横のアングルから捉えた様子が図34の下段だ。

次に、風船を動かしてセラピストの頭部ではなく体幹の背部へ隠していくようにしていったり、机の上に物を置いて途中から見えなくしていったりする（図35）。この他、この訓練で風船を遮蔽する対象として私以外にもう一人加え、スリットの要素を盛り込んだりもした（図36）。

　また遮蔽化の位置を右側へ広げ、風船の運動方向、運動速度などに変化をつけたりした。運動方向の基本は水平方向であったが、徐々に症例Ｉにとって左上（左下）から右下（右上）方向など斜めの方向も行った（図37）。運動速度については、基本はゆっくりだったが、速くしたり、わざと遮蔽部で停止し、数秒たってから見えるように操作したり、時には遮蔽部で停止したあとに運動方向の連続的な軌跡を描か

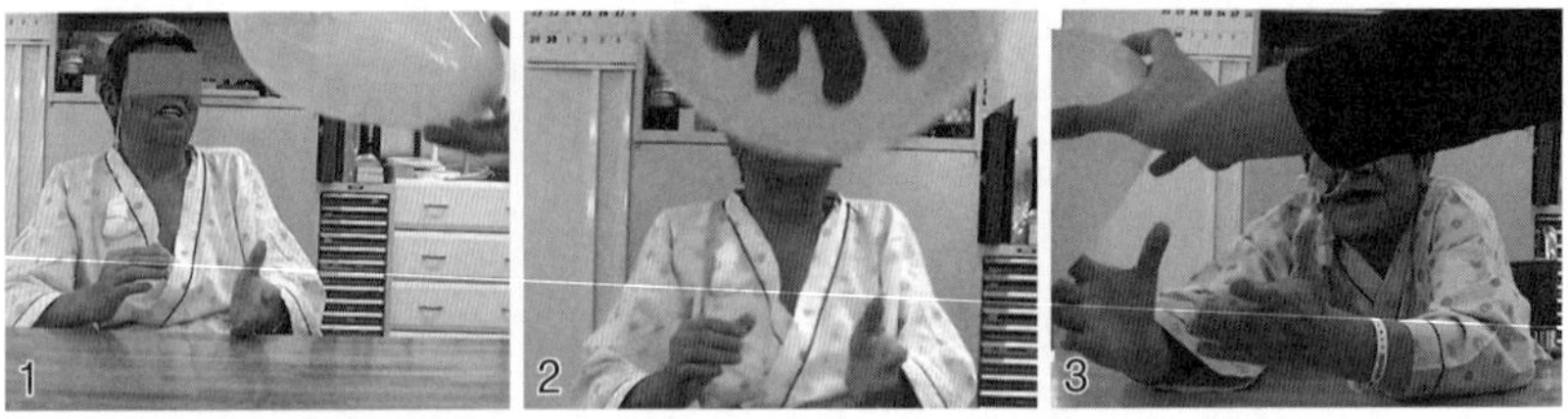

図33　視覚的注意を、自動性から本人の意図性へスライドさせる

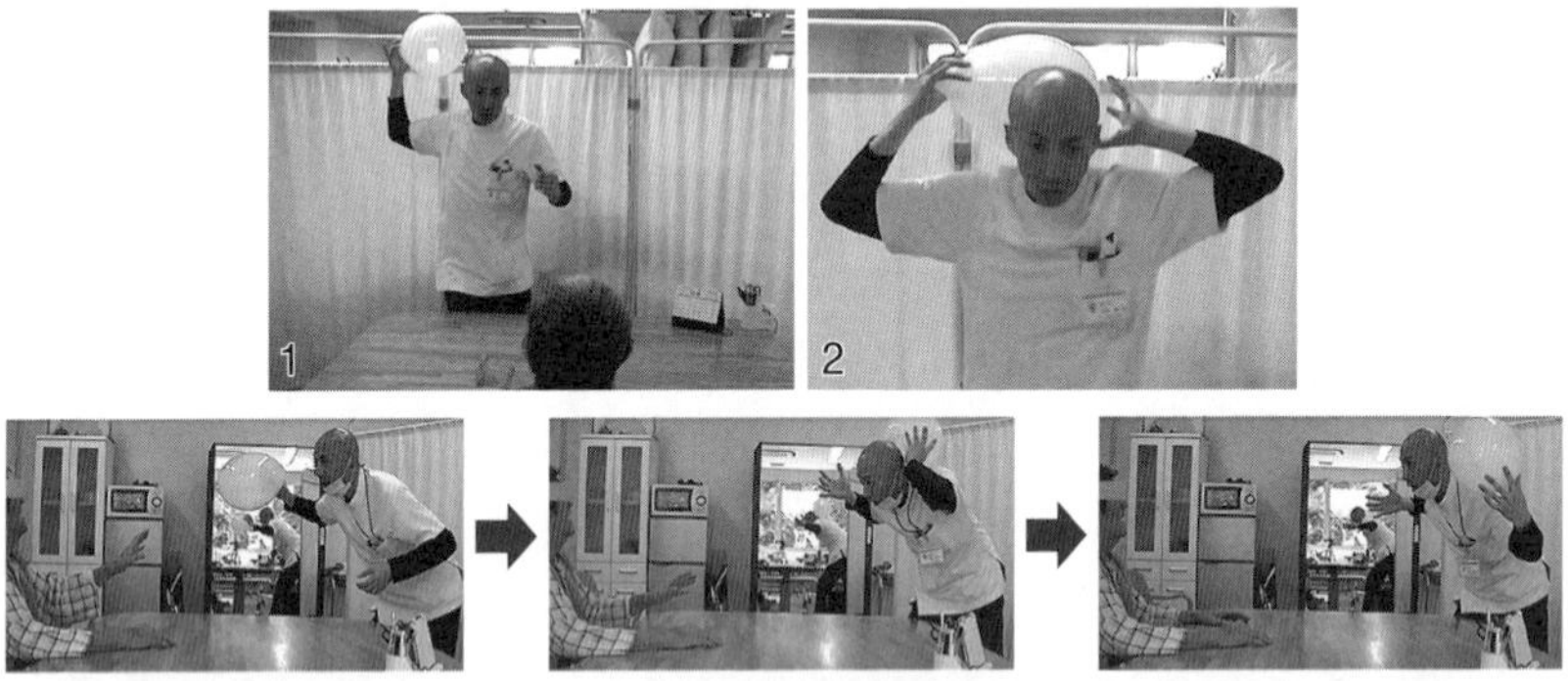

図34　見える世界と見えない世界をつなぐ物体の永続性を活用した訓練

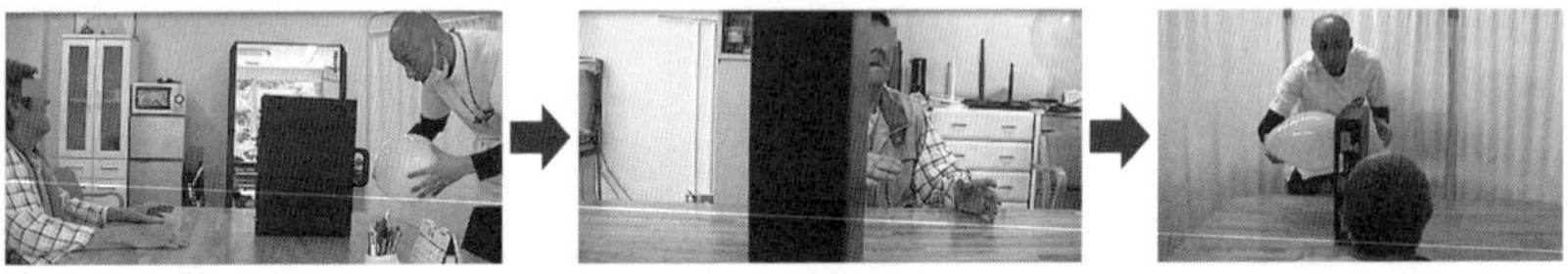

図35　物で一部遮蔽化する

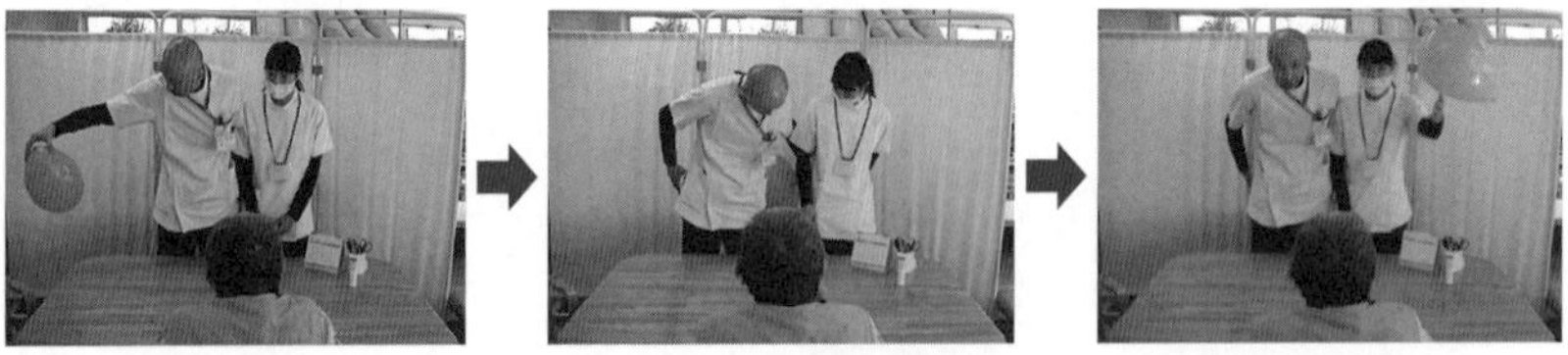

図36　スリットの要素を入れる

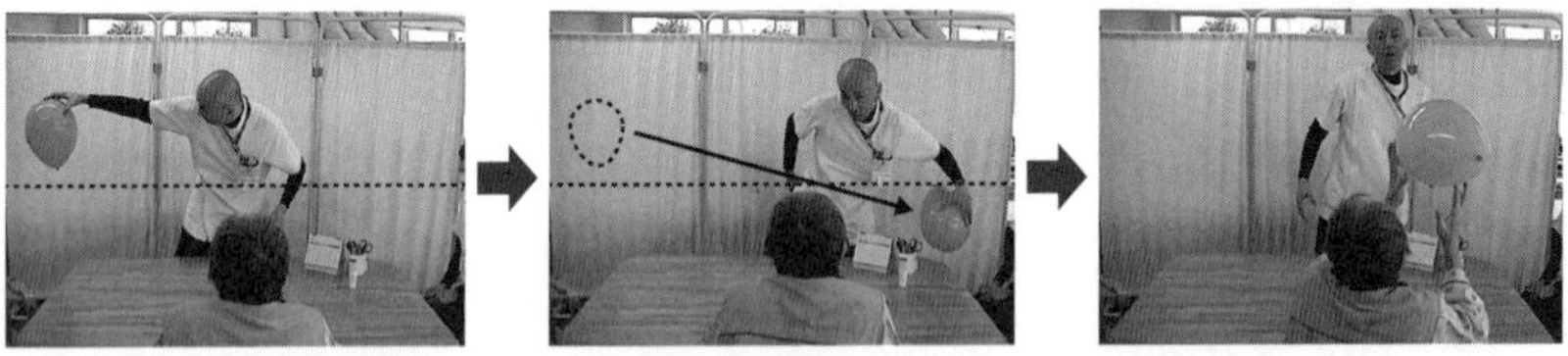

図37　遮蔽化の位置を右側へ広げ、風船の運動方向も変える

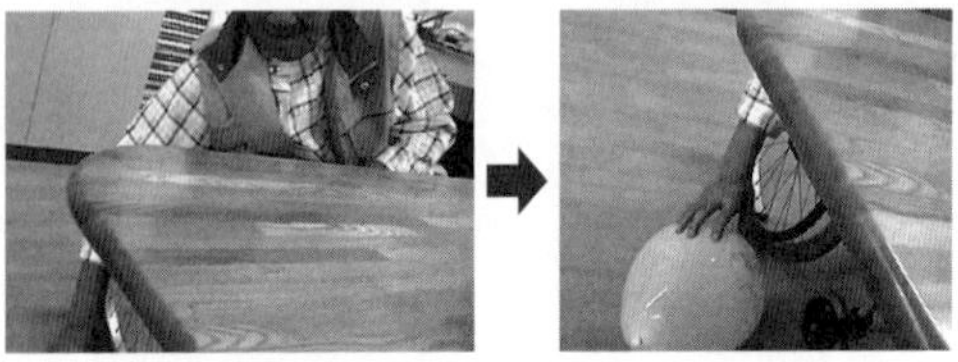

図38　右側の風船を初めて右手で掴む

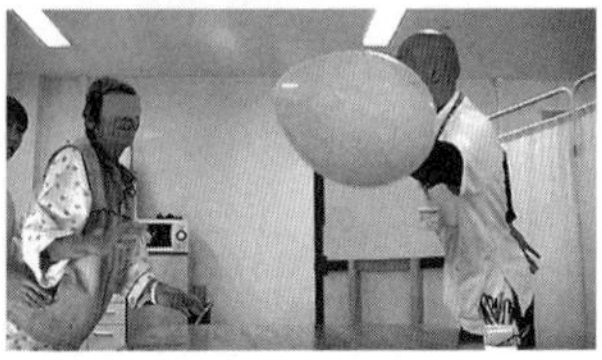

図39　立位で

ない方向から風船を出したりしていった。つまり、⑴物体の永続性と連続性の理解に基づき予測を立て、その次に出てくるだろう風船の空間的・時間的位置を表象化させる段階、⑵視線を移し待たせ、注意を途切れさせないような操作をし続ける段階、そして⑶治療的操作として症例Ⅰの予期を外して思考させ、自己修正を図るように進めていったのだ。

このような訓練の結果、徐々に右空間の広がりが生まれ、右側で取り損ねた風船を右手で初めて摑めるという行為が観察されたのだ（図38）。

「あ、そこか！」という発見した際の発語も正確にでてくるようになった。また、一部介助下だが、立位でもこの訓練に対応できるようになっていた（図39）。

更に右側から声掛けをした際に、こちらの目をしばらく注視して、話を聞けるような変化が認められるようになってきた。

**菊谷**　これまで、ことばに関してさまざまな角度から話してきましたが、声というものに言及してみたい。ことばから声へ、という流れですね。ことばにおいて、声というのはとても重要な要素だと思うのです。たとえば詩は、今は印刷物として読めますけれども、その昔は口承で朗唱していたという歴史があるわけで、そもそも詩は声でできているということですね。だから、声というのは最も古いことばというふうにとらえることもできるのではないか。人間の本能に最も近いことばというか、それが声なんじゃないかと。詩作する時、声を出して読んだり、黙読も含めて、その声のリズムに合わせて詩をつくっています。だから、書きながらぶつぶつ言ってたりするので、まあ周りの人が見たら変な人と思うかもしれないですね。リハビリテーションにとって、セラピストにとって、声というのはどういう位置にあるか、どういうふうに思っていますか。

**本田**　ひとつ、「声」について話をする前に確認させてください。「ことば」と「声」というふうに分ける場合、視覚を介した文字としてのことば、聴覚を介した音になったことばとしての声がある。そうとらえていいでしょうか。

**菊谷**　それでいいと思います。

**本田**　「声」に関しては、いくつか考えたことがあります。「ことば」と「声」は同じか、違うか。同じならどう同じか、違うならなにが違うかですね。

**菊谷**　すでに面白いですね。僕は、ことばから声へとあっさり繋いで先へ進む展開で話し始めて、本田さんは立ち止まって、ことば、声を切り離して「から」と「へ」を外された。もう一度見つめて比較するために。ここでも、知覚の細分化が行われていますね。すいません、話を僕が分断してしまいました。いくつか考えられたこと、進めてください。

**本田**　まずは、リハビリテーションの対象となる患者さんとの関わりのほとんどは、「声」と「声」でのやりとりです。もちろん両耳に障害があるか、極度な難聴などで「声」が聞こえない場合は、筆談、つまり文字を使った方法で意思疎通を図ることもあるのですが。僕にとっては、患者さんと治療者の間で交わされるものという意味において、基本的に「ことば」と「声」は同じです。そして『豚足に憑依された腕』のなかのことば、文章も僕にとっては声です。なぜ文字としてのことばと声が僕にとって同じなのかは後で述べさせてください。先に「ことば」と「声」は、基本的に同じと言いましたが、すべての状況において同じかと言われると、それは違います。

**菊谷**　どういうことでしょう?

**本田**　はい。まずこの違うという点から話します。僕にとって明らかにことばと声が違う、違和感を強く覚える経験が何度かありました。それは、僕はセラピストですから、学問としては医学領域のなかで生きてきました。ですので、ある症例に関する治療効果なり、治療過程で発見した新規性のある内容については、学会発表や学術雑誌に論文として投稿する機会がありました。特に論文についてですが、受理されるまでの過程、すなわち読み物として認められる状態にしようとすればするほど声は消えていきました。それはある意味当然なことです。独りよがりではなく、自分の考えを論理的に述べ、客観的なデータをその根拠として列挙し、論証していくわけですから。そこには、主観的な、感情的な思いは削ぎ落す必要があり、通常の論文という土俵には必要のない要素です。ただセラピストが臨床の現場で患者さんと対峙して得た結果は、実のところ声と声のぶつかり合い。その結果を文字にしていくと声は消えていくという事実。ここがなんとも超えたいがまだ超えられない壁のように思います。

**菊谷**　臨床の現場と、論文の違い、その比較は鮮やかでわかりやすいですね。臨床の現場では、ことばと声は同じで、声と声のぶつかり合いになるというのがいいですね。対話の臨場感そのものが臨床の現場にはあって、それはことばとことばのぶつかり合いと言っても同じなわけだけど、声に注目した場合、なにか違うニュアンスが出てきませんか。

**本田**　僕にとって声とはなにか、これにはもう少し説明が必要ですね。僕にとって音になったことばには感情が乗っていて、僕の口という身体から、他者の耳という身体へ流れていくもの、これが「声」だととらえています。音楽のメロディーのように。ですから、まず治療者から患者さんへの声は、患者さんにとって耳障りのいい声、つまり、受け入れてくれるであろう声を想定しています。喩えて言うなら、その人が聴きたいと思う好きな音楽となるようにです。つまり、同じ意図をもって機能回復に必要な身体に関する事柄を伝えたい内容があったとしても、患者さん一人ひとりに対しての言い回し、口調、イントネーション、抑揚などは変えています。この点は自分が新人のセラピストであったころに、自覚的で意図的に行った行為かどうかは覚えていません。もう少し違う表現をするなら、聴衆の望む音楽を即興で行う、反応していく感じにも近いからもしれません。

**菊谷**　違うニュアンスが出てきましたね。声と音楽の繋がり、それは詩にも言えると思います。その昔は、吟唱詩人、吟遊詩人といった、各地を巡って詩のことばに節をつけて語る、歌うスタイルの詩人がいて、その語り、歌われたことばが、声の記憶として口から口へと伝承されていく、それが詩の原形になります。だから詩と声、詩とリズムは切り離せないと僕は思っています。詩のことばのなかにその声、リズムが備わっている。僕は詩に節をつけて歌わないけれど、朗読する時は詩の躍動を感じています。

**本田**　なるほど、詩の躍動ですか。今の話を聞くと、僕の声と浩至さんの詩は「音楽」というキーでつながりましたね。

**菊谷**　それから、患者さん一人ひとりに対して言い回し、口調、イントネーション、抑揚などを変えるというのは、まさに詩の技法に通じています。個々の読者にという意味ではないけれど、個々の詩で息遣いが変わるというか、具体的には、句読点を使ったり、使わなかったり、一字空白にしたり、最初から最後まで改行せずに一気に語るとか、全部ひらがなで書くとか、さまざまな表現があります。それらは基本的に、朗読した時の間の取り方や勢いや沈黙など、すべては声の発し方、リズム、息遣いに関わることです。と同時に字面のヴィジュアル、見た感じの印象もありますが。

**本田**　なるほど。技法に通じるものがあるのですね。僕の「声」については、あと3つほど思うところがありますので、聞いてください。まず1つめは、声には音楽と同様の効果があるということです。たとえば、落ち着きたい時や少し疲れていて癒しを求めているような気分の時はクラシック、あるいは自ら気分をあげたい時には自然にロックなどを選択する。つまり音楽は自分の感情の起伏を調整してくれますが、実は同様に患者さんと話しているうちに、抑うつ的だった自分が次第にいつもの自分を取り戻すなどの経験があります。逆に患者さんが笑顔になったり、元気になったりすることも経験しています。これは単に「励ます」という声かけによる効果ということを意味していません。本気でつくられた音楽、本気で選ばれたことばが音となった声は、おそらく人間にとって同じ効果があるということが言いたいのです。心に響くという感じです。

**菊谷**　音楽には音、声、歌詞がありますね。どれをとってもそれぞれの深さがあって、本気であれば、響く効果に劇的な変化を与えられるということですね。本田さんが抑うつ的だった？　患者さんと対話して、それを克服したというのは、対話の力であり、生身の声の力そのものですよね。

**本田**　この抑うつ的という意味は、ある失敗などによる一過性の落ち込みをさしますが、なかなか自分自身の力だけではその感情の切り替えを試みるができない。そのような時、患者さんとの治療が始まり対話をしていると、覇気を取り戻しているということです。

**菊谷**　患者さんとの対話の、どういうところが覇気につながるのでしょう?

**本田**　対話を始めていくと次第にお互いの真剣さが伝わり、おのずと真剣さの度合いが増し、いやおうなしに意識の高まりが生じていく、強度といってもいいかもしれない。対話の強度が覇気へつながるのではないかと。生身の声には、そういうエネルギーがあり、浩至さんのことばを借りるなら「深さ」と関係があるかもしれません。

**菊谷**　対話の強度、いい表現ですね。やっぱり真剣な対話は劇的な変化をつくりだす。

**本田**　そのとおりだと思います。それから声とは感情が乗ったことばを音にしたものという身近な例を出してみたいと思います。これが2つめです。息子と僕の親子としてのあるやりとり。息子がなにか僕に叱られることをした際に、息子が僕に一応「ごめんなさい」という、しかし僕が「くちさきだけでいって、お前のことばには心がこもっていない」「ごめんなさいっていうことばが軽いんだよ」という・・・この場面で僕がいう、「心」とはなんでしょうね。改めて考えてみたのです。息子が本当はしてはいけない行為だと自覚しているにもかかわらずやってしまったある行為。そして、それがバレてしまった。その時「ごめんなさい」ということばを音にした声は、「わるかったよ、もうしないよ」という反省の上に成り立った謝罪の感情がことばに乗っている、含まれているはずだ。それが、「心」がこもったことばだとすると、やはり「声」の本質は、感情の乗ったもので他者へ本気で伝えたいという意思が反映されているとみることができるわけです。

**菊谷**　確かにそうですね。同じことばなのに感情の乗り方で違ってくる。声だとそうなる。詩に当てはめて考えてみると、文字のままの詩と、朗読した場合の詩で、違ってくるということになる。文字のままの詩が朗読によってさらに高まる。あるいは朗読の仕方によっては詩が壊れてしまう場合もある、と言えますね。

**本田**　なるほど。高まることも壊れてしまうこともあるのですね。このことはリハビリテーションにおいても同様だと思います。患者さんと治療者は、日常のとりとめのない話、つまり会話も時には必要でしょうが、直接的な治療効果はないです。治療効果に決定的に貢献できるのは、会話ではなく、双方が向かい合い本音と本音で話し合う「対話」であることが、佐藤先生、浩至さんと話をしていて明確になりました。この「本音」に着目していうなら、本心からいうことばのことを本音と言いますね。どうして「音（ね）」を用いるかは諸説あるようですが、「もうだめだ！」とあきらめの心から発せられることばとして「音をあげる」という。この音（ね）は、身体を介して音（おと）となったことばが声としてあがっているからでしょう。

**菊谷**　本音、音をあげる、ことばのつくられかたを考えたら、音の原質が見えてきそうですね。本音、本当のこと、真実、そういった意味をもった、ものすごく大事な場所に音があるということですね。

**本田**　はい。でも、この点だけだと手紙という文字で伝える方法でも自分の本気さを相手へ伝えることは可能だと思います。そもそも詩や小説などでも感動して勇気をもらうことも、共感して泣くこともあるので、これだけでは十分ではない。だとすれば決定的なことは「ライブ」かどうかではないでしょうか。つまり、他者との直接的関係のなかで音を介してことばは声として発せられる。その手前では当然自分のなかで発せられことばは内言として存在し、思考を深め、その相手にとって適切なことばを可能な限り抽出し、その後、外言となって他者の前に現れるわけです。逆の言い方をすれば、発達の観点ではヴィゴツキーが言っているように親（他者）の存在によって、子どもはことばを次第に覚えていくが、その過程においてはまずは他者（外）へ向かっていく、でも次第に自分の思考の道具（内）へと向かっていく。さらには自らの感情の制御にも活用されていくわけです。いずれにせよ、僕にとって感情が乗っている点のみに着目すると「ことば」も「声」も違いがないのです。だから、『豚足に憑依された腕』のことば、文章は声と同じだといったのです。僕と患者さんたちが共に生きてきた感情の乗った記憶がことばとして凝縮されている、それがあの本、自分ではそう思っています。でも、「ことば」と「声」の違いを探るために「声」の働きという点から、さらに考えてみました。これが3つめになります。声の働きは、基本的に時間空間を共有している特定の相手に反応を求めることができる直接的な行為ということができると思います。その一方で、先ほどの手紙を声の働きと対比させてみると、特定の相手に反応を求めるという点は共通ですが、時間・空間を共有しているような直接的な行為ではない。つまりライブか否かという点、リアルタイム、「生」ということに行き着きます。この「生」という意味は、実時間のなかで互いに「生きている存在」として場を共有し、そのことを体感できているということではないでしょうか。

**菊谷**　文字のままの詩や小説で読者に感動を与えられるのは、その作品が内包している声に、読者が読みながら自分の声を重ねているからではないか。その重なりが、あたかも読者の声そのものになった時に作品の感動がさらに高まるのではないか。それが読者自身のライブ感だと思います。本田さんが言われた、互いに「生きている存在」として場を共有し、そのことを体感できているということになりますね。内言と外言というのはヴィゴツキーの基本の考えですよね。

**本田**　そのとおりです。ご存知のことだと思いますが、子どものことばの獲得って、外言として他者のことばを聴いて、まねて、発してみて、次第にモノには呼び名があることを知ったり、自分の欲求を伝える道具としての意味があることを知っていき、そしてそのことばという道具を次第に使えるようになりますね。しかし先天的に脳の障害があるとそうはいかないようです。脳の障害によって、学びとなるはずの他者からことばを受け止める素地が乏しく、またそのことばを音に変えて声にする素地も十分ではないようです。素地とは、経験をもとに言語機能をつくりあげる仕組みが潜在的に有していることをさしているのですが、最近、重度な発達の障害をもつ子どもたちと関わる仕事をしていますのですごくそれを感じます。ですから、ことばなき声をきく、あるいは声すら、ほとんどでないという子どもたちのなかから思いをくみとるためにはどうしたらいいかということを考えています。子どもたちの声は確かに感情が乗った音なのです。たとえば「あー」「うー」しか発せられないとしても、感情は乗っているのですが、「ことば」としての音にはなっていないのです。さらには、まばたきや眼球の動き、手の動きなど、どれをとってもわずかな自由度しかない、このような現実を目の前にすると、完全に打ちのめされます。無力感・・・でもなにかできるはずだ、という思いが次にはこみ上げてきます。そこで今実践していることの一つが、ことばの前の現れに対する介入です。佐藤先生のヴィゴツキーの三角形、文化的発達の3段階で言うと、図式Ⅱの道具、記号に相当すると僕は解釈しています。個々の詳細については別の機会に譲るとして、僕のなかでの核心は、ことばになっていない声を、ことばにさせようとまずはしない。ことばになっていない声を、まずは行為として受け止め、そしてことばの手前にある、非言語的なわずかな瞬き、目の動き、表情、しぐさ、手足の動きも、一つの意図が含まれている、すなわち行為とみなし、セラピストとしては、そこに記号性を見出すよう努め関わり続けていく。時にはまねる。すると通じているかもしれないという感覚が得られる経験をする。それは「共振・共鳴」しているという現象が起きているのかもしれない。もしそうであれば、生きている世界をわずかでも共有できているかもしれず、なにかが始まる予感がするのです。私たちは、ことばを理解し、当たり前に話せることに慣れ過ぎています。ゆえに、結果として、知らないうちに、ことばがないから理解できない、という思考がこびりついてしまっているかもしれないと。人間はことばを獲得したがゆえにです。でも気づいたのです。その思考はいったん脇におくことで、ありのままの身体から、ことばの前の現れとしての「声」を聴くことができるのではないかと。

**菊谷**　僕の身近な例で言えば、僕には2人の娘がいて、長女は生後5か月めに難治性の点頭てんかんを発病します。完治に至る治療法はなく、重度の障害児に。自力ではなにもできませんから全介護で、ことばは発せない。ああ、うう、おおといった声と、表情や身振りだけで、なにを考えているのか、感じているのかを察知して、対話する。それは、意味のわかることばに至らない声との対話で、対話の原形とも言えるかな。以来、健常者と障害者、その2つの世界を同時に眺めながら療育していくことに。もちろん僕は娘にはなれないから、外から眺めるしかないわけだけど、それでも娘が体感していることへ、少しでも近づきたいと、どんな時も思っているわけで、それが日常の生活になることの、沈むというより喜びになる。つまり健常者と障害者の世界に常に同時に接していて、常に二重構造のなかで物事を考え、想像できることの喜びです。単純に世界が2倍に広がる感覚ですね。ただ、障害者の苦悩も含めての広がりなので、単純な喜びではないけれど、その辺りは、詩作に関して話した幸福と奈落が併存している詩の領域に触れるのと似たような喜びです。

**本田**　幸福と奈落が併存している・・・リハビリの治療においても、似た部分があるかもしれません。治療によって、回復につながる身体の変化が生じる瞬間を共に感じた時、その時の患者さんの驚きの顔から喜びの顔に変わった時、あるいは治療後にパフォーマンスの変化が劇的に得られたりした時の患者さんの笑顔は、僕にとっては快感。とはいえ、そうならない時の苦悩感、むしろそのほうが多い。だからこそ感動もひとしおなのですが、このようなことは浩至さんの言う、幸福と奈落が併存と近い世界かもしれないです。

**菊谷**　起伏はさまざまで、すべては紙一重の世界ですね。先ほど本田さんはことばになっていない声を、ことばにさせようとまずはしないで、ことばになっていない声を、まずは行為として受け止めると言われましたね。また、非言語的なわずかな動きも行為で、そこになんらかの記号を見出して解き明かしていくということですね。その「行為」を、意味を付随させないところからみていく。それは既成とか先入観を捨てて取り組むということですよね。それと結果的に通じると思うのですが、娘の「ああ」という一言をとってみても、どんな意味があるか、たとえば「お腹すいた」「だるい」「痛い」「なに?」「楽しい」みたいな感じで、いろいろな「ああ」があるわけで、よく考えたら変ですよね。「ああ」という声がどうしていくつもの意味、可能性へと変換されるのか。突然「ああ」と言われて、その声だけで判断しているのではなくて、「ああ」前後の表情、身振りとの脈略や声の質感で、その「ああ」は「のどが渇いた」だなと判断する。外れていたら、また違う意味を想像する。その想像のプロセスには記号があって、それを解読していく。ことばから声へではなく、声から記号を通してことばへ、意味のあることばへと流れているような。それは声が原点としての、最も古いことばとしての機能を備えているからで、ただの「ああ」ですら、いくつもの意味あることばに派生する。だから、ほんの短い声であっても、ちゃんと耳を傾けないといけない。その声のいくつもの広がりを感じないといけないと。漠然と感じても、うまくつかめないことは多々あって、難しいけれど、自分だけではつかめない領域へと導かれるからこそ、そこで声と声の対話も生まれる。声が声を引き寄せるというか、これもまた声そのものがもつ力ではないかと思うのです。

**本田**　ただの「ああ」ですら、いくつもの意味あることばに派生する可能性。確かにそうですね。これは人間と人間の対話は、どこまでいっても、うまくつかみきれた、理解しきれたという領域に到達しない。でもだからこそ、その対話という歩み、人間の営みといってもいいかもしれない。これを止めるということは、あらゆる可能性を失うことになるかもしれませんね。

**菊谷**　詩作もセラピストの仕事も、声そのものがもつ力に対して、どう接するかが常に問われるし、その力を受けとめると同時に最善の形で発信すべきですよね。発信という点で、実は僕にはストレートな情熱があります。一つ告白しますと、詩が内包している声で、僕は絶叫しているんです。詩とはそういうものだと思っています。淡々とした内容の字面を見せているとしても、中身は絶叫なんだと。朗読で絶叫しているという意味ではないですよ。あくまでも詩が内包している絶叫です。その壮絶な声を、自分自身を含む不特定多数の読者に向かって、いつも発しているのです。

**本田**　絶叫？って、イメージがつかないです。それはジェットコースターに乗った時みたいな、思わずでてしまう、強烈な叫び。そういう感じが詩の世界で生じている？　そういうことですか？

**菊谷**　そうなんです。そういう絶叫もありで、「マフラー」も絶叫していますし、僕の詩だけでなく、すべての詩は絶叫していると言いたい。で、絶叫する詩を読むことで、聴くことで、その人のその後の世界観が少しでも変化するような、その詩に出会えてよかったと思ってもらえるような詩を書きたいですね。

**本田**　絶叫の意味がよくわかりました。そして、その人のその後の世界観を変化させられるか、出会えてよかったと思ってもらえるかどうかという意識は、実はセラピストもまったく同じで共感しました。触発されてしまったので僕も一つ告白します。笑わずに聞いてください。僕は今まで治療の実践を学ぶ長期の臨床実習生に対して自分が担当している患者さんを症例として一部任せることがありました。その際には必ずこう言ってきました。自分の愛する対象である親、兄弟、彼女（彼氏）のように患者を「愛しなさい」と。なぜ、そのような言い方を発し続けたか。それは「なにがなんでもなんとかしよう」、という治療することに妥協しない、諦めないという情熱が持続するからです。そういう本気の心があれば、それは自然と声かけが変わってくるのです。これは単に優しくなるということを意味しません。なにがなんでもなんとかしようとする心のありかたは、もっと患者さんのことを知らなければいけない、理解しなければならないという方向へ意識が変わっていくのです。そして教科書や研究論文などを参考にしながら治療し一定の効果は出るでしょうが、でも必ずまた行き詰ります。なぜなら、可能であるならばもう少し改善は図れないかとセラピストも患者さんも考えるからです。そうした時に、教科書や研究論文には載っていない領域に入るしかないことに気づいていくのです。それはおそらく個の存在です。教科書や研究論文にその人、そのものの病理、介入方法は載っていないからです。であるならば、病理を含めたその人そのものをもっともっと理解する方法は無いのだろうか。無いならばこれ以上前に進めない。でも患者さんのさらなる望み、すなわち機能回復を実現するために、残されたなにかは無いか。そうすると、おのずと、問いかけるという声になる。そして時には患者さんに教えを乞う声になる。今までの医療の現場においての患者さんと治療者の関係性とは違うということです。臨床という現場における対話関係はわからないことは互いに聴く対等な関係です。患者さんも私たちの声を聴く。私たちも患者さんの声を聴く。なにも恥じることはない。なぜなら教科書や論文に載っていない領域なのだから。僕はそう思っています。もちろん、医療従事者として必要な知識や治療に必要な理論は患者さんに聞いてはだめですが。

**菊谷**　親、兄弟、彼女のように患者を「愛しなさい」と。素敵なことです。最も必要なことだと思うし、笑えるはずがありません。本当にそれは「なにがなんでもなんとかしよう」という気持ちになるでしょうし、治療で妥協しない、情熱を持続させるために必要な、瞬間に自分を変える力をもった優れたことばの声だと思います。実習生の方々はそのことばを本田さんの声として記憶し、その声はおそらく消えない。なぜなら活力になる消えない声と詩を絡めて言えば、自分に強い印象を残した詩は必ず声として記憶される。なぜならその詩を思い浮かべる時、自分がその詩を読んだ時の声として、あるいは誰かの朗読の声として、響くからです。僕は実習生ではないけれど、この対談で得た本田さんの「愛しなさい」は、さまざまな場面で活きる声として、これからも消えないでしょう。

**本田**　活きる声としてこれからも消えない・・・「愛しなさい」という声は目には見えないものですが、相手にその声が届くと心に響き、そして刻まれる。だから消えないのかもしれませんね。でも不思議ですね声って、そもそも見えないのに消えないなんて。これはおそらく僕の持論というより、イタリアのペルフェッティ先生の考えと通じるものがあると思います。ペルフェッティ先生は、さらなる患者さんの機能回復の可能性として意識経験の研究を始めたということは先に述べましたが、「患者の声を聴きなさい」といっている。それは教科書や論文のことばだけでは超えられないという経験からの声でもある。僕が今まで述べてきた声についての重要性がわかってくると、若いセラピストにも自信をもってもらえるはずです。誰よりも患者さんを理解しているのは、患者さんの声を聞いた担当している自分だと。教科書でも論文でも、経験年数のある先輩でもないと。自分自身の生きてきた経験、感情の記憶から生まれでる声は患者さんと自分の二人称の世界をつくります。この二人称の世界は、唯一無二の関係性を構築するはずです。他の誰でもない、自分だったからこそ、あの患者さんはあそこまで良くなった、ということはあり得る。そう思うと、セラピストの声って、とても魅力的だし、ワクワクしませんか。患者さんと関わるのが楽しみになる。

認知神経リハビリテーションをつくりあげてきたイタリアのカルロ・ペルフェッティ先生は、この新しいリハビリテーションの開発を始めた早い時期から、患者さんのことば、そしてセラピストのことばが治療の成否の鍵を握る重要な要素であることを強調されてきました。まず最初には患者さんのことばの分析からその病態を正確に判断するための方法が模索され、それとともにそうした分析を行う当事者であるセラピストのことばの治療への影響力に対する洞察も深まっていったのだと思います。先生は、こうした思考方法の原理としてウンベルト・マトゥラーナとフランシスコ・バレーラによって提唱された「オートポイエーシス」という人間観、世界観をあげています（カルロ・ペルフェッティ『身体と精神』序文）。

私が臨床で経験していることは、実のところいったいなんなのだろうか？ 私は臨床でなにをしているのだろう？ そんなふうに自分に問うていると、ペルフェッティ先生をとおして知ったオートポイエーシス的な認識方法が改めて重要な意味あいをもって見えてきました。この第2部を終わるにあたって、マトゥラーナとバレーラの著書のなかから図を一つ引用させてもらいます。そしてその図の上に認知神経リハビリテーションを理解するために必要な重要な概念を重ねてみます。

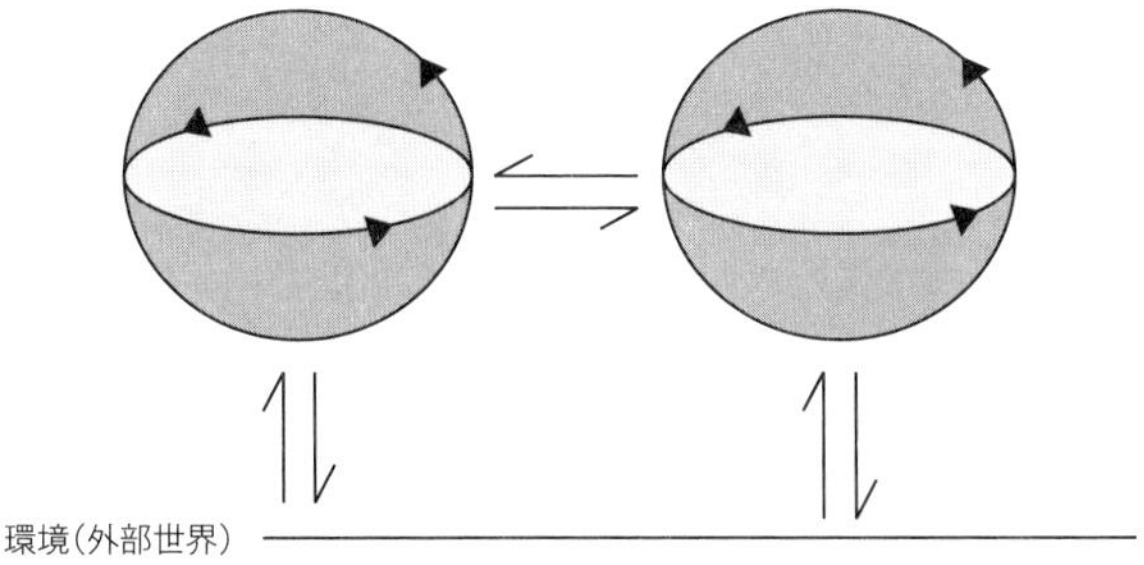


図1　二人称世界

（フランシスコ・バレーラ,ウンベルト・マトゥラーナ：知恵の樹―生きている世界はどのようにして生まれるのか,ちくま学芸文庫,1997, p212の図より一部改変）

この図はフランシスコ・バレーラたちが表した普遍的な人間の二人称の世界であり、一方が自分とするならば他方は他者という関係を球体で表している。

2つの双方向の矢印は、人間は身体を介して環境（外部世界）と相互作用しているが、自分（他者）は他者（自分）とも相互作用しているということを意味している。

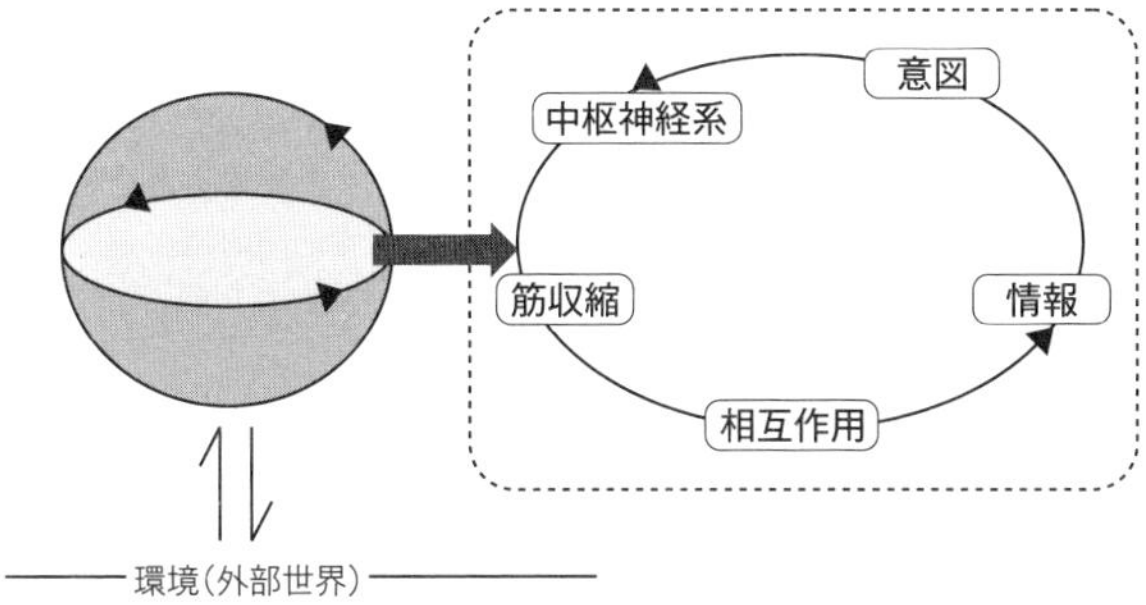


図2　中枢神経系による情報構築の作動

（フランシスコ・バレーラ,ウンベルト・マトゥラーナ：知恵の樹―生きている世界はどのようにして生まれるのか, ちくま学芸文庫, 1997, p212の図より一部改変）

この図の球体は、それぞれの個の存在を意味するわけだが、球体の縦方向の輪郭部分に見える矢印は、バレーラたちによると、自己の内と外の境界をつくり続ける生命現象の動きを示している。球体内の横方向に見える矢印は、彼らによると、中枢神経系による情報の構築の作動を意味している（図2左）。

この中枢神経系による情報の構築が、どのようなシステムの要素で作動しているのかは、主に5つの要素を想定することができる（図2の右）。

このシステムを「対話」に即して説明すると、人間は自らの思い（意図）に合わせて発話行為に必要な運動プログラミングを中枢神経系でつくり、発話行為に必要な複数の口腔器官による調和のとれた筋収縮がなされ、相互に作用し合う声となる。その声を発した結果は、またフィードバック情報として相手から声を受け取り、自己内へ回帰していくという円環性を意味している。

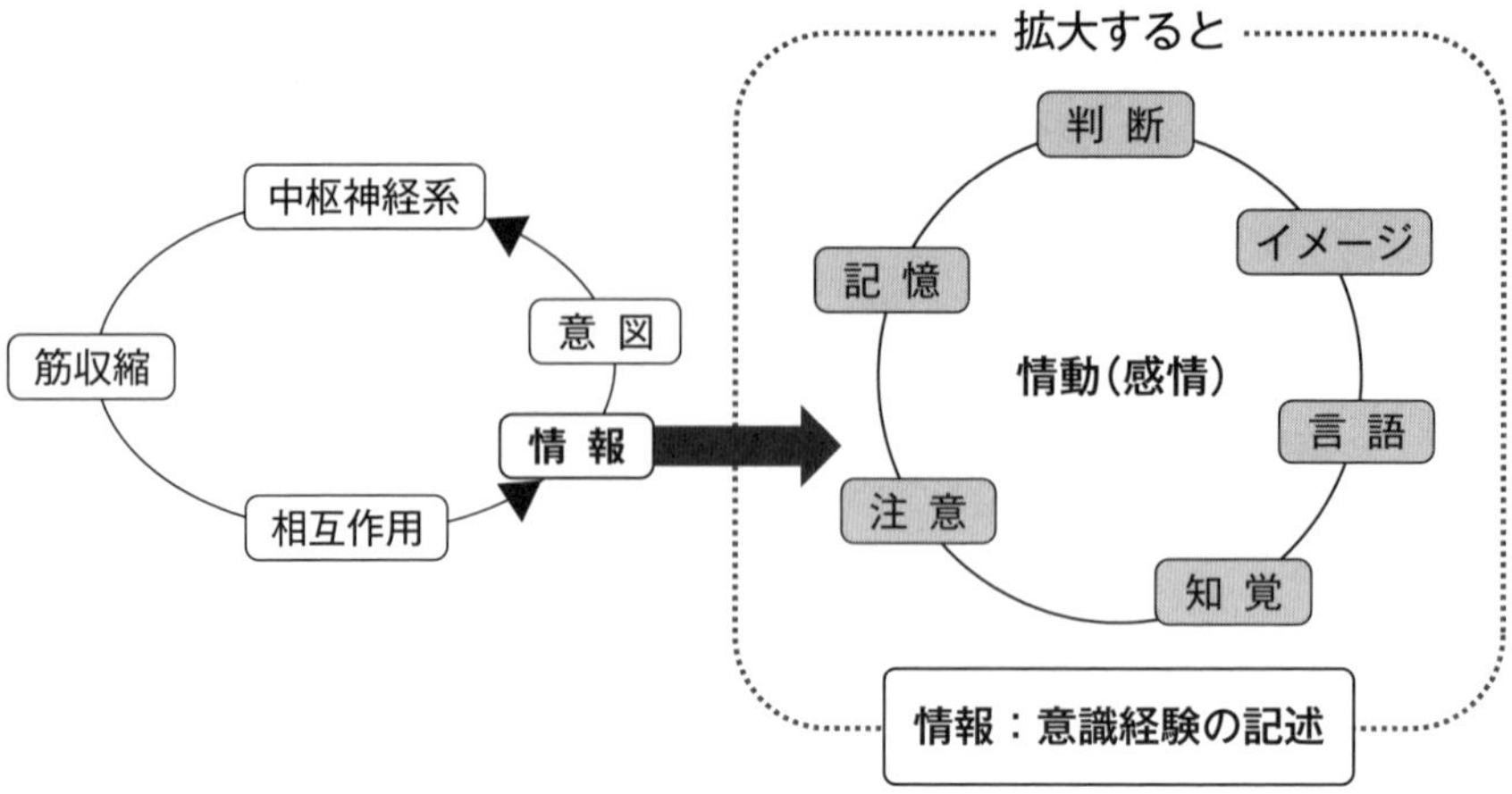


図3　知覚経験を生み出す認知プロセス

（フランシスコ・バレーラ,ウンベルト・マトゥラーナ：知恵の樹─生きている世界はどのようにして生まれるのか,ちくま学芸文庫,1997, p212の図より一部改変）

中枢神経系による情報構築は（図3左）、環境（外部世界）または他者との間で生じるのだが、どのような「情報」が中枢神経系へ伝わっていくかは、実のところ、主体それぞれの認知プロセスの活性化の仕方に依存的であると考えられる。言い換えると情報の中身は、主体が生きてきた人生経験や感情の記憶を含めた一連の認知プロセスのありかたで、どのような相互作用（知覚経験）になるかが決まるということである（図3右）。

具体例としては、患者さんはセラピストに対して（セラピストは患者さんに対して）、適切な声を発するまでに、相手の声に注意を向けて、感情の乗ったことばとしての声を知覚し、今聴いた声を記憶し、その発話内容がどのようなものであったか、時には注意深く分析する。分析するためには自分の過去の経験と知識を想起し、イメージと重ね合わせる（比較する）必要がある。そして、どのようなことばを発するべきか判断し内言語としてつぶやく（自己内対話としての声）。最後に声を相手に発する。発した声は相手と相互作用を引き起こす。この相互作用によって得られた情報は、言い換えると一人称の「知覚」経験であり、その個々の意識経験の記述と言えよう。

図3左で示した中枢神経系による情報の構築の作動システムは、適切かどうかを問わなければ脳の損傷を呈している患者さんであっても作動はしていると考えられる。しかし、どのような作動の仕方をするかについては、今述べたように認知のありかたに依存的であるという点である（図3右）。したがってセラピストにとって重要な点は、互いの声のやりとりという意識経験の強度が認知のありかたを改善し回復へ導くと考えられる。どのようにすれば意識経験の強度を高めることができるかについては、どのような認知プロセスの異常があるかについての特定に加えて、セラピスト自身の生きてきた経験の歴史性、つまり感情の記憶を活用し、自らの「声」を患者さんに合わせて探していくことが重要であると思われる。セラピスト一人ひとりの個の特性に合わせた「声」によって、訓練道具の設定が一見同じでも意識経験の強度の増し方は一様でなく、セラピストの数だけ可変性があると言える。このことは機械的な治療ではなく、人間が人間に対して人間らしい治療行為をする唯一無二の関係性だからこそ残された道とも言える。

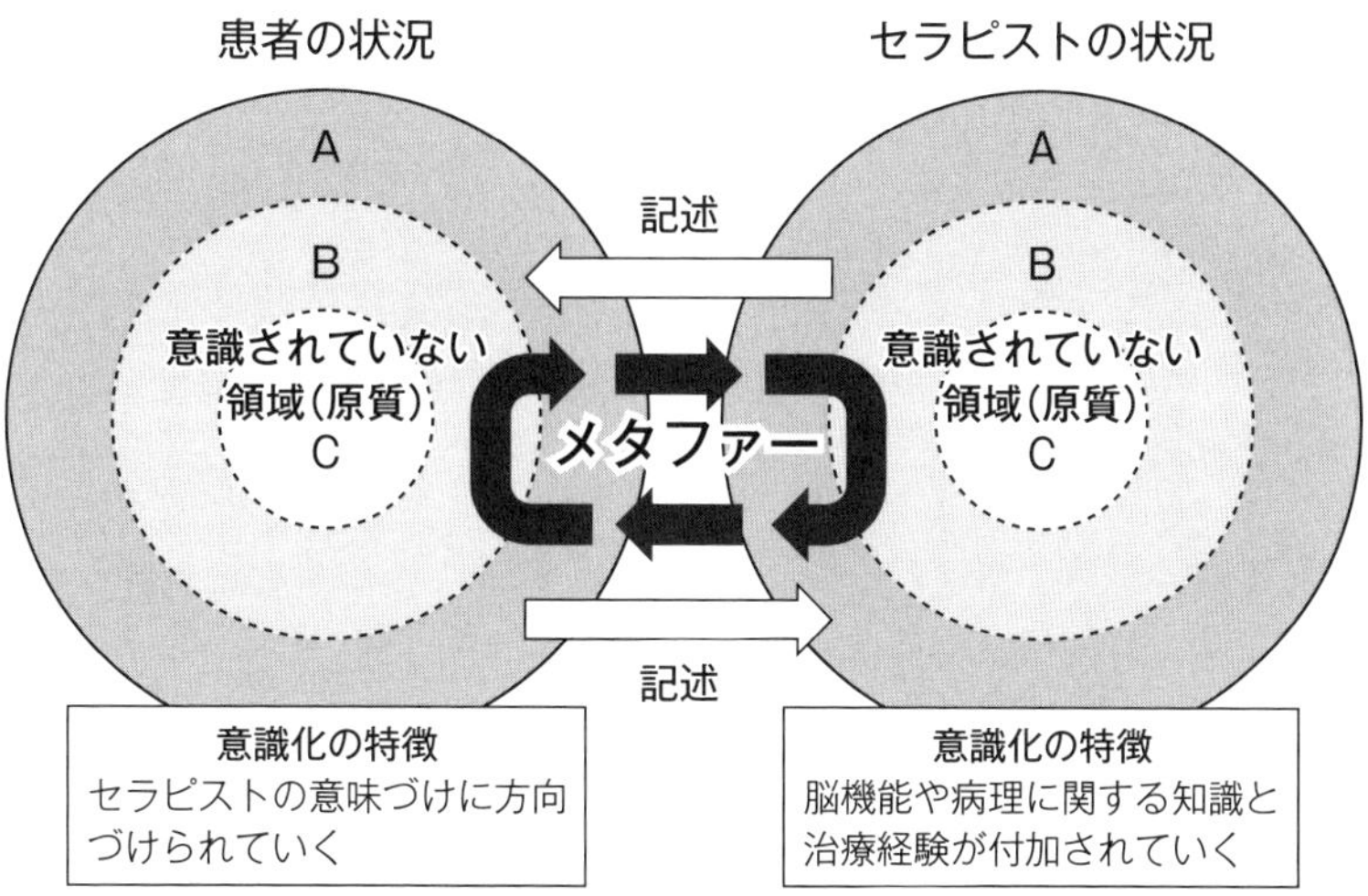


図4　治療に活用される相互作用

二人称の世界は、誰にとっても唯一無二の関係と言えるのだが、患者さんとセラピストは「治療」という特別な状況のなかで成り立っている関係である。

セラピストは患者さんに問いかける場合、脳機能や病理に関する知識、治療経験が「意識化」の特徴として付加されている。一方、患者さんがセラピストの問いかけに対して、応えていくことから、セラピストの意味づけに方向づけられるという意識化の特徴があると言える。

このそれぞれの意識化の特徴があるなかで、対話による相互作用がなされている（図4）。

対話による意識（内的）世界を便宜上可能な範囲で分けると、意識化できている領域（A）、意識化されていない領域（B）の2つが想定できる。それをより具体的に示したのが以下となる。

A：対話には、セラピストの問いかけ（ことば）によって、それほど深く思考しなくてもことばになる領域、あるいは意識化されている、ことばになる領域とみなすことができる。この両者の領域Aをつないでいる白い矢印は、互いに対話する声が行き来するという意味を示している。

B：は普段は意識されていない領域、あるいは自分一人では意識できない領域だが、セラピストの問いかけにより、気づきが生じ感情の記憶が顕在化される領域である。つまりセラピストのことばが意識の深層へ到達する強度がある時、通常自分だけではたどりつけない領域（意識されていない領域）の意識内容が顕在化され意識されている領域へ到達するという意味である。循環する黒い矢印がそれを表している。

なお、人間の意識（内的）世界には、意識されている領域（A）、意識化されていないが意識し得る領域（B）のほかに、当然、意識することができない領域としてCも想定することができるが、今回は対話によって治療介入可能性のある領域を中心に扱うので、あえてとりあげない。

# 第3部

## 対話する人間の力

### 読者への手紙

# 人間の意識世界の「謎」を前にして

佐藤公治

これまで、本書の第1部、そして第2部まで読み進んでいただいた読者の皆さんと残された問題をさらに一緒に考えていきたいと思い、それらをメッセージの形で述べることにします。

ことばの働きについて改めて考えます。

私が本書の第1部で中心的にとりあげたのはヴィゴツキーというロシアの心理学者の理論でした。彼は37歳の若さで夭逝したのですが、彼が他界してすでに80数年が経っている今でも、多くの人が彼の思想に惹かれ、研究を続けています。最後の著書である『思考と言語』の最終章の終わりでこういう文章を残して、ヴィゴツキーはこの世を去りました。…ことばは意識という自己の世界を表現しており、意味づけられたことばは意識の小宇宙である。それはちょうど、生きた細胞が生体に、原子が宇宙に関係するのと同じ仕方でことばは意識の小世界を構成する。…このように、ヴィゴツキーは人間の意識という大世界をことばが関係し合っているまさに小世界から説明していこうとしました。

たしかに、人間は言語を形成します。そしてこの言語によって世界を把握し、理解し、ことばのなかで自己を形成していきます。私たちはことばがあるから複雑な世界を整理して理解していくことができます。かつて哲学者のベルクソンは人間の認識の基本は情報の縮約であるとしました。私たちをとりまいている世界はあまりにも多くの情報に満ち溢れています。私たちはこれらの雑多な情報のなかから自分の生活と生存にとって必要な情報を選択し、加工して、世界を認識しています。たとえば、私たちがしばしば目にする虹があります。この虹のスペクトルには実は無数の色が連続しており、けっして色の間の明確な境界などはないのですが、私たちは七つの色として境界線があるかのように区別をしています。あるいは夜空の星の間には何の連関もないのですが、それらを結んで星座として理解しています。この人間がつくった人為的なパターンに名前をつけることによっていっそう私たちのとらえ方を方向づけています。このような情報の縮約に大きくあずかっているのが私たちの言語です。

この情報の縮約の仕方は、時には人によって異なってくることもあります。そこにはことばとそれによって表現され、意味されている社会的に共通の約束事、ことばの語義から外れることがあるのです。私たちは社会・文化という大きな世界のなかにいながらも、個人、個人の小世界、小宇宙を持っています。独自の意識です。それは一人称の世界でもあります。

北海道の日本海に面する古平町出身の異才の詩人・吉田一穂《いっすい》がこんなことを言っていました。書くことは非自然であり、元来、ことばというものは通じないものである。しかし、書くことによって考え、混沌に火を放ち、自己の内部自然を客観する方法として、これは認識の形成である。あるいは次のようにも言っています。世界に疑いの目を向けた素朴な問いから、ついに自問自答の独白。孤独な詩人の発想となった時、すでに問いは己に発せられて自らを創ることを意味した。ことばで自己の意味世界をまとめていくその営みは自分にとっては本質的なことを探そうとしていることなのでしょう。本書第２部で本田さんとの対話に加わっていただいた詩人の菊谷さんの発言に触発されて書いてみました。

日本が生んだ稀有の音楽評論家、吉田秀和が吉田一穂のことを書いたものがあります。吉田秀和も青春時代に北海道の小樽で過ごしたこともあって、一穂とは東京でも交流を続けていました。吉田秀和は、一穂から気づかされたこととして次のように述べています。根元を問うこと。本質だけを追求すること。そういうことは、私には、ちょうど粉雪に頬をさらし、白く眩しい雪の原をゆくのと同じように、快い戦慄にみちた営みと感じられる。この感覚は、私の場合、吉田一穂さんを知ることによって自覚されたものである。今でも私は、雪のなかを行く時とか、ふとしたはずみで自分が北に向かって立っているのに気づく時、しばしば、一穂さんを想う。

詩の世界も音楽評論の世界もことばでは表しきれないものを何とかことばによってその思想をまとめていこうとしているのでしょう。その営みとそこで表現されているものは個人の独自性、個人の思想があり、それは他者との差異をまぬがれることができないものです。そもそも人はそれぞれの差異の世界で生きていると言えるでしょう。その時、一人ひとりの生の営み、生活世界の本質を互いにどこまで理解、共有できているのかということがあります。たぶん、どこかで思い違いと誤解をすることもあるでしょう。患者を前にして治療者がその人の内的世界を自分のことばで表現し、納得しておかざるを得ないこともあると思います。このズレを解消し、互いの誤解を少なくしていくことがどこまで可能なのでしょうか。大切なのはそのズレを解消すべく努力を続けていくことでしょう。そこに対話を成立させていくための可能性があり、またそれが対話のための不可欠な条件かもしれません。

本来、ことばというものは他者と関わることが最初の働きでした。ですから、ヴィゴツキーも先の『思考と言語』のなかでも、ヴィゴツキーよりも前に言語の発生を論じていたシチェルバのことをふれています。そこでは、シチェルバが対話こそがもっとも言語の自然な形式であるとしたことを紹介しています。シチェルバは、独語は、人為的な言語形式であって、言語はその真の存在を対話のなかでのみ現すとしたのです。これと同じ考えは私が本書の第1部でみたバフチンらの言語理論に表れています。ヴィゴツキーがなぜ、バフチンではなくてシチェルバを使っているのか、そこには重要な事情があるのですが、いずれにしてもことばはそれぞれ独自の観念や目的を持って生きている者の間の二つの意識世界を多少なりとも重ね、理解していく可能性を私たちにもたらしてくれるものでしょう。その可能性にかけてみたいと思います。

私たちは絶えず動き続けている世界のなかで生きています。

私たちの身体は細胞レベルでも、また血管や骨、皮膚も絶えず新しいものに絶えず替わっていると言われています。私たちが経験したこと、それを知覚し、またそこで感じたこと、記憶したこともどんどん過ぎ去ったこととして忘れていきます。そして、また新しいことを感じ、考え続けていきます。絶えず動き、変化をしていく運動や過程が人間の生物としての特徴であり、また人間の意識の本質的な特徴ということでしょう。

あえてこう言っても良いでしょう。意識を構成している最小単位がニューロンだとすると、それは絶えず結びつきを行い、新しい連続を繰り返していくというダイナミックな構成を展開していると。人間の生命や精神の基礎にあるニューロンそれ自体は再生と破壊を繰り返しながら新しいものを創り続けている。まさに止まることのない流れです。

人間の精神活動についての哲学的な説明の仕方に限定してみると、本書の第1部でも少しとりあげた哲学者のドゥルーズは、人は絶えず新しいことを意識のなかで創り続けていると言い、それを「差異」ということばで表現しました。新しいものを生成していく力を人間は持っているということですし、変化する過程のなかで人は生きて活動していることを強調したものでした。それが人間の発達や学習の可能性を考えていくための基本的な視点になっています。生命論で知られる福岡伸一も人間の学習・発達、意識、そして脳、身体はプラモデルのように静的なパーツではないと言います。可塑性を重視する考えですね。

リハビリテーションで身体の回復をめざして毎日の小さな変化＝学習の可能性を求める活動はまさに毎

日の更新＝差異に向かう営みですし、セラピストはこの差異の動き、微視的な変化過程と向き合い、それを実感することができます。そこで起きていることはまさに人間の学習と発達の本質です。このことを実際にセラピストの方は肌で感じているのではないでしょうか。私はそこに仕事としての魅力を感じるのです。仮に私がもう10歳、いや20歳若かったら養成機関に入学して、リハビリテーションの仕事をしたいと思うのですが、もはや私がリハビリの治療を受けかねない年齢になっていますので、それはもう無理です。私に残されているのは、実践をしている人との協同作業です。

ここでもう一つ、多様性について考えてみたいと思います。たとえば、私たちの姿形は本当に千差万別です。同じことは植物にも動物にも当てはまります。どうしてこれだけ多様な生物が生まれてきたのだろうかということです。それは長い進化のなかでの自然選択と偶然によるのかもしれませんが、たとえば植物の花のことを考えると多様性をもたらしたものは他の存在があるからです。どの花の色に惹きつけられるかは昆虫によって異なっており、そのために昆虫によって受粉する花も多様なものに分化していったのです。あるいはトウガラシという木は甘い蜜を与えてくれるべきものなのに辛いものがどうしてこれだけ繁殖し、たくさんの種類ができあがったのかを考えてみると、そこには「辛さ」を感じない鳥がいて、それがトウガラシの種を運び、ばら撒いたことによるのです。これらの例から考えると、多様性をもたらしているのは外部に存在しているものに助けられているということです。今は、植物の花やトウガラシのことを例にあげましたが、人間も多様性があり、また多様なものを生み出し、人間の成長・進化を可能にした大切なものは外部の存在だということです。それを私たちは社会や文化、その歴史がもたらしているものだとも言います。

人間の意識世界、それは人間科学、そして心理学にとって最大にして最後に残された問題です。

ここまで、私たちは絶えず新しいものを途絶えることなくつくり続けていることを強調してきました。それでは、昨日の私と今日の私とは入れ替わっていて、別であると言えるでしょうか。やはり私は一続きの私としてあるというのが実感です。意識としては絶えず動き、まさに川のように流れているなかでも、意識としては持続している自己を持っています。

前のところで少しふれたベルクソンは、持続という考え方で、私たちは出来事のなかで経験したことやその内容をバラバラなものにしないでつなげているとしました。それを彼は記憶に求めました。あるいは、ベルクソンの思想を受け継ぎ、発展させたドゥルーズも新しいものの絶え間ない生成の活動とセットになっているものとしてそれらをつないでいくものとして反復を位置づけました。彼の『差異と反復』という本です。私自身も、ドゥルーズの思想をヴィゴツキーの発達の生成論と関連づけた『ヴィゴツキーからドゥルーズを読む』という一冊の本をこの本の刊行と前後しながら出しています。それは広く意識の問題につながるものです。

この意識という存在、そしてその謎をうまく解くこと、説明しようと心理学者も取り組んできました。心理学者のジェイムズも意識こそが心理学が解くべき問題だとしましたが、結局、人間の意識は川の流れのように絶えず動き続けていくもの、それは「あれだ」としか表現できないものだとしてこれ以上研究を続けることを断念しました。ベルクソンも意識は彼のことばで言う「イメージ」や直観として世界をとらえたものだとしました。たしかにこの説明も一理あります。たとえばこんな例を考えてみましょう。子どもが小さい時に母乳で育てた女性や、そばで子どもが母乳を飲んでいる様子を家庭のなかで見たりした男性の方はご存知だと思いますが、そろそろ母乳を飲むのは「卒業かな」という時期に、お母さんの乳房の一方に人の顔の絵を見せて終わらせることがあります。助産師の桶谷さんが考え出したもので「桶谷方式」とも言われていますが、「断乳」とか「卒乳」を促す一つの方法です。これを始めるタイミングとしては離乳食を食べるようになることが大切な区切りなのですが、まだ幼い乳児も今までとは違っていつもの乳房が人の顔になったことで、いつものおいしい乳が出る自分にとっては「善いおっぱい」から、自分のものではない「不在のおっぱい」へと受け止め方、つまり認識を一気に変えていくのです。対象の意味づけをわずか1歳過ぎの乳児も行っているのです。そこにはこれまでの体験によって身につけてきた母親との乳房という身体的、情動的なつながりを断ち切る瞬間でもあるのです。これは考えによっては、ベルクソンの言うような乳房に対するイメージの変換です。そして、このベルクソンの言うイメージはけっして知覚から得られるものだけでなく、そこには情動的な経験や身体で感じたものを含めたいわば意識の内実そのものと言ってよいものです。そのようなイメージ＝意識を人間は生成することが人間の最大の特徴だとベルクソンは言うのです。このベルクソンのイメージ＝意識の考えには人間の複数の内的活動が連関していることを想定した一種のシステム論的発想があります。

ヴィゴツキーもはじめのところでふれたように、彼が心理学の研究として解き明かしたかった最終問題は実は人間の意識の解明だったのです。彼は意識世界をことばによって思考していく過程のなかで生まれてくるものとして、意識をより具体的な活動としてとらえようとしましたし、このことばや思考の活動には感情や意志といった複雑な情動の過程も背後にはあると考えたのです。こういう発想を彼は晩年、持つようになりましたし、そもそも彼の人間世界を説明していく基本的な姿勢にはシステム論的発想がいつもありました。ヴィゴツキーと同時代の運動学のベルンシュタイン、そしてかつて同僚であったルリヤやアノーキンが共通に持った人間研究のための基本姿勢でした。このことは本書の第1部でもふれてきました。

意識をニューロンネットワークの振る舞いとして論ずる神経科学や脳科学の研究が進んでいます。エーデルマン、シャンジュー、そしてコッホといった人たちの研究はよく知られているものです。先のベルクソンが意識に深く関わっているものとして記憶を位置づけたものについても、記憶情報は脳の特定の場所での細胞集団間のニューロンネットワークが記憶痕跡としてあるようだということで、ここでも新しいニューロンレベルでのシステム論が展開されているのです。そして、エーデルマンは記憶として想起される時には表象としての情報を担っているニューロン間の相互接続があって、意識を構成している単位はニューロンの再入力だとします。さらに、彼は、想起されたものはそれが何であるかは過去の記憶に支えられており、想起された現在の認識を可能にするためには言語の運用を可能にする「高次意識」が必要だとしていますが、この「高次意識」には自己の概念、未来への予持なども含まれると言っています。意識を新しい形で研究する可能性を示してくれるのですが、実は、エーデルマンの主張と関連することをメルロ＝ポンティも晩年になって言っていました。メルロ＝ポンティは今という時間のなかで感じ、考えるという経験や身体的自己のことを「私の世界内身体」とか「私の肉」と称していますが、実はこの私は、私の存在の前にある歴史的、社会的な「大地」のなかにあり、またそれに支えられていることを強調するようになります。これを「世界の肉」と称しています。私たちのなかにはこのような水平的な時間と垂直的な時間という二つがあると言うのです。このような考えと共鳴し、また影響を受けた人物にノーベル文学賞作家のクロード・シモンがいます。メルロ＝ポンティはシモンをしばしば講義に招いて、一緒に議論をしています。シモンの作品の多くは今を生きている主人公の回想シーンのなかにはるか前の古い時代の出来事が入り込み、そのなかで自己の思考を思いめぐらす内容が語られているのです。ここからメルロ＝ポンティは今を生きている私たちには自分を含めた過去という大きな歴史や未来へと向かう流れのなかにあることを強調するのです。

このことをもう少し具体的な例で考えてみましょう。乳児にとって口は乳を飲み、乳房をしゃぶるものでした。ですが、この「しゃぶること」から「しゃべること」、さらには音ではなくて人のことばの原初である声を出していくものへと変わっていかなければならないのです。幼児は泣き声や喃語の「ウマウマ」の領域から人間のことばの世界を分離させていくことに人間の存在の根源があるのです。世界という大きななかにいる私たちが自然として持っているものなのでしょう。ここで自然と言っているのはけっして生得的なものとか生来ということではなくて、人間が元来、社会的なものであって、私たちは社会のなかで潜在的な形としてあるその指示にしたがって発達していくということでしょう。

人間の意識にはまだまだ謎が多いのです。ほとんど解けていません。私は心理学の立場から意識の問題をさらに考えていかなければなりませんが、これまであまり考える機会がなかった意識をめぐる脳研究の大切さに気づかされました。この本の作成が一つのきっかけになりました。オリヴァー・サックスの最後のエッセイである「意識の川をゆく」の奥深さを知ることもできたのも今回の仕事の延長にあります。

## 親愛なるあなた（セラピスト・読者）へ

本田慎一郎

私はあなたに、大事なことを伝え忘れていました。だから、私はあなたに「手紙」を書くことにしました。

私は、お互いの「声」のやりとりという意識経験の強度が認知のありかたを改善し、患者さんを回復へ導くと第2部最後の図3の解説で述べました。どのようにすれば意識経験の強度を高めることができるかについては、生きてきた経験の歴史性、つまり感情の記憶を活用し、自らの「声」を患者さんに合わせて探していくことが重要であると言いました。

でも、経験の歴史性、つまり感情の記憶を活用するためには、まず何をすべきかということについて伝え忘れていたのです。それは他者の歴史性をまず知ることだと思います。なぜなら、あなたは他者の歴史性を知ることで、比較できる材料を手にすることができ、自らの歴史性をより鮮明にすることができると思うからです。この点は、佐藤先生が第1部で紹介している哲学者バフチンの「ことばは他者を通して自己をつくっていく」という話と密接につながっています（37～38ページ）。

私が臨床という現場で、どのように患者さんと関わり、病態を解釈し、治療介入したのかについての大筋は、私の本（『豚足に憑依された腕』）を読むことで理解できます。でも、なぜ、あのような対話が成り立ったのか、あるいは、どのような経験によって、私というセラピストが成り立っているのかについてはどこにも載っていません。つまり、患者さんの個についての詳細は載っていますが、私の個についてはどこにも載っていないのです。あなたにとって、私の歴史性、つまり私の感情の記憶は、治療者としての雛形となる要素があるはずです。同時に自分とは異なる「他者」、あるいは患者さんとなり得る要素もあるはずです。私の歴史性を理解していくことは、ある意味、臨床思考の源泉に触れることになると思っています。ですから今から私が治療上必要と思う、私の歴史性の一部を告白します。

話は私が10代から20代までの頃に遡ります。あえて言うなら、「異なる世界からの訪問者」（？）についての話からです。さて、まずは想像してみてください。

もし、中学生の私が「空を見上げ涙をこぼしている」。それをあなたが見たとする。これは目に見える現象として「泣いている」と見えるはずです。でも、なぜ私が泣いているかは、あなたが私に聞いてみなければわからないし、聞いてもよくわからないかもしれないし、私があなたに教えるとも限らない。でも、もしそれを少しでも知ることができれば、対応策は見えてくるはずです。原因によってはとても時間のかかることであっても。

ではもし、私が「ずっと夜寝るのがすごく嫌でした。でも今は大丈夫です」とあなたに伝えたら、あなたは何を思うでしょう。「どうして？何があったの？」と聞いてくれるでしょうか。

私は、入眠時に生じる、俗に「金縛り体験」と呼ばれる体感幻覚を経験していました。医学的には睡眠麻痺というようです。睡眠の状態には浅い眠りのレム睡眠と、深い眠りのノンレム睡眠の2つがあります。浅い眠りのレム睡眠時は、筋肉は弛緩し深い安静状態になりますが、脳は活動しているようです。このレム睡眠の要素が覚醒した状態まで持続する解離的な状態が、いわゆる意識はあるが動けないという金縛りとなるわけです。

また、入眠時の体感幻覚は、精神医学的な診断基準では、統合失調症の幻覚とは見なされていません。私の経験は、精神的に不安定な時は程度の差こそあれ誰でも起きます、ストレスをためないようにと、あまり重要視されていないかもしれません。

でも、この私の経験は、臨床をする「私」という個にとって主要な部分のひとつを形成している重要な経験だと思っています。つまり、脳卒中、統合失調症、てんかん発作などを含め、何らかの脳の働きの異常性が、目に見える現象以外の体験世界をもつくりだすという理解につながっているということです。

この経験は、入眠時に限定され、かつ毎日ではなかったので幸いでした。幸いという意味は、自らの経験によって、患者さんの経験世界を知った時、共感、共鳴することを一部可能としながらも、その病的世界に埋没することなく、援助可能な立場にとどまりながら、客観と主観のおそらく間から世界を眺めることができたからです。

金縛り経験は、中学生の頃から始まりましたが、解放される術は全身の力を振り絞って脱出するか、念仏をしらみつぶしに唱えるというものでした。17～18歳頃からこの経験は時にひどくなりました。何とかいったん金縛りから解放されても、直後に連続的に生じるようになったのです。そしてこの連続性は「予期」できるようになっていきました。予期は、対処可能な事柄には非常に有効ですが、対処可能性が低い場合は、わかっているのに何もできない無力感となります。

ある夜、一度金縛りから解放されたのですが、「予期」を感じたのです。私は頭のなかで「また来た！」と思ったのです。その直後、それは、それは大きな声で、「また来たとはなんだ！」とこちらに向かって叫んできたのです。

違う日のある夜、また金縛りにかかり、今度は天井から何やら人影のようなものがどんどん寝ている私に近づいてきたのです。次の瞬間、「ゴボッ！」と私の腹のなかに何かが入った。確かに入った感覚があったのです。精神医学的には、さっきのは幻聴で、今のは身体幻触と言えます。10代の頃の私は、当然医学的知識はないので、この現象に対する解釈は得体のしれない怖い存在となっていったのです。

そして時は過ぎ、20代前半には、ワーキングホリデーという2国間の協定のビザを使ってイギリスへ渡りました。無謀にも、日常会話がまったくできないレベルでイギリスへ渡り、その数か月後、ある福祉施設の介護スタッフの補助（ボランティア）として働くことになりました。ことばの解読も産生も不能状態だった私は、介護を必要とする子どもたちから「ヘルプ」と求められてもまったく応じられませんでした。そのうち、子どもたちに、「もういい」「あっちいけ」「ばかやろう」などの声だけは、聴き取れるようになっていったのですが。

その時期にも当然、金縛りの経験をしていました。奇妙なことに異国の世界の訪問者からのことばは英語のはずなのに、なぜか聴き取れた、理解できたのです。日本語に聴こえたのです。これっていったいなんだと。何とも不思議な感覚でたまらなかった。

その後、異なる世界からの訪問者の存在に加えて、世界が歪む経験をしていくのです。これは20代後半の出来事です。帰国してから、地元の北海道へ戻り、福祉系の仕事に就くのですが無資格だったので、将来食べていける見通しがつかない給料と雇用形態でした。だから、これからどう生きていけばいいか、暗中模索状態の時を過ごしました。そんなある日、リハビリテーションという世界があることを知り、24歳の時、何とか作業療法学科へ入学し一人暮らしを始めました。そして学生生活4年目の26、27歳の頃、それは起きました。深夜から朝方に近い時間に床に寝そべった時のことでした。部屋の天井と左右の壁という壁が自分に対して押し迫ってきたのです。どんどん、どんどん。空間が私という存在を圧縮してくるのです。「このまま、ここにいたら押しつぶされて死ぬ！」そう思いました。そこで急いで部屋を抜け出し、階段を降り外へ出ました。「やった、解放された」心のなかでそう思ったのです。

そして私は空を見上げたのです。

次の瞬間、電信柱に停まっていたカラス数羽が、今度は僕に向かって罵倒してきたのです。くちばしをこっちに向け、そして大きく開いて。

このような世界が歪む経験や動物が罵倒してくる経験は、この1回限りで幸いでした。

そして時はさらに流れていき、作業療法士になってから数年経過した30代前半のことです。やっと、ここからは、すこし明るい話になります。それは、あるひとつの事柄について、熟考していくという日々の行為が世界観を変えるという話です。

浩至さんは、第2部の対談のなかで、詩人の向かう普遍性というのは、「解放、救済、希望」と言っていました。この言葉を借りて説明すると、異なる世界からの訪問者が私を侵害することから、いかに「解放」され、「救済」され、そして「希望」に変わっていったかという話です。

私は、患者さんのリハビリテーションの機能回復や運動学習について、とりわけ運動学習の「予測」機構について精力的に勉強を深めていきました。その頃「予測・予期」とは、なんだ、どういうことだと、そのことばかり考え、このことばにある意味囚われていたのです。金縛りをかけてくる訪問者も容赦がなく、私はまた彼らの囚われの身になったのです。ある日の夜、金縛りが連続的に、「また来る」と頭のなかで思ったのです。でもその時、なぜか、私のなかでこう思いました。「あれ？次は左側の後ろから左手を掴まれる」と。その瞬間、本当に左側の後ろから左手が掴まれる感覚がありました。いつもなら、恐怖におののくはずでした。でも違ったのです。「ああ！これは自分でつくりだしているんだ」と気づいたのです。この日以降、不思議。ほとんど金縛りは起きなくなりました。そして起きたとしても、怖さがほとんどないのです。これは衝撃的でした。何が衝撃的かというと、金縛りは、異なる世界からの訪問者の仕業でも、声でもない。自分で生み出しているんだと気づいたのです。だから、イギリス滞在時に私に向かって叫んできた訪問者の声が、なぜ日本語だったのかについても、私のなかですべてつながったのです。

このように、ある事柄について熟考していく、思考していく行為によって、何らかのつながりが生じ、すべての人が苦しみから救われるという経験につながればいいのですが。

いずれにせよ、ここまでくるには時間はかかりました。

今でこそ、コンパレータモデル（比較照合モデル）を用いて、学習のメカニズムや身体意識の生成メカニズム、さらには幻聴のメカニズムにおいても、このモデルを用いておおむね説明できます。でも15年以上前の私には、まだ知識を経験に結びつける術はありませんでした。この気づきには、一見無関係な事柄であっても追及していく未知に関する探求心とそれに付随する学ぶという行為は、経験を大きく変える契機となることを教えてくれています。つまり、怖い体験は、植え込まれたであろう誤った（霊的な世界が存在するという）知識と人間の思考（想像力）によって、心に刻まれることもありますが、正しいであろう知識を経験にすり合わせられる思考（想像力）によって抜け出すこともできると気づかせてくれたのです。これが「希望」につながっていきます。

もうおわかりですね。文章にすると、「ずっと夜寝るのがすごく嫌でした。でも今は大丈夫です」と一行ほどのことであっても、なぜそのようなことばが表出されたかについては、ここまでの目に見えないプロセスが存在するということです。つまり、「ずっと夜寝るのがすごく嫌でした。でも今は大丈夫です」ということばは、私の内的世界の「深層」にある感情の記憶が、声となり意識の「表層」へ姿を現したと言えます。だから意識経験の強度を高めるには、この「深層」への到達、つまり歴史性を知ることで、

「表層」化したことばの意味が鮮明になるということです。ここで私が表現している「深層と表層」の意味は、佐藤先生が第1部で紹介している言語哲学者ドゥルーズが、人間の精神世界を表層と深層にわけた見解とつながっています（55〜57ページ）。

いずれにせよ、それ以降、体感幻覚などの怖い経験を再びすることはないし、起きたとしても怖さはないという安心感は生活上本当に違いました。実は私のこのフレーズは、私の本（『豚足に憑依された腕』）の症例Aさんとほぼ同じなのです。症例Aさんは、脳梗塞後左片麻痺を呈するのですが、実は麻痺した腕が豚足に憑りつかれたという身体感覚を払しょくできず、苦しんでいました。でもリハビリテーションの結果、苦しみから解放されました。いきさつは違いますが、私にとっても彼にとってもその当時は不快な嫌な経験、思い出したくない経験としては同じであり、また気づきと意識経験の改変のプロセスもほぼ同様であったと考えられます。

思い出すという行為は、自分のなかで克服できている状況であれば問題はないのですが、そうではない状況であれば、時にそれが深刻であればあるほど、ことばにするだけで身体が過剰に反応してしまう不快な経験につながります。たとえば屈辱的な、あるいは不快な出来事を経験したことがあったとします。その時「何があったか説明して」と他者から求められた時に、「(出来事を) 思い出そうとするだけで嫌、ましてそれをことばにするなんて！」と不快な情動反応に拍車がかかることがあります。これは、ことばがもつ強烈な威力のひとつの証明と言えます。

逆に言うなら、快のイメージにつながる感情の記憶をことば化することができれば、リハビリテーション治療にとって、ことばは強烈な威力をもつツールになると思うのです。

たとえば麻痺した腕の機能回復にこの点を応用しようとした場合、患者さんの生きてきた感情の記憶のなかから、健全であった頃の良いイメージを「選択」するようにセラピストが仕掛けることができます。そして、感情の記憶と運動のイメージを連動させるために、ことばはそれをつなぐ働きをするということです。具体的に何を想起させればよいかは、個々の患者さんの生きてきた歴史性にたどりつき、さらに「どこ」をという身体部位、「どのような」という感覚の種類をことばでつないでいくということです。このように運動のイメージは言語によって鮮明になるのです。またここで言う歴史性とは、単純に趣味や職業歴、価値観などを知るだけを意味していません。どのように物事をとらえて生きてきたか、それはどのような考えに影響を受け、そうしてきたかという認知のありかたが含まれています。ですから、最終的にそれは自己身体に対する考え方や、治療に対する取り込む姿勢とも関連してくることになります。

私の歴史性について、あと2つのエピソードも大事です。1つめは共通の言語を使って話せないという事態に見舞われた時、人間は身振り、手振り、表情を最大限活用するということを自分の身をもって経験しました。また、共通言語を使っていたとしても、ことばではうまく伝えきれない時、おのずと身体が動き、意思疎通の手段としてジェスチャーで表現しているということもです。この点は私の本（『豚足に憑依された腕』）で紹介している症例Dさんの病態解釈の確信につながっています。症例Dさんは、左半側視空間の無視、身体の左半側無視に加え、口腔内の左半側空間無視の可能性がありました。症例Dさんは自らの体験世界をすべて同様のジェスチャーで表現し、私にそれを伝えようとしてくれたのです。

振り返ってみると、これはヴィゴツキーの文化的発達の3段階の図式Ⅱに相当する記号性の段階（66～67ページ）と解釈することができるのです。

これを単純に図式Ⅲより図式Ⅱが遅れている未熟な段階と思っては現象の解釈を誤ります。確かに、子どものことばの獲得を図式Ⅰ、図式Ⅱ、図式Ⅲという学習段階に分けるとそのようにみえます。でも感情の記憶から沸き上がった声を速く相手に伝えたい場合、あるいは適切なことばが見当たらない場合に、身体は記号としての意味をもって、相手の前にただちに現れ伝えようとする速報性があり、図式Ⅲから図式Ⅱへと私の意識のありかたは移行すると解釈することができるのです。

もう1つあります。相手のことばが聴き取れない、つまり理解できないという事態に見舞われたら、人間はどうするのかということです。イギリスでボランティアとして働いていた頃の私は、子どもたちの一日のタイムスケジュール、生理現象（排尿、排便）のパターン、自室周辺にある私物の種類（好みの音楽、嗜好品など）と配置、好きな食べ物の食べる順番とペースなどを、その時の表情、目の動き、視線の向こう側にあるものと結びつけて知ろうとしました。そうすると、ことばとしてはわからなくても、音としては、聴き覚えが出てきました。その経験が徐々に解読作業につながり、子どもたちの求めていることが次第に分かるようなってきたのです。このような経験が、主に言語に障害をもった左半球損傷の患者さんや、重度な発達の障害をもつ子どもたちに対して、ことばの前の現れに介入するという治療介入の着想や臨床思考の源泉になっていると思います。そうだとするとこれらは、患者さんの意識経験を深めていく、自己の感情の記憶を活用する1つの例ということになるわけです。

ここで強調したいのは同様の経験をしなければ、意識経験を深め、理解することは困難であるいうことではありません。そうではなく、意識経験を深めていく方法の1つは、歴史性を知るという、今示したような手続きをあなたがとることで、その人「らしさ」が発掘されるということです。そうすれば、きっと医学的知識と経験に基づきながら、患者さん固有の病理と関連づけられた治療ができるようになるのではないかと思います。そして、それは、「あなた」自身を（らしさを）生かした治療にもつながっていくと思います。

この私の手紙を読むという行為は、感情の記憶を活用し、自らの「声」を患者さんに合わせて探していくために必要なその人の「らしさ」をつかむ準備運動だったのです。

これで、あなたは臨床という場にさらなる「希望」を見出せるようになったでしょうか。もしそうだとしたら、それはこの手紙を読むという行為（経験）が、認知（臨床思考）のありかたを変え、生物学的構造としてのあなたの脳を改変したことを意味していると思います。

では、そろそろこの辺で失礼いたします。
あなたの患者さんがあなたを待っていると思いますので。

## まだまだ続く未完の完成へ、願いを込めて

菊谷浩至

自分の仕事が好きかどうか、どんな仕事をするにしても、最初の選択肢は好きかどうかからスタートしたほうがいいのではないか、ここはシンプルに考える、

またその仕事をしながら、この問いは常にそばにあって、自分に問いながら、ストレス悩みトラブルを打開していくためにあるのではないか、

逆に言えば、嫌いなことは長続きしない、好きならば夢中になれて、でもすべてがスムーズに運ぶわけではなくて、うまくいかないことも多々あるでしょう、それでも好きであればなんとかなると思うのです、

何かを得るためには地道な作業の連続かもしれない、それは面白くないかもしれない、その作業が好きかと自問して、好きとは言えない場合もあるかもしれない、

じゃあ、その作業のひとつ、ひとつに分解してみて、そのひとつ、ひとつのすべてが面白くないのかどうか、ひとつぐらいは面白いのではないか、いや全滅です、という結論が出たとしても、まだ手はあります、

次はその作業のひとつ、ひとつを繋いでみて、どこまでも繋いでみて、継続しているから見えてくる景色もあると思うのです、結実の仕方が最初から見えているとは限らないし、最初から見えていないことのほうが、たくさんあると思うのです、

ですから、いくつもの方法を模索してみてください、と、わたしはわたしに言う、みなさんに言う、みなさんもそれぞれのわたしがわたしに言ってみてください、

これはわたしの散文詩です、第一部、第二部を経て、この第三部に至って、確たるメッセージを発したい、特に若いセラピストのみなさんに届くよう、自分の内なる声に従って、書きはじめました、

わたしはセラピストではありません、詩を書いています、詩を書くことは好きです、ここはシンプルにそう言えます、言えますが、戸惑いもあります、なぜなら、詩の淵に触れて、その向こうへ入って行く

と、これが自分なのか、わたしが書いたのか、確かに書いたけれど、自分でもなんなのかよくわからないものになっていることがあります、

要するに、自分ではないものが、あるいは自分のなかの潜在があらわになっている、セラピストが患者さんの身体の自由度を高める、あるいは潜在を引き出す、それらに通じている発見です、発見は素晴らしいです、ですから発見を目指して詩を書いています、

発見のためには何をすればいいのか、ただ書くことです、毎日書きます、次々と詩が生まれることもあれば、いっこうに進まない場合もあります、

ひとつの詩が完成しました、数時間後、その詩の一部を改稿しました、数時間後、さらに改稿しました、そして完成しました、翌日、その詩を解体しました、ばらばらになって、修復不能になりました、翌日、あらたな加筆から詩の傷口は修復され、別の淵が見えてきました、数時間後、さらに奥へと入って行き、詩は詩になっていきました、翌日、あらたに完成しました、もういいだろうと一週間後、まだだ、まだ見えていない、この先がある、未完の詩は一カ月間、眠りました、

というようなことを日々繰り返しています、

一気に書いて一字も修正せずに完成、という珍しい詩もあります、

しかしたいていの詩は延々改稿したくなります、一年経っても未完という詩はごろごろあります、詩は生きものです、生きています、だから常に動いているのです、第二部にある詩『マフラー』だって、この対談のあいだに何度か改稿しています、生きています、完成していないかもしれません、

あるいは、詩はなまものです、だから鮮度が失われる前に粗削りでもいいから勢いのある、情動がみなぎっている詩は、改稿など必要ないのかもしれません、それは詩人それぞれの性格というか、態度の問題

で、一概には言えません、

こういうふうに、詩をつくるわたしの現場のことを書いてみました、地味な作業の連続です、それを言いたかった、いくらでも行き詰ります、未完であることに慣れてしまって、いつになったら完成するのか、時間がいくらあっても足りない、でも時間が無限にあったとしても、これ、解決するのだろうか、もんもんとします、それで『もんもん』という詩を書いたりもします、もんもんは行きつけの炭焼き地鶏屋です、

炭焼き地鶏屋もんもんの角を曲がると
もんもん唸っている犬に出会う
そんな偶然は滅多にない

詩の冒頭です、これは余談でした、

一人のセラピストの本『豚足に憑依された腕』という詩集のタイトルにしたい、タイトルが既に詩になっているその本の隅々まで読みました、わからないこともあります、わかることは、声があること、様々な声を様々に分析していること、いやその前に、声のひとつ、ひとつと丁寧に向き合っていること、患者さんの声を逃さないこと、セラピストの身体が患者さんの身体を受けとめて、身体の声を聞きとり、常に対話していること、積み重なる対話、その記録は、実際の現場での膨大な対話のごく一部であろうし、そのすべてを繋いで、継続した対話として想像すると、長大な叙事詩になる、一人一人の患者さん、それぞれ固有の叙事詩になる、

豚足に憑依された腕の患者さんがセラピストとの対話、治療によって豚足が消える病院での臨床の現場だけでなく、退院一年後の追跡調査としてセラピストが患者さんの家庭訪問をした時の様子が本に書かれています、そこでも豚足の消滅は確認されました、セラピストと患者さんの関係が継続していて、ここで思うのは、退院後って、ほんとうに回復が維持されているのか、確認しないとわからないわけで、病院に

残存する臨床データは過去の結果であります、退院後の現在、さらに未来までをも記録していないから、追跡することはとても有意義です、どこまでを仕事の範囲と見るかはいろんな考え方があるでしょうが、わたしはこの追跡調査に感銘を受けました、素晴らしいです、と言いたい、退院が完全な完成ではないということ、これは詩も同じです、

『豚足に憑依された腕』は一回読んで、数カ月あけて再度読みました、その後は断片的に読んでいます、一冊の本を繰り返し読むと、違う景色が見えます、最初に見えなかった景色が次に見えたり、最初に見えたと思った景色が消えたり、変化します、小説や詩も同様に、何度か反復して読む場合があります、十年後に読むと、まったく違う本に見えたりすることもあります、本の中身はそのままだから、自分が変化したのでしょう、加齢とともに顔が変化していくのと同じと言えますが、固定された本からの吸収の仕方は人それぞれですし、

さきほど分厚い『豚足に憑依された腕』を適当に開いたページに、失語症の患者さんの喚語困難、つまり「これは何ですか」と目の前の物を指さして、その物の呼称を喚起するのが困難な障害の例がいくつか提示されていて、歯ブラシの絵を見て櫛に間違えたり、鉛筆を万年筆に間違えたり、失語なのにどうして視覚の認識障害になるのか、よくわからず、よく読むと、正しい喚語に至るためには、例えば、語の産生、語の意味、語の選択を司る脳の部位が違うため、それぞれの部位の損傷によって症状が異なり、目で見た物に関して、正しい喚語ができなくなり、その喚語の仕方にも、おおまかに五つの段階があって、というような失語症にもいろいろな段階があって、詰まるところ、聞く、話す、読む、書くに関してのモダリティ障害、と知るにつれ、わずか数ページのなかにこのような多様な情報が書かれていて、それらを知ったわたしは、それらを詩に、医学系の詩って、殆ど見かけないから、書いてみたいと思ったりするわけです、そして書くのです、『関節を磨く』から抜粋、

声がする　から　光の波に揺れる髪を　歯ブラシですく　まっすぐになるまで　歯を
磨く　櫛になった関節を外して　また違う場所に　埋めたり　掘ったり　歯ブラシと
櫛の違いはわかる　のに　櫛で　歯を　磨く　歯ブラシと櫛はぴったり同じで　少し

の違いも　感じられない

一冊の本のわずか数ページからの情報だけでも、そこから派生したイメージが広がっていく、この『臨床のなかの対話力』にしても、第一部の佐藤先生の論文は密度高く、様々なイメージの喚起に繋がります、例えば、ジル・ドゥルーズ著『差異と反復』に関して、この本は二十年ほど前に古本屋で購入して以来、そばにあります、この難解な書物の序論「反復と差異」から結論「差異と反復」へと至る膨大な分量の中から、佐藤先生は、学習論と模倣論として、独自の展開を提示されています、学習は同じことをただ確認する再認としての反復ではなくて、新しいことを知り、学んでいく習得の活動だと書かれていて、再認の同一性に日々陥りがちな人間の習性から脱して、自らが学んでいくという強い姿勢を伴う習得へ、それはセラピストたちへのメッセージになりますし、わたし自身の糧になります、

学んでいくという強い姿勢を伴う習得について考えてみると、作業療法士、理学療法士、言語聴覚士などの国家資格を取得してセラピストになって、その後、仕事をしながらどのように学んでいくのかについて関心があります、

資格を取得すれば、その仕事をする資格がある、すぐに仕事をスタートできる、そうして、患者さん一人ひとりの治療に接して学んでいく、その臨床とは別に、論文を読んだり書いたり、医学の進歩に則しての学習、医療従事者としての知識をさらに貪欲に求め、学んでいく、どちらも熱量を持って取り組むなら、習得になる、多大な時間を要する、労働時間とは別の、プライベートな時間をどこまで費やせるかという話にもなり、仕事に対する考え方によって違ってくる、

若いセラピストのみなさんは、いかがでしょうか、仕事を離れたら仕事のことは考えない、少しは学びたい、意欲はあるがいろいろと忙しい、いや、寝る時間以外はひたすら習得したい、

また、経験豊富で管理職として多忙な熟練セラピストの方々は、いかがでしょうか、さらに医学の進歩に則した知識を習得することへの時間を確保して、熱量を失わずに取り組まれておられるのでしょうか、

ただ、論文を多く読むなどの勉強に励んだからと言って、実際の臨床で成果を上げられるとは限らない、知識と臨床がうまく噛み合って有効となるようにするにはどうしたらいいのでしょうか、

いろんな立場や考え方がある、時間は限られている、時間を有効に使う、結局、最初に戻って、自分の仕事が好きかどうか、そこからまたはじめて、患者さんの顔を浮かべる、自分を必要としている患者さんがいる、必要とされているなら、必要とされるセラピストになりたいのなら、知識と臨床と、どこまでも付き合っていく、見逃さない、察知する、観察する、失敗しても諦めないで観察する、対話する、仕掛けて引き出す、好きで、飽きないで、患者さんと対話する、自分と対話する、成果を上げるまで継続する熱量を持ったセラピストにならないと面白くないのではないかと思うのです、

詩人は詩が体質になるまで書きます、セラピストは対話の体質になるまで、そしてさらに患者さんの回復、自立へと結実するまで、仕事は続きます、いい仕事をしましょう、いい仕事をするために、セラピストになったのでしょうから、いい仕事について考え続け、いい仕事が体質化されるまで、対話は続きます、終わりがないから疲れるのではなく、終わりがないから熱量が必要で、まだまだやれることがある喜びになります、好きな仕事であることは、何よりもまず第一に熱量の源になります、若いセラピストのみなさんが既に持っている熱量です、誰でも持っています、それを使うか使わないかです、それを使ってください、わたしも持っているつもりです、使っています、詩が体質になったと思えたとしても、体質は変化します、様々な場面が体質に吸収されていきます、吸収する、吸収される、能動だったり受動だったり、なんでもいいのです、熱量を維持するためには、貪欲でありたいから、

先日、佐藤先生の著書『ヴィゴツキーの思想世界』からはたくさんの吸収、共有を得まして、ヴィゴツキーの周辺には、たくさんの、わたしの好きな人たちがいます、

なかでもロシアの文学運動アクメイズムの詩人たち、特にオシップ・マンデリシュタームはその時代を狼狩りの猟犬の世紀と呼び、狼の詩群が反政府と見なされ流刑、そこからのイメージでピアニスト高橋悠

治が作曲した現代音楽『狼』の打楽器演奏を聴きながら散文集『時のざわめき』を開くと、父親の超越した多言語を含む『ユダヤの混沌』はぎりぎりの線まで入り組んでいてミハイル・バフチンのポリフォニー論やカーニバル論に通じ、ジェイムズ・ジョイスが三百年後に解読されるだろうと豪語した世界中の言語による造語、究極の小説『フィネガンズ・ウェイク』までは行かないけれど触れていて、そのジョイスに会って全十八章異なる文体で書かれた小説『ユリシーズ』の映画化を企画したセルゲイ・エイゼンシュテイン、実現はしなかったが実現を見たかった、そのエイゼンシュテインのモンタージュ論、なかでも日常の突起、習慣からの離脱、他の質への驚きと歓喜を伴う変化、生成の瞬間、モンタージュ論の最終到達点としてのパトス論はわたしの詩作の基礎になっていて、そのエイゼンシュテインはバフチンを精読、彼の書斎に埋もれていたらしいヴィゴツキーの『芸術心理学』はヴィゴツキーの死後に出版、

みな何かしらヴィゴツキーの思想と連鎖している細部は『ヴィゴツキーの思想世界』に託すとして、このような一閃の相関図においてさえ、好きな人は繋がっていくんだなあと、人との繋がり、関係性がとても大切で、ヴィゴツキー自身が、様々なジャンルの人との交流を通して、自己の理論を構築しています、

これらはすべて、詩の体質化に影響を及ぼしています、特別なことではない、誰しもがそうやって、自分の周辺から吸収し、共有し、体質化し、

体質になるというのは、自分の身体に染み込んで、馴染んでしまい、血肉になるということですから、なってしまえば自覚が薄れ、敢えて注目しないレヴェルにまで達する、そうなればラクです、これは同じことをただ確認する再認としての反復とは違う、新しいことを知り学んでいく習得の活動が体質となる、という話です、この体質は常に上書きされていく、ときに刷新される、アスリートが身体を鍛えて、体質を向上させていくのに似ている、そして常に上書きされる身体が当たり前になる、馴染んでいく、血肉になる、その血肉のもとでしか出会えない新しい発見に出会う、発見、その条件を整えるために、

同じことをただ確認する再認としての反復もまた体質になるでしょう、ただ、その体質を目指しても、新しい発見は望みにくい、

セラピストに必要な吸収は、あなたが希求する方向にあれば、自然とあなたの周辺に集まって来ると思います、ですから、どんどん吸収して、体質になるまで、体質になってからも、常に生まれ変わり、いい仕事をしたいものです、いい仕事をしましょう、

これでわたしの散文詩は、とりあえず、今日のところは、閉じましょう、まだまだ続く未完の完成へ、願いを込めて、

# 文 献

## 第1部　臨床としての対話～対話の理論、対話の臨床

### 理論「対話」の意味を確かめる

#### ❶一つの驚き、「ファントム」が消えた


Cole, M（1979）A Portrait of Luria. In Cole, M & Cole, S (eds)(1979) The Making of mind: A personal account of Soviet psychology. Cambridge: Massachusetts, Harvard Univeristy Press, 189-225.

Cole, M（1990）Alexandr Romanovich Luria: Cultural psychologist. In Goldberg, E (ed)(1990) Contemporary of neuropsychology and the legacy of Luria. Hillsdale: New Jersey, LEA, 10-28.

デカルト, R（1641）省察．井上庄七・森啓・訳, 1967. 世界の名著・第22巻所収, 中央公論社.

デカルト, R（1644）哲学の原理．井上庄七他・訳, 1988. 科学の名著第Ⅱ期7巻・所収, 朝日出版社.

フロイト, S（1887）書評・ウイアー・ミッチェル著『ある種の形態の神経衰弱ヒステリーの治療』, 渡邊俊之・訳, 2009. 兼本浩祐・中村靖子（編著）フロイト全集1（1886-94年、失語症）所収, 岩波書店, 163.

Goldberg, E（1990）Introduction: Tribute to Alexandr Romanovich Luria (1902-1977) In Goldberg, E (ed) Contemporary of neuropsychology and the legacy of Luria. Hillsdale: New Jersey, LEA, 1-9.

ゴールドバーグ, E（2001）脳を支配する前頭葉．沼尻由起子・訳, 2007, 講談社（講談社ブルーバックス）.

廣瀬浩司（2001）身体の幻影と道具の生成．筑波大学現代語・現代文化学系紀要「言語文化論集」第56号, 31-49.

河野哲也（2000）メルロ＝ポンティの意味論．創文社.

Leont'ev, AN & Zaporozhets, AV（1960）Rehabilitation of hand function. Haigh, B (translated), Russell, WR (ed). Oxford, Pergamon Press.

Luria, AR（1925）Psychoanalysis as a system of monistic psychology. In Cole, M (ed)(1978) The selected writings of A. R. Luria. White Plains, NY, M. E. Sharpe, 3-41.

ルリヤ, AR（1963-70）人間の脳と心理過程．松野豊・訳, 1976, 金子書房.

ルリヤ, AR（1968）偉大な記憶力の物語—ある記憶術者の精神生活．天野清・訳, 2010, 岩波書店（岩波現代文庫）.

ルリヤ, AR（1973）神経心理学の基礎．鹿島晴雄・訳, 第2版, 1999, 創造出版.

ルリヤ, AR（1975）ルリヤ現代の心理学（下）．天野清・訳, 1980, 文一総合出版.

ルリヤ, AR（1971）失われた世界—脳損傷者の手記—．杉下守弘・堀口健治・訳, 1980, 海鳴社.

Luria, AR（1977）Romantic science In Cole, M.& Cole, S (eds)(1979) The Making of mind: A personal account of Soviet psychology. Cambridge: Massachusetts Harvard Univeristy Press, 174-188.

メルロ＝ポンティ, M（1945）知覚の現象学・1．竹内芳郎・小木貞孝・訳, 1967, みすず書房.

メルロ＝ポンティ, M（1959）研究ノート1959年11月：私-他者、不十分な定式．滝浦静雄・木田元・訳, 1989. 見えるものと見えないもの・所収, みすず書房, 319-320.

メルロ＝ポンティ, M（1964）眼と精神．滝浦静雄・木田元・訳, 1966, みすず書房.

ラマチャンドラン, VS & ブレイクスリー, S（1998）脳のなかの幽霊．山下篤子・訳, 2005, 角川書店.

サックス, O（1984）左足をとりもどすまで．金沢泰子・訳, 1994, 晶文社.

サックス, O（1985）妻を帽子とまちがえた男．高見幸郎・金沢泰子・訳, 2009, 早川書房.

Sacks, O（1990）Luria and "romantic science" In Goldberg, E (ed)(1990) Contemporary of neuropsychology and the legacy of Luria. Hillsdale: New Jersey, LEA, 181-194. In Yasnitsky, et al (eds)(2014) The Cambridge handbook of cultural-historical psychology. Cambridge: Cambridge University Press, UK. 517-528.

サックス, O（1995）暗点—科学史における忘却と無視．シルヴァーズ, RB編, 渡辺政隆・大木奈保子・訳, 1997, 消された科学史・所収, みすず書房, 147-190.

サックス, O（2007）音楽嗜好症．大田直子・訳, 2014, 早川書房.

澤田哲生（2012）メルロ＝ポンティと病理の現象学．人文書院.

佐藤公治（2015）ヴィゴツキーの思想世界：その形成と研究の交流．新曜社.

シルダー, P（1923）身体図式—自己身体意識の学説への寄与．北條敬・訳, 1983, 金剛出版.

ヴィゴツキー, LS（1929）人間の具体心理学．土井捷三他・訳, 2012, 土井捷三・神谷栄司・監訳「人格発達」の理論—子どもの具体心理学, 三学出版, 262-284.

ヴィゴツキー, LS（1930）心理システムについて．ヴィゴツキー心理学論集・所収, 柴田義松・宮坂琇子・訳, 学文社, 9-37.


#### ❷「学習」の意味を考える—学ぶことの本質とは—


バンデュラ, A（1971）モデリングの心理学：観察学習の理論と方法．原野広太郎・福島脩美・訳, 1975, 金子書房.

バンデュラ，A（1995）激動社会における個人と集団の効力の発揮．本明寛他・訳，1997，バンデュラ・A・編，激動社会の中の自己効力，金子書房・所収，1-41.
コールブルック，C（2002）ジル・ドゥルーズ．國分功一郎・訳，2006，青土社.
Chaiklin, S（2003）The zone of proximal development in Vygotsky's analysis of learning and instruction. in Kozlin, A et al.（eds）. Vygotsky's educational theory in cultural context. Cambridge: Cambridge University Press, 39-64.
ドゥルーズ，G（1968）差異と反復．財津理・訳，1992，河出書房新社.
ドゥルーズ，G & ガダリ，F（1980）千のプラトー．宇野邦一他・訳，1994，河出書房新社.
ケーラー，W（1917）類人猿の知恵試験．宮孝一・訳，1962，岩波書店.
宮本省三（2016）発達の運動学．宮本省三他・著，人間の運動学・所収，協同医書出版社，368-404.
野上素一・編（1964）新伊和辞典．白水社.
佐藤公治（1996）認知心理学の読みの世界－対話と協同的学習をめざして－．北大路書房.
ヴィゴツキー，LS（1930-31）文化的・歴史的精神発達の理論．柴田義松・監訳，2005，学文社.
ヴィゴツキー，LS（1930）心理システムについて．ヴィゴツキー心理学論集・所収，柴田義松・宮坂琇子・訳，学文社，9-37.
ヴィゴツキー，LS（1933）子どもの発達の年齢的時期区分の問題．神谷栄司・伊藤美和子・訳，土井捷三・神谷栄司・監訳，2012，「人格発達」の理論－子どもの具体心理学・所収，三学出版，10-42.
ヴィゴツキー，LS（1933）年齢期の問題と発達診断学［発達の最近接領域］．神谷栄司・伊藤美和子・訳，土井捷三・神谷栄司・監訳，2012，「人格発達」の理論－子どもの具体心理学・所収，三学出版，51-69.
ヴィゴツキー，LS（1933）生活的概念と科学的概念の発達．土井捷三・神谷栄司・訳，2003，「発達の最近接領域」の理論・所収，三学出版，154-186.
ヴィゴツキー，LS（1933）教授・学習との関連における学齢児の知的発達のダイナミズム．土井捷三・神谷栄司・訳，2003，「発達の最近接領域」の理論－教授・学習過程における子どもの発達－・所収，三学出版，49-81.
ヴィゴツキー，LS（1934）学齢期における教授・学習と知的発達の問題．土井捷三・神谷栄司・訳，2003，「発達の最近接領域」の理論・所収，三学出版，1-27.
ヴィゴツキー，LS（1934）思考と言語．柴田義松・訳，2001，新読書社.

### 3 リハビリテーションにおける対話とことば

バフチン，MM（1920-24）美的活動における作者と主人公．佐々木寛・訳，1999，ミハイル・バフチン全著作第1巻・所収，未來社．言語と文化の記号論．北岡誠司・訳，1980，新時代社.
バフチン，MM（1929）マルクス主義と言語哲学－言語学における社会学的方法の基本的問題．桑野隆・訳，1980，改訳版，未來社.
バフチン，MM（1952-53）ことばのジャンル．佐々木寛・訳，1988，ことば 対話 テキスト（ミハイル・バフチン著作集8）・所収，新時代社，115-189.
バフチン，MM（1959-61）テキストの問題．佐々木寛・訳，1988，ことば 対話 テキスト（ミハイル・バフチン著作集8）・所収，新時代社，193-239.
バフチン，MM（1961）（伊東一郎・訳，1988）ドストエフスキー論の改稿によせて．伊東一郎・訳，1988，ことば 対話 テキスト（ミハイル・バフチン著作集8）・所収，新時代社，243-278.
バフチン，MM（1963）ドストエフスキーの詩学．望月哲男・鈴木淳一・訳，1995，筑摩書房（ちくま学芸文庫）.
バフチン，MM（1975）小説のことば．伊東一郎・訳，平凡社（平凡社ライブラリー）.
ベルクソン，H（1896）物質と記憶．田島節夫・訳，1965．白水社／合田正人・松本力・訳，2007，筑摩書房（ちくま学芸文庫）.
長谷川宏（1997）ことばへの道（新装版）．勁草書房／2012，同書，講談社（講談社学術文庫）.
平澤哲哉（2013）この道のりが楽しみ～《訪問》言語聴覚士の仕事．協同医書出版社.
九鬼周造（1941）回想のアンリ・ベルクソン．菅野昭正・編，1991，九鬼周造随筆集・所収（初出：同名，理想　第118号），岩波書店（岩波文庫），127-135.
オースティン，JL（1960）言語と行為．坂本百大・訳，1978，大修館書店.
ペルフェッティ，C（2015）言語の再教育．認知神経リハビリテーション第15号，35-42.
ペルフェッティ，C（2018）編著，失語症の認知神経リハビリテーション．小池美納・訳，宮本省三・解説，協同医書出版社.
サックス，O（2017）意識の川をゆく－脳神経医が探る「心」の起源．大田直子・訳，2018，早川書房.
サール，JR（1969）言語行為－言語哲学への試論－．1986，坂本百大・土屋峻・訳，勁草書房.
サール，JR（1979）表現と意味－言語行為論研究－．山田友幸・監訳，2006，誠信書房.
ヴィゴツキー，LS（1934）思考と言語．柴田義松・訳，2001，新読書社.
山城むつみ（2010）ドストエフスキー．講談社／2015，同書，講談社（講談社文芸文庫）.

### 4 身体を生きる、身体の声を聴く

ベッレーシ，L，ペルフェッティ，C他（2010）身体と痛みのはざまで　重すぎる毛布．小池美納・訳，現代思想（青土社）2010年10月号，138-156.
ドゥルーズ，G（1969）意味の論理学．岡田弘・宇波彰・訳，1987，法政大学出版局／小泉義之・訳，2007，河出書房新社（河出文

庫）.
ドゥルーズ，G（1993）批評と臨床．守中高明他・訳，2002，河出書房新社．
平谷尚大（2017）行為間比較におけるリハビリテーションカルテ．認知神経リハビリテーション，第17号，35-53.
本田慎一郎（2017）豚足に憑依された腕—高次脳機能障害の治療．協同医書出版社．
岩城宏之（1983）楽譜の風景．岩波書店（岩波新書）.
岩村吉晃（2001）タッチ〈神経心理学コレクション〉．医学書院．
ジョンソン，M（1987）心のなかの身体．菅野盾樹・中村雅之・訳，1991，紀伊国屋書店．
加賀野井秀一（2009）メルロ＝ポンティ　触発する思想．白水社．
加賀野井秀一（2018）道程1935-1951（『知覚の本性』—メルロ＝ポンティの原点．松葉祥一他・編，メルロ＝ポンティ読本・所収，法政大学出版局，20-31.
木田元（1984）メルロ＝ポンティの思想．岩波書店．
クラーゲス，L（1923）リズムの本質．杉浦實・訳，1971／新装版2017，みすず書房．
小林康夫（1995）身体と空間．筑摩書房．
小嶋秀樹（2014）ロボットのやりとりに意味が生まれるとき．岡田美智男・松本光太郎・編著，ロボットの悲しみ—コミュニケーションをめぐる人とロボットの生態学，新曜社，101-121.
Lakoff, G & Johnson, M（1999）Philosophy in the flesh: The embodied mind and its challenge to western thought. New York: Basic Books.
ラントグレーベ，L（1963）現象学の道．山崎庸佑他・訳，1980，木鐸社．
丸田俊彦（1989）痛みの心理学：疾患中心から患者中心へ．中公新書（中央公論社）.
McNeill, D（1992）Hand and mind: What gestures reveal about thought. Chicago: University of Chicago Press.
McNeill, D（2005）Gesture and thought. Chicago: University of Chicago Press.
メルロ＝ポンティ，M（1933）知覚の本性に関する研究計画．加賀野井秀一・訳，1988，加賀野井秀一・編訳，知覚の本性：初期論文集・所収，法政大学出版局，1-3.
メルロ＝ポンティ，M（1934）知覚の本性．加賀野井秀一・訳，1988，加賀野井秀一・編訳，知覚の本性：初期論文集・所収，法政大学出版局，5-31.
メルロ＝ポンティ，M（1942）行動の構造．滝浦静雄・木田元・訳，1964，みすず書房．
メルロ＝ポンティ，M（1945）知覚の現象学（1・2）．竹内芳郎他・訳，1967，みすず書房．
メルロ＝ポンティ，M（1959）Gestalt〔ゲシュタルト〕滝浦静雄・木田元・訳，見えるものと見えないもの・所収，293-295.
ミリカン，RG（2004）意味と目的の世界．信原幸弘・訳，2007，勁草書房．
宮本省三（2010）「脳のなかの身体」の痛みを治療する　神経因性疼痛に対する認知運動療法の紹介．現代思想（青土社）2010年10月号，157-173.
宮本省三（2018）リハビリテーションとメルロ＝ポンティ—「私」が「私の身体」を取り戻すために．松葉祥一他・編，メルロ＝ポンティ読本・所収，法政大学出版局，351-358.
中井正一（1932）リズムの構造．九野収・編．中井正一全集2・所収，美術出版社，29-42.
中里瑠美子（2017）片麻痺の人のためのリハビリガイド．協同医書出版社．
中山元（編訳）（1999）メルロ＝ポンティ・コレクション．筑摩書房（ちくま学芸文庫）.
岡田美智男（2012）弱いロボット．医学書院．
岡田美智男（2014）「ともに」あるロボット．岡田美智男・松本光太郎・編著，ロボットの悲しみ—コミュニケーションをめぐる人とロボットの生態学，新曜社，1-37.
岡田美智男（2017）〈弱いロボット〉の思考：わたし・身体・コミュニケーション．講談社（講談社現代新書）.
ペルフェッティ，C（2011）身体と精神．小池美納・訳，宮本省三・沖田一彦・監訳，2012，協同医書出版社．
ペルフェッティ，C（2013）リハビリテーションの問題としての疼痛．小池美納・訳，認知神経リハビリテーション，第13号，5-19.
佐藤公治・長橋聡（2018）人型ロボットは幼児と遊ぶことができるか．北海道文教大学論集，第19号，25-36.
ユクスキュル，Jv & クリサート，G（1934／1970）生物から見た世界．日高敏隆・羽田節子・訳，2005，岩波書店（岩波文庫）.
鷲田清一（1997）メルロ＝ポンティ：可塑性（現代思想の冒険者たち18）．講談社．
渡邊二郎（1994）構造と解釈．筑摩書房（ちくま学芸文庫）.
山崎正和（2018）リズムの哲学ノート．中央公論新社．

**5 文化的発達と文化的道具：ヴィゴツキーの道具論**

バーク，K（1989）象徴と社会．森常治・訳，1994．法政大学出版局．
本田慎一郎（2017）豚足に憑依された腕．協同医書出版社．
柏木博（1999）日用品の文化誌．岩波書店（岩波新書）.
木村素衞（1939）身体と精神 表現愛・所収．こぶし書房（こぶし文庫），13-47.
ルロワ・グーラン，A（1965）身ぶりとことば．荒木亨・訳，1973，新潮社／2012，筑摩書房（ちくま学芸文庫）.
レヴィ＝ストロース，C（1962）野生の思考．大橋保夫・訳，1976，みすず書房．

ルリヤ，AR（1979）Language and cognition Wertsch, JV（ed）. 1981 New York: John Wiley & Sons／言語と意識．天野清・訳，1982，金子書房．

マルクス，K & エンゲルス，F（1845-1846）フォイエルバッハに関するテーゼ．廣松渉・編訳，小林昌人・補訳，2002．ドイツ・イデオロギー・所収，岩波書店（岩波文庫），229-240．

メルロ＝ポンティ，M（1945）知覚の現象学1．竹内芳郎・小木貞孝・訳，1967，みすず書房．

宮本省三（2010）リハビリテーション身体論．青土社．

マクルーハン，M（1962）グーテンベルクの銀河系．森常治・訳，1986，みすず書房．

マクルーハン，M（1964）メディア論：人間の拡張の諸相．栗原裕・河本仲聖・訳，1987，みすず書房．

ペルフェッティ，C（2004）認知運動療法と道具．宮本省三・沖田一彦・訳，2006，協同医書出版社．

ペトロスキー，H（1992）フォークの歯はなぜ四本になったか．忠平美幸・訳，2010，平凡社（平凡社ライブラリー）．

ペトロスキー，H（1996）ゼムクリップから技術の世界が見える．忠平美幸・訳，2010，平凡社（平凡社ライブラリー）．

関昌家・鈴木良次・編（2008）手と道具の人類史．協同医書出版社．

ヴィゴツキー，LS（1925）行動の心理学の問題としての意識．柴田義松・藤本卓・森岡修一・訳，心理学の危機・所収，明治図書，61-92．

ヴィゴツキー，LS（1927）心理学の危機の歴史的意味．柴田義松・藤本卓・森岡修一・訳，1987，心理学の危機・所収，明治図書，93-291．

Vygotsky, LS（1927）The instrumental method in psychology. In Rieber RW & Wollock J（eds）(1997）The collected works of L.S.Vygotsky vol.3. New York: Plenum Press, 85-89.

ヴィゴツキー，LS（1928）子どもの文化的発達の問題．柴田義松・宮坂琇子・訳，2008，ヴィゴツキー心理学論集・所収，学文社，143-161．

ヴィゴツキー，LS（1929）人間の具体心理学．土井捷三他・訳，2012，土井捷三・神谷栄司・監訳，「人格発達」の理論－子どもの具体心理学・所収，三学出版，262-284．

ヴィゴツキー，LS（1930）心理学における道具主義的方法．柴田義松・藤本卓・森岡修一・訳，心理学の危機・所収，明治図書，51-59．

ヴィゴツキー，LS（1930）心理システムについて．柴田義松・宮坂琇子・訳，ヴィゴツキー心理学論集・所収，学文社，9-37．

ヴィゴツキー，LS & ルリヤ，AR（1930）人間行動の発達過程－猿・原始人・子ども－．大井清吉・渡辺健治・監訳，1987，明治図書．

ヴィゴツキー，LS（1930-31）文化的・歴史的精神発達の理論．柴田義松・監訳，2005，学文社．

ヴィゴツキー，LS（1934）思考と言語．柴田義松・訳，2001，新読書社．

ワーチ，JV（1991）心の声－媒介された行為への社会文化的アプローチ－．田島信元他・訳，1995，福村出版．

ワーチ，JV（1998）行為としての心．佐藤公治他・訳，2002，北大路書房．

**6 心理システム論と具体性の心理学－ヴィゴツキーとルリヤの思想の根源にあるもの－**

Anokhin, PK（1966）Cybernetic and the integrative activity of the brain. in Cole M & Maltzman I（eds）A handbook of contemporary soviet psychology. New York: Basic Books, 830-856.
Anokhin, PK（1968）Biology and neurophysiology of the conditioned reflex and its role in adaptive behavior. Corson SA（ed）. Translation by Dartau R et al, 1974 Oxford: Pergamon.
Bernstein, NA（1966）Some problems on the control of motor. In Leontyev A, Luria A & Smirnov A eds, Psychological research in the USSR Vol.1. Moscow: Progress Publishers, 151-180.
Bernstein, NA（1967）The coordination and regulation of movement. In Whiting HTA（ed）(1984）Human motor actions: Bernstein reassessed. Amstredam: Elsevier.
ベルインシュタイン，NA（1996）デクステリティ　巧みさとその発達．工藤和俊・訳，2003，金子書房．
ブルーナー，J（1990）意味の復権－フォークサイコロジーに向けて－．岡本夏木他・訳，1999，ミネルヴァ書房．
ブルーナー，J（1996）教育という文化．岡本夏木他・訳，2004，岩波書店．
ブルーナー，J（2002）ストーリーの心理学－法・文学・生をむすぶ－．岡本夏木他・訳，2007，ミネルヴァ書房．
バトラー，J（1999）マーシャとダーシャ．武者圭子・訳，2000，講談社．
コール，M（1996）文化心理学．天野清・訳，2002，新曜社．
エイラム，G（2003）Aleksandr R Luriaの神経心理学の哲学的基礎．前川久男・訳，2007，筑波大学特別支援教育研究，2，82-96．
五十嵐沙千子（2015）OS・ウォーコップにおける「主観」の復権．筑波大学人文社会系紀要・倫理学第31号，1-17．
鹿島晴雄・加藤元一郎・本田哲三（1999）認知リハビリテーション．医学書院．
ルリヤ，AR（1956）言語と精神発達．松野豊・関口昇・訳，1969，明治図書．
ルリヤ，AR（1963，1970）人間の脳と心理過程．松野豊・訳，1976，金子書房．
Luria AR & Yudovich, FIa（1959）Speech and the development of mental processes in the child. Simon, J（ed）London, Staples Press.
ルリヤ，AR（1968）偉大な記憶力の物語－ある記憶術者の精神生活－．天野清・訳，1983，文一総合出版．2010，同書　岩波書店

(岩波現代文庫).
ルリヤ，AR（1971）失われた世界─脳損傷者の手記─．杉下守弘・堀口建治・訳，1980，海鳴社.
ルリヤ，AR（1973）神経心理学の基礎．鹿島晴雄・訳，1978，医学書院.
ルリヤ，AR（1974）認識の史的発達．森岡修一・訳，1976，明治図書.
宮本省三（2006）リハビリテーションルネサンス─心と脳と身体の回復　認知運動療法の挑戦─．春秋社.
宮本省三（2010）リハビリテーション身体論─認知運動療法×哲学─．青土社.
坂野登・天野清（2006）普及版・言語心理学．新読書社.
テーレン，E & スミス，L（1994）発達のダイナミックシステム・アプローチ─認知と行為の発生プロセスとメカニズム．小島康次・監訳，2018，新曜社.
ヴィゴツキー，LS（1925，1968）芸術心理学（新訳版）．柴田義松・訳，2006，学文社.
ヴィゴツキー，LS（1929）人間の具体心理学．土井捷三他・訳，2012，土井捷三・神谷栄司・監訳，「人格発達」の理論─子どもの具体心理学・所収，三学出版，262-284.
ヴィゴツキー，LS（1930）心理システムについて．柴田義松・宮坂琇子・訳，ヴィゴツキー心理学論集・所収，学文社，9-37.
ヴィゴツキー，LS（1930）心理と意識と無意識．柴田義松・宮坂琇子・訳，ヴィゴツキー心理学論集・所収，学文社，55-76.
ヴィゴツキー，LS（1931-33）情動の理論．神谷栄司他・訳，2006，三学出版.
Vygotsky, LS（1932）On the problem of the psychology of the actor's creative work. In translated by Hall, MJ（1999）The collected works of L S Vygotsky vol.6. New York Kluwer Academic/Plenum Publishers, 237-244.
ヴィゴツキー，LS（1933）意識の問題．柴田義松・宮坂琇子・訳，2008，ヴィゴツキー心理学論集・所収，学文社，38-54.
ヴィゴツキー，LS（1934）思考と言語．柴田義松・訳，2001，新読書社.
ヴィゴツキー，LS & ルリヤ，AR（1930）人間行動の発達過程─猿・原始人・子ども─．大井清吉・渡辺健治・監訳，1987，明治図書.
ウォーコップ，OS（1948）ものの考え方．深瀬基寛・訳，1984，講談社（講談社学芸文庫).
安永浩（1987）精神の幾何学．岩波書店.

**佐藤 公治**（さとう きみはる）
1948年　北海道生まれ
1978年　北海道大学大学院教育学研究科修了（博士・教育学）
北海道教育大学、北海道大学に勤務。北海道大学名誉教授。日本教育心理学会、日本発達心理学会、日本認知科学会、認知神経リハビリテーション学会、各会員。

**本田 慎一郎**（ほんだ しんいちろう）
1971年　北海道生まれ
2000年　日本福祉リハビリテーション学院卒業（作業療法士）
水口病院、甲南リハビリ病院、摂南総合病院、ヴォリーズ記念病院、守口市民病院を経て、現在、(有)青い鳥コミュニティーに勤務、訪問介護領域および発達障害領域のリハビリテーションに従事。認知神経リハビリテーション学会理事。

**菊谷 浩至**（きくたに こうじ）
1961年　大阪府生まれ
1985年　関西学院大学法学部卒業。
広告代理店、塾講師、PANKEN（パン軒）代表を経て、現在、個人投資家、詩人。

**臨床のなかの対話力**　リハビリテーションのことばをさがす

2019年1月25日　初版 第1刷 発行©
ISBN978-4-7639-1085-1　定価はカバーに表示

著　者　佐藤公治・本田慎一郎・菊谷浩至
発行者　中村三夫
発行所　株式会社 協同医書出版社
〒113-0033 東京都文京区本郷3-21-10 浅沼第2ビル4階
phone：03-3818-2361 ／ fax：03-3818-2368
URL：http://www.kyodo-isho.co.jp/
郵便振替 00160-1-148631
印　刷　横山印刷株式会社
製　本　有限会社 永瀬製本所